樂果文化

樂果文化

新編中華中藥治癌全集（三）

是李岩教授從事腫瘤防治研究事業的幾十年歷程中所累積的有效方藥。

譚序

本人認識李岩教授始自八十年代初期，與他的關係是亦師亦友，期間向他介紹不少海外病人，一致都認為李教授是一位對病人極端熱忱和富有經驗的醫生，也是一位謙遜嚴謹和博才多識的學者。他出身於醫家士族，祖父和父親都是鄉村有名醫生，頗受當地人民群眾愛戴和信仰。李教授童年開始背誦經典醫學詩歌，家傳身教使他迷戀醫學，青年時代投入西醫、中醫兩家院校，讀書八年之久。一九六二年畢業於北京中醫學院，一直在北京中醫院、北京腫瘤研究所、中日友好醫院從事腫瘤的預防、治療、研究、康復事業。他在學術活動中多次出訪日本、香港、新加坡、馬來西亞、印尼等東南亞國家。其間治療觀察各種疾病，收到良好效果。九六年春在新加坡某著名醫院，曾為垂危白血病病人梁先生搶救，運用中西結合療法取得良好療效，經過骨髓化驗，證實完全緩解，血液中未發現惡性細胞，病人十天後出院。

他的治病特點：以中國傳統醫學為主的中西醫結合，充份運用現代科學檢測方法，明確診斷，結合四診八綱、辨證論治，以辨病與辨證兩種方法去認識疾病，進行治療。他在治療進程中他強調醫生、護士、病人三者結合，統一策略，共同向疾病進行鬥爭。他很重視病人在治療中的主觀能動性，發揮內在抗病能力，增強自身免疫功能，基於這種觀點，所以李教授重視運用自然療法、針灸、按摩、氣功、藥膳等綜合治療。讓病人在預防、治療、康復過程中發揚整體觀念，爭取良好生存、健康長壽的目的。這就是我本人與他相識以來，所體會到的學術思想。

《新編中華中草藥治癌全集》這套書是他以往曾發表的十餘冊四百萬字的醫療精華，實踐有效的驗方選集，值得推薦。

譚　湛　佳

作者介紹

李岩主任醫師（研究員，教授），生於一九三一年。一九五二年畢業於西醫學校，做過五年外科醫生。一九五六年考入北京中醫學院，一九六二年畢業。先後在北京中醫醫院，北京醫科大學腫瘤研究所從事腫瘤防治工作。一九八四年被聘為中日友好醫院副院長兼老年病科主任，同時出任中國抗癌協會傳統醫學副秘書長、國際癌病康復會常務理事、日本帶津三敬病院顧問兼任廣東省南海岩龍腫瘤研究所及內蒙古呼盟民族腫瘤所所長，並在廣州中山醫大孫逸仙紀念醫院進行中國南方高發腫瘤考察及防治研究工作。

李岩教授在他四十年的醫縱生涯中，積累了豐富的實踐經驗，一九八〇年寫成中國第一部腫瘤專著《腫瘤臨証備要》和《腫瘤病人自家療養》，被日本京都雄渾出版社譯成日文版本。之後，在國內外發表論文五十餘篇，譯文二十餘篇，專著與合著十五部，共撰寫三百萬餘言。

近年來他以改革精神提出醫、藥、研、教四結合的中西醫結合腫瘤防治研究方案，並設立相應的醫療、製藥、研究、教學四位一體的統一管理機構，探索中華醫學防治腫瘤的新途徑，走出具有中國特色的中西醫結合腫瘤防治研究道路。體現他對學生教導的。「抗癌之道修遠兮，吾將內外而求索，有朝腫瘤攻克兮，人類壽命得延長。」

《李岩治癌全集》系列叢書，係作者將其四十餘年的研究成果，呈獻給社會大眾，期望對腫瘤防治做出貢獻。

李岩教授和他的二位高師

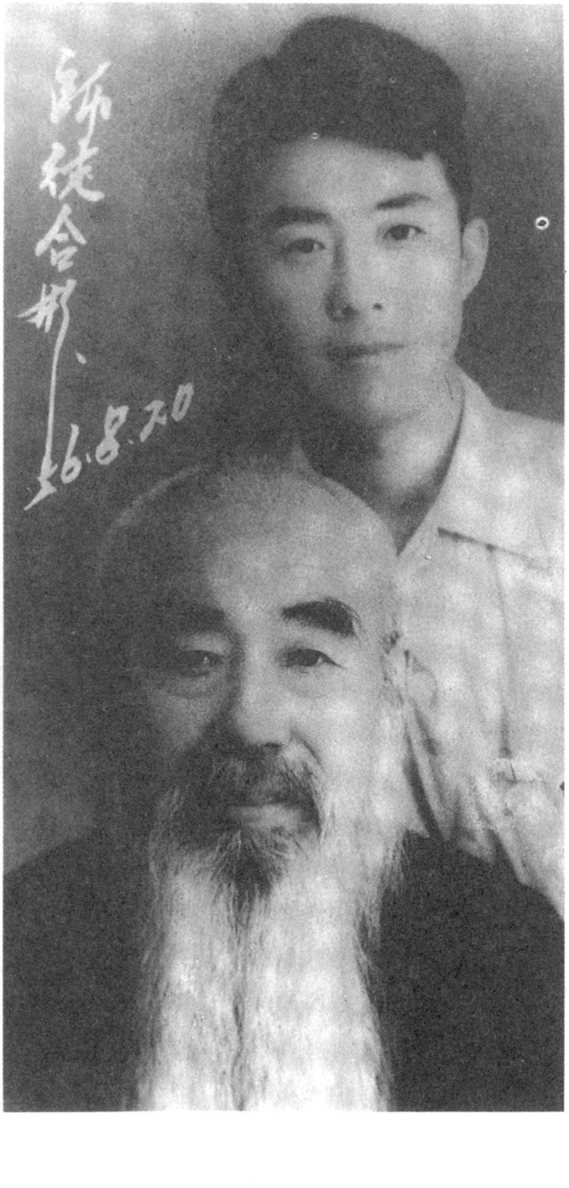

照片說明：

一九五六年盛夏，李岩教授才從醫學院畢業不久，於遼寧省錦州市拜會還俗道人王法師，結為師徒，傳授醫治白血病經驗。王法師自小因病出家，學經論道，三世真傳，善治惡性貧血，常用藥物療、針灸療、膳食療。

三十年來用於臨床病人過一百例，有再生障礙性貧血，粒細胞減少症、血小板減少性紫癜、腫瘤病人放射治療、化學治療引起的骨髓抑制（血小板及白細胞下降）、白血病、地中海先天性遺傳性貧血等。均見到不同程度的療效。其中有不少病人效果良好，有的病種造成動物模型，進行藥物療效實驗，實驗表明其療效與臨床病人相符。

作者介紹

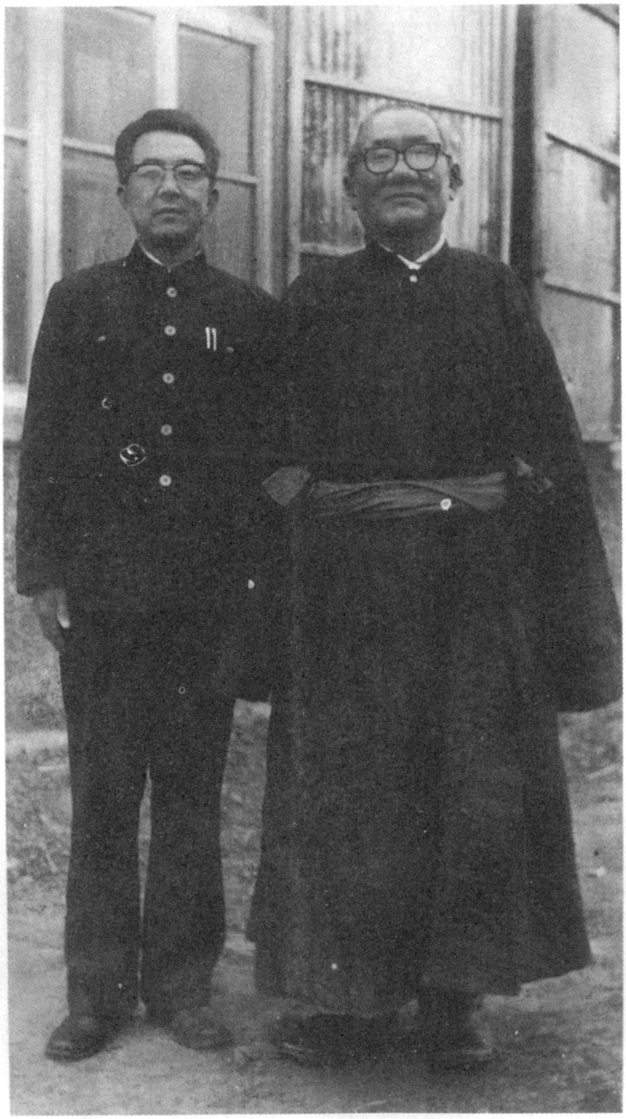

照片說明：

一九七八年嚴冬於內蒙古呼倫貝爾大學原蒙古包三次拜訪民族藏醫巴拉登先生，他生於西藏高原拉薩古城，祖傳藏醫，當地稱他為好曼巴（藏語醫生）地區政協委員，善治「噎膈」、「反胃」。他所使用的治療法為自製蒙藥、藏藥。為人治病，以慈善為懷，傳藥不傳方。由於他出身喇嘛，人們對他半信半疑，在此之際，李岩教授曾治療不效的三位食管癌患者，經巴拉登先生治療，兩名見到臨床效果，於是李岩教授乃三次北上，拜訪先生，學習藥方，終於結成師徒，傳經傳道，取得真傳，繼承發揚少數民族單、偏驗方，有的病人，行之有效，並在動物實驗中得到證實。

編者介紹

潘萍，北京人，生於一九五八年。學生出身。一九七六年高中畢業，參加北京密雲醫院藥房製劑工作。一九七八年——一九七九年北京友誼醫院進修藥劑專業。一九八一年——一九八四年於北京中醫學會針灸專業畢業後，從事中醫針灸科工作，一九八八年——一九九〇年在北京北方交通大學外語系學習，畢業後回到臨床，一直隨李岩導師參加腫瘤防治研究工作，在此期間，曾在中日友好醫院、北京七三一醫院、海南省工人醫院、廣東省南海岩龍腫瘤研究所、中山醫大孫逸仙醫院，進行隨診案側，邊學邊用，結合實踐，複習理論，核實臨床診斷，分析療效，總結經驗，整理資料，協助導師從事腫瘤防治研究事業。

王艷玲，內蒙人，生於一九六五年，學生出身。一九八五年畢業於呼盟衛生學校西醫醫士班；一九八八年投考全國西醫學習中醫班，一九九〇年於中國中醫研究院畢業之前後，跟隨李岩教授學習十年之久。先後在北京中日友好醫院、西苑醫院、廣安門醫院、海南省農墾總局醫院中西醫結合腫瘤研究所及廣州中山醫大第二附屬醫院（即孫逸仙紀念醫院）和廣東省南海岩龍腫瘤防治研究所等，進行隨診案側，總結病例，整理資料，協助李岩教授從事腫瘤防治研究事業。參與李岩教授著作《新編中華中草藥治癌全集》、《李岩腫瘤驗方選》、《腫瘤醫藥錦囊》、《腫瘤預防治療保健》和《腫瘤防治錦囊》等書。並在李岩教授的指導下對其早年出版的《腫瘤臨證備要》、《腫瘤病人自家療養》等書的再版做了協助補充及修訂工作。

責編的話

行政院衛生署於二〇一二年五月二十五日公布二〇一一年國人十大死因統計，台灣平均每三分二十七秒就有一人死亡，比前（二〇一〇）年快了十一秒，而且癌症（惡性腫瘤）已經連續三十年蟬聯國人十大死因的榜首。

去（二〇一一）年國內每一百位死亡者，就有二十八人（二十八％）因癌症去世，共死亡四萬二千五百五十九人（男性占二萬七千零四十五人，女性有一萬五千五百十四人），男女之死亡比率為：一．七四比一；即每十二分二十一秒就有一人因癌而死。相對於十大死因第二位的心臟疾病死亡一萬六千五百十三人（占總死亡率一〇．九％），癌症仍高出近一．六倍的死亡率。

國人十大癌症死因及死亡人數為：

一、肺癌（八五四一人）；二、肝癌（八〇二二人）；三、結腸直腸癌（即大腸癌，四九二一人）；四、口腔癌（二三〇八人）；五、胃癌（二二八八人）；六、乳癌（一八五二人）；七、胰臟癌（一六〇七人）；八、食道癌（一四一五人）；九、攝護腺癌（一〇九六人）；十、非何杰金氏淋巴瘤（九七一人）。

二十一世紀的台灣，已完全邁入資本主義的「金錢至上論」和工業化的社會，大量的工業廢氣與廢水，由於政府管理機制的疏忽及廠商的浮濫排放，使台灣生態環境更形惡化，更降低了國人的生活品質與生活安全；市場上出現大量所謂「有機食品」與健康食品，其成放如何，猶待進一步檢視。

有幸與李岩教授結識，是在他一九九五年首度訪台的癌症學術交流會上，以後的十多年來，只見他風塵僕僕的往來中港台與東南亞之間，只為推動癌症的中西醫聯合診治，企圖治癒與減輕癌症患者的用心，頗使患者動容。他雖高齡八旬，仍探索於「抗癌」路上，毫無倦容，真是現代之「仁心濟世」典範。

《新編中華中草藥治癌全集》三卷本的問世，將為國人帶來新的癌症預防與保健的觀念，期待對國人生活安全及生活品質的提升，有所助益。

廖為民

二〇一二年六月吉日

前言

眾所周知，腫瘤是當前威脅人類健康與生命的常見病、多發病。防治腫瘤方法仍然是狠抓三早（早期發現、早期診斷、早期治療）、猛攻三關（病因關、早診關、治療關）、中西醫結合。腫瘤病人一旦確診之後，盡早手術治療、放射治療、化學治療、中醫中藥等綜合方案，仍被臨床所運用。中醫中藥的應用日益受到人們的關注。

《新編中華中草藥治癌全集》是他在從事腫瘤防治研究事業的幾十年歷程中所積累的有效方藥。遵照前人的經驗，參考實驗資料，並且收集中國少數民族及民間單偏驗方，且經過長期臨床實踐，反覆進行觀察，摸索出許多有效方藥。在他的腫瘤專著和學術論文中曾有發表。此外，還有一些重點科研項目中、指導碩士研究生實驗資料中，以及國內外講學教材裡，尚未發表的許多資料。經過我們跟師隨診，對病人長期追訪，醫院病案查閱，對其診斷和療效的推敲以及可以收集的資料，進行整理分析，去粗取精，去僞存眞，總結成卷，在此介紹。

本驗方選共分三卷，總結了二十種腫瘤疾病，二十種癌前病變。初步提出五百四十八個中藥方劑可供試選。上卷是臨床常見腫瘤驗方有：眼部惡性腫瘤驗方，唇癌驗方，舌癌驗方，鼻咽癌驗方，喉癌驗方，甲狀腺癌驗方，乳腺癌驗方，肺癌驗方，肝癌驗方，食管癌驗方等十類。中卷擬定爲：胃癌驗方，膀胱癌驗方，宮頸癌驗方，淋巴瘤驗方，白血病驗方，骨肉瘤驗方，顱腦腫瘤驗方，脊髓腫瘤驗方，皮膚癌驗方，黑色素瘤驗方等十類。下卷爲癌前病變驗方。三卷分期出版。

本驗方選在介紹方劑之前，對每種腫瘤以中西醫結合方法，介紹一般發病概況，診斷方法，辨証治療原則。隨後介紹有關驗方。在每個方劑中分爲命名、組成、方解、功效、主治、用法及歌訣。

在方解中着重介紹重點藥物的藥理作用，抗癌實驗，以及該藥物在本方中所處的君、臣、佐、使地位和配伍關係。在介紹藥物性味功用時，考慮病人查閱方便，力求保持每個方劑內容的完整性和系統性。但是全書前後有些重複現象，這也是臨床醫書在所難免。

我們在防治腫瘤事業中，是青年醫師，也是學生，對腫瘤理論學習不夠，對老師經驗體會不深，在整理專業資料方面缺乏經驗，錯誤之處，請多指正。

有關用藥兩點說明

一、中藥處方使用劑量單位：由於中藥屬於中國傳統藥物，雖然早已傳到世界各國，但其劑量單位尚欠統一。在我國過去均以中國傳統度量衡計算。如一斤為十六兩、一兩為十錢、一錢為十分、一分為十厘、一厘為十毫。然而，近年來，中國大陸對度量衡進行改革，均以國際統一計量稱量物品，隨之中藥劑量亦改為公斤(KG)、公升(L)制，即每公斤為一千克、每公升為一千毫升、每克為一千毫克。關於中藥換算問題，仍以十六兩為一斤，以舊稱為習慣用法，因此臨床醫生處方開藥，也以習慣為準，以十克相當於二錢七分換算，捨去小數，相差無幾。亦為藥劑人員所理解。

二、湯劑煎法與服法：一般藥物水煎兩次，所謂後渣。由於用藥目的與藥物性質不同，大體可分兩類。解表藥，浸泡水煮時間短，如加冷水過藥面一公分深，浸十分鐘，加熱煮沸十分鐘，過濾，取藥液一百毫升為第一次內服，第二次藥渣內加冷水二百毫升，同法煮沸取藥液一百毫升內服。但是非解表藥（如治療腫瘤方藥，補藥等）煎藥方法同上，但浸泡、煮沸時間都要延長，浸泡三十分鐘，煮沸後變小火再煮三十分鐘。兩次藥液合起來如果超過二百毫升，應當將兩次藥液合在一起，再加小火濃縮到二百毫升為宜，每次服一百毫升，早晚飯前三十至四十分鐘內服。（一般大小的飯碗，滿載容量約為一百五十毫升。）

如有礦物和金石藥物或者質地堅硬之品，應該先煎三十分鐘，再下群藥；如有芳香、揮發藥物，醫生必示「另包後下」字樣，即是群藥煮沸後再下此藥，再有細料藥物，可用藥液沖服。前者如蛤殼，中者如薄荷，後者如三七粉等藥，均要特殊煮沸與服用。

【目錄】| CONTENTS

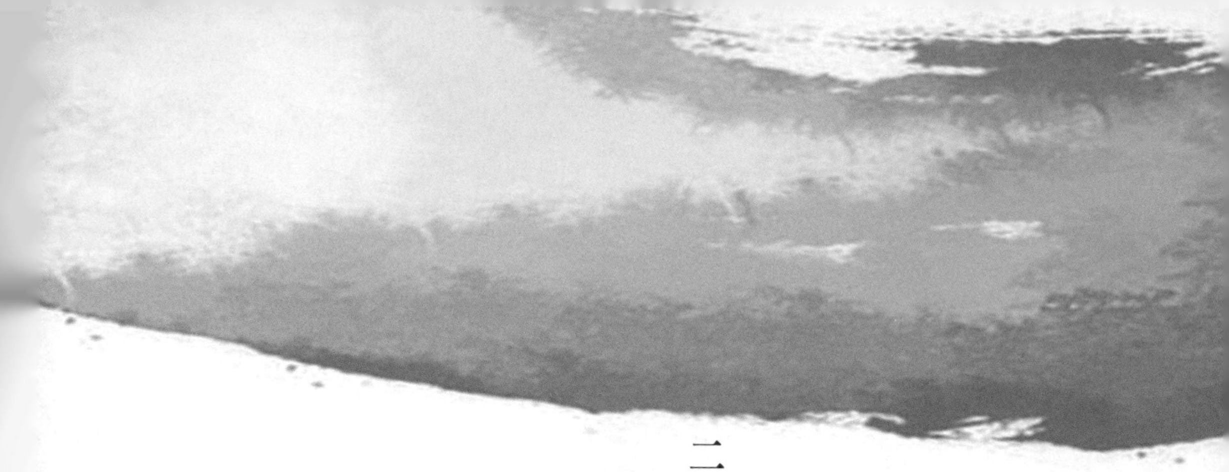

二十二、鼻咽黏膜增生病驗方選

二十三、甲狀腺良性腫瘤驗方選

二十四、食道黏膜增生病驗方選

二十五、萎縮性胃炎驗方選

二十六、胃潰瘍驗方選

二十九、病毒性肝炎和肝硬化驗方選

三十一、子宮頸糜爛驗方選

三十四、色素沉着性皮膚病變驗方選

三十五、皮膚角化病驗方選

三十六、皮膚黏膜白色病變驗方選

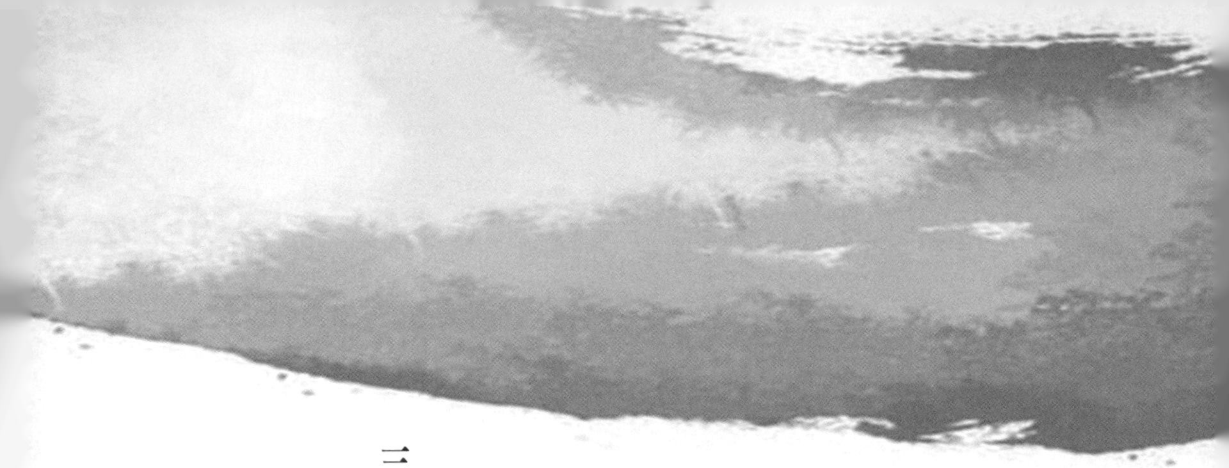

三十八、皮膚黏膜慢性潰瘍、瘻管、竇道驗方選

三十九、殘肺病變驗方選

四十、放射性損傷病驗方選

癌前病變

世界衛生組織最近資料表明：一九九一年全世界有九百萬人發生癌症，死亡七百萬，現症患者大約二千萬。以美國為例，現在有一百萬以上的美國人，由於癌症在接受治療，據估計，其中約39.5%萬人將死亡，每一分半鐘將有一人死於癌症。中國每年腫瘤發病為一百四十萬人，死亡一百零五萬人，現症患者一百八十萬人，亦是平均每三分鐘死二人，全世界每二分鐘死三人。在全世界，一晝夜約可發現二萬至二萬五千名新的癌症病人。由於種種原因，腫瘤在各種疾病中所佔的地位越來越突出。在許多國家，腫瘤已成為死亡的第一或第二位主因。令人遺憾的是，在科學技術高度發達的今天，至今人們還未找到根治癌症的方法和技術，凶惡的癌症，令許許多多的人感到不安，幾乎達到了談癌色變的地步。那麼，癌症可以預防嗎？怎樣預防？這是人們普遍關切的問題。WHO腫瘤科負責人St. Jernsward博士在一九八一年指出：「根據目前已有的知識，我們可以預言：如果採取正確的措施，有足夠的資源並繼續開展有目的性的研究工作，現有的三分之一腫瘤病是可以預防的，三分之一是能治愈的，而不能治愈的腫瘤病人中的大多數能免除痛苦。」癌症的預防研究，一直是一項極有價值的大規模工程，針對癌症發生的各種因素，採取許多有效的預防治療措施，從而避免已知的癌症的危險因素是很有意義的。中國傳統醫學（俗稱中醫）早在二千多年前就提出了強調預防為主的思想，強調了維護旺盛「正氣」以防病的重要性。《內經》記載：「虛邪賊風，避之有時，恬憺虛無，真氣從之，精神內守，病安從來。」大量的事實和實驗研究表明，具有幾千年傳統的中國醫學在預防和治療疾病中已取得了可喜的成績。祖國醫學傳統理論，至今在腫瘤的治療預防中不乏現實意義。

癌前病變是指其本身不是癌，但可能轉變為癌的良性病變，以及先天基因的缺陷，其在組織形態學上有一定程度的異型改變。正常細胞由增生開始到發展為惡性腫瘤，都要經過一個從量變到質變的漫長的癌變過程，需有不同時間的誘導期，一般經過單純增生→非典型增生→原位癌（或惡性病變）。在原位癌形成之前的增生階段稱為癌前病變，它是腫瘤發生過程中的前一階段，是一個非特異性過程。癌前病變如進一步發展，增生的細胞在形態上有明顯惡性特徵和異常的生物學行為，便進入癌症階段。

關於癌前病變的研究或某些與癌的發生有一定關係的疾病的研究，是頗受人們關注的重要課題。哪些良性病變可列為癌前病變，目前尚無統一認識，常見的有顱內良性腫瘤、鼻咽黏膜增生性病變、甲狀腺良性腫瘤、食管黏膜上皮增生病、慢性萎縮性胃炎和胃潰瘍、單發或多發性胃腸息肉、病毒性肝炎和肝硬化、乳腺良性腫瘤、葡萄胎、宮頸糜爛、卵巢良性腫瘤、皮膚角化病、皮膚黏膜白色病變、皮膚黏膜慢性潰瘍、竇道及瘻管、皮膚瘢痕病變、色素沉着性皮膚病變、放射性損傷疾病等。儘管上述疾病不一定都發展成為癌，但在長期持續致癌因素刺激下，臨床上確有這種轉變的可能性，且比一般人群的發病率為高。例如，原發性肝癌中，約三分之一有慢性肝炎史，肝癌病人手術標本顯示，肝硬化比例為77.9%。胃癌手術及屍檢的胃標本中大多數都有萎縮性胃炎的存在。約6-18%的胃潰瘍可以發生癌變。胃腸道腺瘤性息肉的惡變率高達50%以上。惡性葡萄胎全部由良性葡萄胎轉變而來，50%的絨毛膜上皮癌由葡萄胎惡變所致。人類白血病中約十分之一是由電離輻射引起的等等。

對於癌症的預防已引起全社會廣泛的關注，一九八六年在一次世界性的腫瘤防治會議上，有七十多位各國世界的著名的腫瘤專家呼籲：「當前預防癌症的發生比任何治療更為重要。」因此，積極治療癌前病變，阻止其向癌的方向轉變，並使其細胞代謝逆轉，從而達到防癌治癌的目的。這也是我們腫瘤臨床工作者，不容忽視的任務之一。

二十一、顱內良性腫瘤驗方選

㈠發病概況

顱內良性腫瘤是指顱腔良性佔位性新生物，為神經科常見疾病。由於顱腔內容積不容擴大，且顱腦為人體的重要器官，因此不論腫瘤是良性還是惡性，所產生的危害都是極大的，都可直接引起腦組織的局部損害，影響腦血液循環，阻塞腦脊液循環通路，造成腦內積水、腦水腫和各種壓迫徵象，以至於發生腦疝，威脅患者生命。

顱內腫瘤的發病率約佔全身各部位腫瘤的1.8%，其中有80%發生在成人，從二十至五十歲發病較多。兒童因其他部位腫瘤比較少見，其顱內腫瘤的發病率相對的較高，約佔其全身腫瘤的20-30%。國外顱內腫瘤的發病率約為10/10萬人口，其死亡率因地區而異。在五大洲十二個國家和地區的中樞神經系統的腫瘤的死亡率為3.8-5.5/10萬人口，平均年死亡率約佔3.0/10萬人口。中國腦瘤的死亡率為1.25/10萬人口，佔全身各部惡性腫瘤死亡率的1.87%，為第十位。但良性腫瘤死亡率遠遠低於上述數字。

顱內良性腫瘤根據其發病部位和組織起源，可分為腦膜瘤、良性腦垂體瘤、顱內脊索瘤、腦室管膜瘤、顱內動脈瘤、顱內蛛網膜囊腫、聽神經瘤、星形細胞瘤、少枝膠質細胞瘤、神經節細胞瘤、神經鞘瘤、嗜鉻細胞瘤等。

㈡顱內腫瘤的檢查與診斷

顱內腫瘤因其發病年齡、腫瘤的類型、發生部位及生長速度的不同而有不同的臨床表現，但歸納起來大致為顱內高壓症狀和定位性症狀體徵兩大類。顱內高壓症狀主要為頭痛、嘔吐和視神經乳頭水腫三大徵象。頭痛、嘔吐多以早晨為最嚴重，常因咳嗽、打噴嚏或大便時頭痛加劇，嘔吐後則頭痛減輕，嘔吐與進食無關，典型病例為噴射性嘔吐。在顱內高壓早期雖有視乳頭水腫，但不伴有視力障礙，隨着病程的進展，可出現視野向心性縮小，生理盲點擴大及視神經繼發性萎縮而出現視力下降，甚至失明。另外，顱內高壓時尚可出現腦皮質功能降低症狀，如頭昏、眩暈、意識障礙等精神症狀。約20-40%的患者可伴癲癇，且常為顱內腫瘤的首發症狀。但良性腫瘤由於生長速度慢，生長方式為非浸潤性，生物學行為也較為緩和，所以諸種症狀均較惡性減輕。定位性症狀體徵根據其發病部位及生長速度不同而有所差異。腦膜瘤主要為壓迫腦組織的表現。腦良性垂體瘤以垂體腺瘤為主，包括嗜酸性腺瘤、嫌色性腺瘤和嗜鹼性腺瘤。根據腫瘤性質不同，其臨床表現也不同。嗜酸性腺瘤在幼年表現為整個身體迅速生長為巨人症，成年人則為肢端肥大症。嫌色性腺瘤表現為肥胖症。嗜鹼性腺瘤與腎上腺皮質腫瘤相似，又稱為柯興氏綜合症。顱內脊索瘤表現為彌漫性頭痛，眼球運動障礙，以外展障礙為多，並常有鼻塞和呑咽不利。腦室管膜瘤主要為阻塞性腦積水及顱內高壓症狀。顱內動脈瘤引起兩類不同性質的症狀體徵，即由於動脈瘤出血所引起的症狀和由於動脈瘤壓迫或激惹鄰近組織所引起的局灶性腦損害，常為動眼神經麻痺、偏頭痛。顱內蛛網膜囊腫則主要為慢性顱內高壓徵和癲癇發作。而聽神經瘤則主要為耳鳴、耳聾、眩暈等。

顱內良性腫瘤根據其臨床表現和神經系統檢查，結果可初步確定診斷。腦CT掃描可提示腫瘤病變區的異常密度，增強效應及腦室腦池擠壓推移情況，可以較精確的判斷腫瘤的部位和性質。核磁共振（MRI）可以發現腦CT掃描不能發現的病灶，且比腦CT掃描的顯像更清晰，解剖結構更清楚。MRI是當今診斷顱內腫瘤最佳的檢查診斷工具。腦室陽性對比造影檢查，根據腦室腦池系統的移位，充盈缺損或囊腔充盈情況，可作出定位診斷。本檢查對腦部及腦室系統腫瘤的診斷準確性較強，當前還不能完全用腦CT掃描檢查所取代。腦血管造影可根據血管的移位及曲度改變和異常血管可確定腫瘤的部位和範圍，有時也能做出定性診斷。腦血管造影仍是目前對幕上腫瘤和腦膜瘤常用的可靠的檢查方法。另外，根據顱內腫瘤的不同部位及類型，尚需分別作些相應的檢查。如鞍區腫瘤應作視野、內分泌檢查；聽神經瘤應作電測聽、內聽道照片等檢查。

㈢治療

西醫對本病的治療無論顱內腫瘤是良性還是惡性，一旦確診，均應首選手術治療。另外可根據腫瘤性質選擇放療和化療以及對症支持治療。中國醫學認為本病屬於「真頭痛」、「厥逆」、「癲」、「狂」、「癇」、「頭風」、「嘔吐」等範疇。認為是髓海病變，與臟腑清陽之氣相關。腦為諸陽之會，有餘與不足皆能影響全身。因其位高而屬陽，在內外因裡，以風邪和火氣最易引起頭部病變。在內臟虛弱，清氣不升或風冷侵襲，陽氣鬱滯，同樣能出現虛實病變。因此，顱內腫瘤從中醫角度也認為有虛有實，虛實挾雜，較為複雜的病症，辨症施治難度較大，療效預後較差，這與現代醫學對本病的認識有相似之處，其病因病機，大致可為氣滯血瘀，阻塞脈絡；脾腎陽虛，痰濁內阻；肝腎陰虛，肝風內動等。治以活血化瘀，開塞通絡，攻逐凝結；溫補脾腎，豁痰燥濕；清瀉肝火，鎮肝熄風；滋肝補腎，養陰清熱等法則。方選：

351號方　通竅防變飲

組成：黃藥子二十克、川芎十五克、柴胡十克、紅花二十克、桃仁二十克、赤芍十克、生軍十克、牛膝十八克、甘草五克。

方解：黃藥子為薯蕷科多年生宿根纏繞性藤本植物黃獨Dioscorea bulbifera L.的塊莖。又名黃獨、土卵、木藥子、香芋、山薯蕷等。含黃獨素A（Diosbulibin A, $C_{20}H_{24}O_7$）、黃獨素B（Diosbulbin B, $C_{19}H_{20}O_6$）、黃獨素C（Diosbulbin C, $C_{19}H_{22}O_7$）、蔗糖、還原糖、澱粉、皂甙、鞣質、薯蕷皂甙元等。性味苦，寒。歸肺、肝經。具有消癭散結、解毒防癌、涼血止血功效。《本草綱目》：「涼血降火，消癭解毒。」藥理實驗：黃藥子對小鼠S_{180}（小鼠肉瘤—180）有抑制作用；黃獨油對U_{14}（子宮頸癌—14）癌細胞抑制作用比較明顯；用噬菌體法實驗，黃藥子有抗噬菌體活性的作用，提示有抗癌作用。川芎辛、溫。歸肝、胆、心包經。既能活血祛瘀，又能行氣開鬱，有血中氣藥之稱。實具通達氣血的功效。又秉性升散，能上行頭目，為治頭痛之要藥。《本經》：「主中風，入腦，頭痛，塞痺，筋攣緩急，金瘡……。」實驗及臨床應用表明，川芎有鎮靜、降壓和抗平滑肌痙攣的作用。用以治療頭痛、心絞痛取得良好效果。柴胡苦、辛、微寒。入心包經。性能升發，能宣通氣血，升舉陽氣，載藥上行。與黃藥子、川芎共為本方君藥組。紅花為菊科二年生草本植物紅花Cartaha-mus tinct orius L.的筒狀花冠。又名草紅花、刺紅花、紅藍花。含紅花黃色素（safflor yellow）、紅花甙(carthamin)、15γ，20β—二羥基—△^{4}—娠烯—3—酮 (15γ, 20β-Dinydrbxy-△^{4}-pregnen-3-one)及紅花油等。紅花輕輕，上升頭部，秉辛散溫通之性，能活血祛瘀，通調經脈。廣泛應用於臨床多種瘀血阻滯為患或血行不暢之証。藥理實驗：紅花水煎液對JTC-26的抑制率為90%以上；對小鼠S_{180}有抑制其活性的作用；體外試驗，對白血病細胞亦有抑制作用。赤芍苦、寒。入肺經。能清熱涼血，降氣行血，破瘀止痛。生軍苦、寒。清熱解毒，活血祛瘀。與紅花、赤芍合用，加強活血祛瘀之功，共為本方臣藥組。桃仁祛瘀破癥；牛膝活血祛瘀，利尿通淋，引血下行為佐藥組。甘草調和諸藥為方中使藥。

功效：活血祛瘀，散結防癌。

主治：血瘀性腦膜瘤及各種顱內良性腫瘤。

用法：水煎劑，每日一劑，分三次服用。

歌訣：

顱腦通竅防變飲，藥子川芎與生軍；
紅花柴胡芍牛膝，甘草調和又引經。

352號方　二半降逆醒神湯

組成：半枝蓮三十克、半夏十五克、番瀉葉六克、茯苓十五克、乾薑三克、桃仁十八克、黃連五克。

方解：半枝蓮為唇形科多年生草本植物半枝蓮Scutellaria barbata D. Don的全草。又名通經草、並頭草、溪邊黃芩、再生草、半面花等。含生物鹼、黃酮甙、酚類、甾體等。性味辛、平，無毒。具有解毒防癌、散瘀止痛、清熱止血功效。《全國中草藥滙編》：「清熱解毒，活血祛瘀，抗癌。」藥理實驗：半枝蓮熱水提取物對JTC–26有強烈的抑制作用，其抑制率達90%以上；用豆芽法篩選試驗證明，半枝蓮有抗癌活性的作用；用噬菌體法體外篩選抗癌藥物，半枝蓮有抗噬菌體活性的作用；體內試驗，半枝蓮對腦瘤B_{22}、小鼠S_{180}、Ec癌株、艾氏腹水癌有抑制作用；用美藍法試驗，半枝蓮對急性粒細胞型白血病有輕度的抑制作用；用細胞呼吸法測定，半枝蓮對急性粒細胞性白血病細胞抑制率達75%。番瀉葉苦、寒。入大腸經。泄熱，導滯，能利腸腑，通大便。使顱腦毒邪經腸腑瀉泄，達上病下治之效。故與半枝蓮共為本方君藥。半夏辛、溫。既能燥濕化痰，又能降逆和胃，常與溫中止嘔的乾薑合用，增強其降逆止嘔之功效，故二藥共為本方臣藥。茯苓利水滲濕，健脾安神。黃連苦、寒。清熱燥濕，瀉火解毒，並去心竅惡血。二藥共用祛濕醒神，故為本方佐藥。桃仁活血祛瘀為使藥。

功效：解毒除濕，降逆止嘔，祛痰醒神，防癌。

主治：腦膜瘤及顱內腫瘤伴嘔吐者。

用法：水煎劑，每日一劑，分三次服用。

歌訣：

降逆醒神半枝蓮，薑夏瀉葉茯苓全；
桃仁祛瘀為使藥，瀉火解毒加黃連。

353號方　二星湯

組成：石菖蒲十五克、遠志十克、胆星十克、薑半夏十克、夏枯草二十克、蔻仁十克、蛇六谷十克、蛇莓十克、芙蓉花十克、瓜蔞仁十五克。

方解：石菖蒲為天南星科多年生草本植物石菖蒲Acorus gramineus Soland的根莖。又名昌豐、木蠟、陽春雪、望見消、水劍草等。主要成份為揮發油0.42%、細辛醚8.8–13.7%，揮發油的主要成份為β-細辛醚(β-Asarone) 63.2–81.2%。其次為石竹烯(Caryophyllene)、石菖醚（Sekishone，1—烯醛—2.4.5—三甲氧醛苯）、γ-葎草烯(Caryophyllene)。還含氨基酸、有機酸和糖類。性味辛、微溫，無毒。開竅，豁痰，理氣、活血，散風，去濕。《本草滙言》：「石菖蒲利氣通竅，如因痰之邪為眚，致氣不順，竅不通者，服之宜然。」《重慶堂隨筆》：「石菖蒲，舒心氣，暢心神，怡心情，益心志，妙藥也。清解藥用之，賴以祛痰穢之濁而衛宮城，滋養藥用之，借以宣心思之結而通神明。」《本草經》：「補五臟，通九竅。」藥理實驗：石菖蒲水煎劑在體外篩選試驗中，初步證明能殺死腹水癌細胞，動物體內試驗也證明本品有抗癌活性的作用。石菖蒲對黃曲霉菌的抑制率為92%，對雜色黃曲霉菌的抑制率為97%，對強致癌毒素黃曲霉菌素B_1和小梗囊胞菌素的抑制率均為100%。本品揮發油有顯著的鎮靜作用和較強的退熱作用。在腫瘤病人伴有煩燥不安、神志不穩時，應用較為合適。遠志為遠志科多年生草本植物遠志Polyzala tenuifolia willd.的根。含有皂甙細葉遠志素（Tenuifolin），即2β，27—二羥基—23羧基齊墩果酸的3—β—葡萄糖甙。另含遠志醇（Polygalitol）、N—乙酰氨基葡萄糖、生物碱細葉遠志定碱（Tenuidine, $C_{21}H_{31}O_5N_3$）、脂肪油、樹脂等。性味辛、苦，微溫；無毒。入心，肺經。寧心安神，祛痰開竅，消腫瘤。《藥品化義》：「凡痰涎沃心，壅塞心竅，致心氣實熱，為昏憒神呆，語言蹇澀，為睡臥不寧，為恍惚驚怖，為健忘，為夢魘，暫以此豁痰開竅，使心氣開通，則神魄自寧也。」《滇南本草》：「養心血，鎮驚，寧心，散痰涎。療五癇角弓反張，驚搐，口吐痰涎，手足戰搖，不省人事……。」實驗證明遠志有較好的祛痰作用和輕微的溶血作用。胆星為天南星科多年生草本植物天南星Arisaema consanguineum Schott.、東北天南星A. amurense Maxim.、異葉天南星A. neterophyllum Blume.的球狀塊莖。將球狀塊莖研末與牛胆汁（豬、羊胆汁可代替）加工製成。別名胆南星。含三萜皂甙、安息香酸、澱粉、氨基酸等。性味苦、涼。入肝、脾、肺經。清水化痰，鎮驚定癇。《本草滙言》：「天南星，前人以牛胆制星，名曰胆星。牛胆苦、寒，而潤，有益肝鎮驚之功，制星之燥而使不毒。」《本草正》：「胆星，較之南星味苦性涼，故善解風痰熱滯。」藥理實驗：天南星提取液在試管內1:18–1:32濃度時對Hela細胞有抑制作用；對小鼠S_{180}、HcA（肝癌）實體型、U_{14}、每天肌肉注射其水提取液零點一毫升／隻，有明顯的抑瘤作用。另外，南星有較好的抗驚厥、鎮靜、祛痰作用。臨床用天南星製劑治療神經系統腫瘤、肺癌、甲狀腺瘤、皮膚疣瘤等均有一定療效。薑半夏辛、溫。入脾、胃經。既能燥濕化痰，又能降逆和胃，消痞散結。與上述三藥合用以祛痰開竅，寧心安神，防腫瘤，而為本方君藥組。夏枯草苦、辛、寒。入肝、胆經。能泄肝火，清頭目，清熱散結。《滇南本草》：「祛肝風，行經絡，治筋骨疼痛，散瘰癧周身結核。」蔻仁辛、溫。化濕行氣，溫中止嘔，開竅。蛇六谷為胆星同類藥。性味辛、苦，溫。歸肺、肝、脾經。燥濕化痰，祛風止痙。蛇莓甘、苦，寒。清熱涼血，解毒消腫。與上述三藥合為本方臣藥組。芙蓉花輕輕向上，能上行於頭頂。清熱涼血。解毒散血，為本方佐藥。瓜蔞仁潤燥開結，蕩熱滌痰，為使藥。

功效：化痰濁，清神志，鎮靜安神，防治腫瘤。

主治：腦膜瘤以及顱內良性病變。

用法：水煎劑，每日一劑，分二次服用。

歌訣：

二星湯為腦瘤方，菖蒲遠志半夏薑；
六谷蛇莓夏枯草，瓜蔞蔻仁蓉花香。

354號方　加減安宮牛黃丸

組成：牛黃三十克、犀角三十克、麝香七點五克、鬱金三十克、黃連三十克、山梔子三十克、珍珠十五克、雄黃三十克、朱砂三十克、冰片七點五克、金箔衣適量。

方解：牛黃為牛科動物牛Bos taurus domesticus Gmelin.的胆囊結石（少數為胆管中結石），稱天然牛黃。由牛胆汁或豬胆汁經提取加工而成的為人工牛黃。含胆酸5.57–10.00%，脱氧胆酸1.96–2.29%，胆甾醇0.56–1.66%，胆色素、麥角甾醇、維生素D、鈉、鈣、鎂、鋅、鐵、銅、磷等；尚含類胡蘿蔔素及丙氨酸、甘氨酸、牛磺酸、天冬氨酸、精氨酸、亮氨酸、蛋氨酸以及兩種酸性肽類物質和胆紅素。性味苦，涼。歸心、肝經。清熱解毒，化痰開竅，息風止痙。孫思邈「益肝胆，定精神，除熱，止驚痢，辟惡氣。」《明本草》：「治驚癎搐搦煩熱之疾，清心化熱，利痰涼驚。」藥理實驗：人工牛黃混懸液，口飼於接種S_{180}的雜種小白鼠，劑量為408.9–437.6mg/kg體重，抑制率達60.9%；對S_{37}的抑制率兩批實驗分別為54.3%和72.2%；對艾氏腹水癌（實體型）的抑制率平均為18.9%；牛胆汁中的一種物質可抑制瓦克氏癌–256 (WK256) 生長；人工牛黃可促進小白鼠紅細胞增生；小鼠口服牛黃零點五克／公斤，每日一次，連續四至八日，對樟腦、咖啡因及印防已毒素引起的驚厥有預防和鎮靜作用。犀角為脊椎動物犀科犀牛 (Rhinoceros unicornis L.) 的角。含角蛋白及其他類型蛋白、肽類、游離氨基酸、胍衍生物、甾醇類等。性味苦、鹹，寒。入心、肝、胃經。清熱涼血，解毒定驚。《藥性論》：「鎮心神，解大熱，散風毒，主療時痰熱如火，煩悶，毒入心中，狂言妄語。」麝香為鹿科動物林麝 (Moschus berezovskii Flerov)、馬麝 (M. Sifanicus Przewalski) 或原麝 (M. moschiferus L.) 成熟雄體香囊中的乾燥分泌物。又名當門子。含鉀、鈉、鈣、鎂、鐵、氯、碳酸根、磷酸根、氮化合物、胆甾醇、粗纖維、脂肪酸、麝香酮等。性味辛、溫。入心、脾經。開竅醒神，活血散結，辟穢，通絡。《本草綱目》：「通諸竅，開經絡，透肌骨……痰厥，積聚癥瘕。」《仁齋直指方》：「能化陽通腠理。」「能引藥透達。」藥理實驗，麝香可使淋巴細胞增生活躍，可能增強對腫瘤的免疫，破壞癌細胞的外周防護因子；由麝香、牛黃、乳香、沒藥組成的犀黃丸，對小鼠梭形細胞肉瘤有明顯的抑制效果；天然麝香對Hela及腹水癌細胞有較強的殺滅作用；小劑量麝香對中樞神經系統有興奮作用。上述三藥合用，共達開竅定驚、活血散結、抗腫瘤之功，故為本方君藥組。鬱金辛、苦，寒。入肝、胆經。能行氣解鬱，涼血清心。《本草綱目》：「治失心癲狂。」黃連苦、寒。解毒瀉心火。山梔子苦、寒，瀉心火除煩悶。珍珠甘、鹹、寒。鎮心定驚。四藥合為本方臣藥組。雄黃解毒、定驚為佐藥。冰片開竅醒神，清熱，散鬱火。金箔衣鎮心安神，解毒。以上二藥為方中使藥。

功效：清熱解毒，開竅醒腦，防治腫瘤。

主治：腦膜瘤及其他顱內良性腫瘤。

用法：上藥共研極細末，煉蜜為丸，每丸三克，每日二次，每次一丸，內服。

歌訣：

加減安宮牛黃丸，犀角麝香雄黃研；

鬱金連梔珍珠粉，冰片箔衣朱砂全。

355號方　珍珠益智湯

組成： 珍珠母三十克、女貞子二十克、石菖蒲十克、草決明十二克、遠志十克、熟地二十克、覆盆子十二克、鈎藤十五克、茯苓十五克、菟絲子十五克、太子參十五克、貝母十克、菊花十二克、天竹黃六克。

方解： 珍珠母為蚌科動物三角帆蚌Hyriopsis cumingii (Lea) 和褶紋冠蚌Cristaria Plicata (Leach) 或珍珠貝科合蒲珠母貝Pteria martensii (Dunker) 等貝類動物貝殼的珍珠層。又名珠牡、珠母、明珠母。含碳酸鈣90%以上，有機質約0.34%以及少量鎂、鐵、硅酸鹽、硫酸鹽、磷酸鹽、氯化物等。性味鹹、寒。入心、肝經。具有平肝潛陽，清肝明目，止血定驚，防癌之功效。《飲片新參》：「平肝潛陽，安神魂，定驚癇，清熱痞。」藥理實驗：珍珠貝殼對小鼠S_{180}有抑制作用；能防止因組織胺所致豚鼠的休克及死亡，且有短暫的利尿作用。女貞子為木犀科植物女貞 (Ligustrum Lucidum Ait.) 的果實。又名冬青子、白蠟樹子、鼠梓子。含齊墩果酸 (oltanolicacid)、甘露醇、葡萄糖、棕櫚酸、硬脂酸、油酸、亞油酸、熊果酸 (ursolic acid) 等。性味甘、苦、涼。入肝、腎經。補益肝腎，滋陰清熱。《本經》：「主補中，安五臟，養精神，除百病。」藥理實驗：齊墩果酸有強心、利尿作用；甘露醇有緩下作用。石菖蒲含細辛醚、石菖醚等成份。辛、溫；入心、腎經。具有芳香開竅，寧心安神，通九竅，開心孔功效。藥理實驗表明，石菖蒲有抗腫瘤作用（詳見353號方）。與珍珠母、女貞子合用，共達益智安神之功，故上述三藥為本方君藥組。草決明甘、苦，微寒。能助肝氣，益精水，清肝潤腸。熟地甘、溫。養血滋陰，補精益髓，生血通脈。覆盆子甘、酸，微寒。補益肝腎，助陽固精。菟絲子辛、平，能補陽益陰，固精縮尿。太子參益氣生津，補益脾肺。遠志、茯苓、鈎藤寧心安神。諸藥合用，共有補肝腎，益精氣，寧心安神之功，為本方臣藥組。貝母、天竹黃化痰散結，清心定驚為佐藥。菊花善清頭面風熱，具花性輕浮，能引經上行，為本方使藥。

功效：補肝腎，寧心神，平肝化痰，抗腫瘤。

主治：腦膜瘤及其他顱內良性病變（肝腎虧虛型）。

用法：水煎劑，每日一劑，分三次服用。

歌訣：

益智女貞石菖蒲，決明遠地貝珍珠；

鈎藤茯苓菟盆子，菊花太子配天竹。

356號方　仙鶴草湯

組成：仙鶴草三十五克、全蝎四點五克、蜈蚣四條、僵蠶九克、薑半夏九克、地龍九克、蒿本九克、鈎藤九克、川牛夕九克、懷牛夕九克、川芎四點五克。

方解：仙鶴草為薔薇科植物龍芽草Agrimonia Pilosa Ledeb. Var. Japonica (Mig.) Nakai的全草。又名龍芽草、脱力草、瓜香草等。全草含仙鶴草素(Agrimonine)、仙鶴草內酯(Agrimonolide)、鞣質、甾醇、有機酸、酚性成份、皂甙等。性味苦、辛、平。入肺、肝、脾經。收斂止血，殺蟲，健胃。《中國醫學大詞典》：「本品為攻堅散痞，理百病之良品。」藥理實驗：仙鶴草的乙醇提取物對小鼠S_{180}，肝癌皮下型的腫瘤抑制率達50%以上；體外試驗，對JTC-26抑制率100%，根的甲醇提取物有較強的抑制Hela細胞集落形成的作用：在500ug/ml濃度下，不損害正常細胞，並促進正常細胞100%的發育生長；按1000mg/kg體重口服給移植S_{180}的豚鼠，每天一次，給藥十二天，腫瘤抑制率為37.4%；仙鶴草根中含有細胞毒成份，可強烈抑制Hela細胞集落形成，以12.5ug/ml的細胞毒成份給予艾氏腹水癌的小鼠，其生存日數比對照組提高32%；以100ug/kg給家兔餵仙鶴草，有明顯鎮痛效果；仙鶴草成份有使血細胞凝集作用，且活性大於刀豆素A；仙鶴草熱水、乙醇浸液在試管內有抗菌和抗寄生蟲的作用。故本方以仙鶴草為君藥。全蝎辛、平；有毒。入肝經。具息風止痙、解毒散結、通絡止痛功效。蜈蚣辛，溫；有毒。入肝經。功效同全蝎，並且良好的通絡止痛作用，常與全蝎配伍應用，以治頭痛、痺痛甚效。僵蠶、地龍能解毒散結，清熱息風，祛風通絡，利尿。薑半夏化痰散結。蒿本辛溫發散，同前述五藥共為本方臣藥組。鈎藤平肝風，除心熱，通心包於肝木。川懷牛夕活血祛瘀，利水通淋，引血下行。二藥共為本方佐藥，川芎辛香行散，溫通血脈，通達氣血，又秉升散之性，能上行於頭目。為本方使藥。

功效：收斂止血，平肝息風，散結通絡，解毒防癌。

主治：腦垂體瘤及其他顱內良性腫瘤。

用法：水煎劑。每日一劑，分三次服用。

歌訣：

仙鶴草湯蝎蠶蚣，鈎藤半夏蘇地龍；

川牛懷牛配蒿本，溫經散瘀選川芎。

357號方　解毒防瘤湯

組成：鵝翎炭三十克、山豆根二十克、苦參三十克、明礬三十克、三七三十克、麝香零點一克、黃芪三十克。

方解：鵝翎炭為鴨科動物鵝（Anser domestica Geese）的尾羽炭化而成。主要含角蛋白、脂類（其低級脂肪酸中有月桂酸、肉豆蔻酸等）和蠟樣物質。性味甘，平。入脾、肺經。具涼血止血，解毒通經功效。《唐本草》：「鵝毛主小兒驚癇，毛灰主噎。」《養素圓傳信方》：「治瘰癧初起，取白鵝毛翎，新瓦焙焦為末，每日食後服之。」山豆根苦、寒。入心、肺、大腸經。瀉火解毒，散腫。經藥理實驗表明，山豆根不僅抗癌譜廣，而且具有防癌作用。以上二藥合為本方君藥。苦參又名苦骨。性味苦，寒。入心、肝、腎、大腸、小腸、膀胱經。解毒燥濕，祛風清熱。《本草經百種錄》：「苦參，專治心經之火，與黃連功用相近。」明礬酸，寒。能清熱消痰，燥濕解毒，收斂止血。二藥合為本方臣藥。三七養血安神，止血散瘀。黃芪補氣升陽，利水退腫，托毒生肌，與三七配伍應用，補氣養血，為本方佐藥。麝香辛香走竄，開竅醒神，活血散結為使藥。

功效：解毒消瘤，防癌。

主治：腦垂體瘤及其他顱內良性腫瘤。

製法：上藥分別研極細末。麝香加少許米酒研勻，依次加入三七、明礬、苦參、鵝翎炭，混合，煉蜜為丸，如黑豆大小。

用法：每天二次，每次十五克，用黃芪煎汁送服。

歌訣：

民間驗方鵝翎炭，北山豆根配明礬。

景天三七北黃芪，麝香解毒防瘤丸。

358號方　溫腎化瘤湯

組成：山萸肉十克、熟附子七克、制首烏十克、乾薑三克、白朮十克、白茯苓十五克、澤瀉十五克、熟地十克、當歸六克、白芍七克、川芎六克、三七十克。

方解：山萸肉為山茱萸科落葉小喬木植物山茱萸 (Cornus officinalis Sieb.et Zucc) 除

去果核的果肉。又名棗皮、蜀棗、藥棗、魃實、雞足等。主要成份為山茱萸甙（Cornin即馬鞭草甙Verbenalin）、皂甙、鞣質、熊果酸(Ursolic acid)、沒食子酸、油酸及亞油酸等。性味酸，微溫，無毒。入肝、腎經。功效補肝腎，澀精氣，固虛脫。《別錄》：「腸胃風邪，寒熱疝瘕，頭風，風氣去來……溫中，下氣，出汗，強陰，益精，安五臟，通九竅，止小便利，明目，強力。」《藥性論》：「治腦骨瘤，補腎氣，興陽道，添精髓，療耳鳴，療面上瘡……。」藥理實驗：山萸肉體外試驗能殺死腹水癌細胞；其煎劑對金黃色葡萄球菌、傷寒、痢疾桿菌及毛癬菌有抑制作用；本品流浸膏對麻醉犬有利尿作用。熟附子為毛莨科多年生草本植物烏頭Aconitum carmichaeli Debx.的子根的加工品。烏頭含有六種生物碱：次烏頭碱(Hypaconitine)、烏頭碱(Aconitine)、烏頭碱(Mesaconitine)、塔拉胺(Talatisamine)、川烏碱甲(Chuan-wu-base A)和川烏碱乙(Chuan-wu-base B)。性味辛，熱；有毒。入心、腎，脾經。具回陽救逆、散寒除濕功效。《本經》：「主風寒邪氣、溫中，破癥堅積聚，血瘕，金瘡。」藥理實驗：烏頭提取物製備的注射液對小鼠肝癌實體瘤的抑制率為47.77-57.38% ($P<0.01$)；烏頭提取物以200ug/ml時能抑制所有的存活的可增殖的胃癌細胞；對S_{180}有抑制作用，其抑制率隨劑量增加而提高。臨床用烏頭製劑治各種腫瘤性疼痛，收效良好，止痛率達100%。製首

烏為蓼科多年生草本植物何首烏 (Polygonum multiflorum Thunb) 的塊根晒乾或微烘乾，以黑豆煮拌蒸，晒乾變為黑色者。又名首烏、赤斂、地精等。何首烏根和根莖含蒽醌類，主要為大黃酚 (Chrysophanic acid, Chrysophanol) 和大黃素 (Emodin)，其次為大黃酸 (Rhein)，微量的大黃素甲醚和大黃酚蒽酮 (Chrysophanic acid anthrone) 等（炙過後無大黃酸）。此外，含澱粉、粗脂肪、卵磷脂等。性味苦、甘、澀，微溫。入肝、腎經。功效補肝益腎，養血，祛風解毒，潤腸通便。《開寶本草》：「主瘰癧，消癰腫，療頭面風瘡，益血氣，黑髭鬢，悅顏色……。」藥理實驗表明何首烏製劑對人型結核桿菌和弗氏痢疾桿菌有抑制作用，可用來治療瘰癧。乾薑又名白薑。性味辛，熱。入脾胃、心、肺經。能溫中逐寒，回陽通脈。《綱目》：「乾薑，能引血藥入血分，氣藥入氣分。又能去惡養新，有陽生陰長之意，故血虛者用之。」《珍珠囊》：「乾薑，其用有四：通心助陽，一也；去臟腑沉寒固冷，二也；發諸經之寒氣，三也；治感寒酸痛，四也。」上述四藥共用，以加強其溫腎散寒作用，共為本方君藥組。白朮苦、甘、溫。入脾、胃經。補氣健脾，燥濕利水。白茯苓甘、淡、平。入心、脾、腎經。健脾安神，利水滲濕。《日華子本草》：「補五勞七傷，開心益智。」澤瀉甘、淡、寒。入腎、膀胱經。利水滲濕，泄熱解毒。此三物利水消痰，健脾除濕藥物共為本方臣藥組。熟地、當歸、白芍、川芎為補血調血的四物湯組方。其中熟地滋陰補血；當歸補血活血；白芍斂陰養血；川芎行氣活血。四藥合用，補中有通，補而不滯。為本方佐藥組。三七止血散瘀，養血安神為本方使藥。

功效：溫腎除濕，補血活血，防腫瘤。

主治：腦垂體瘤及其他顱內良性腫瘤。

用法：水煎劑，每日一劑，分三次服用。

歌訣：

溫腎化瘤附首烏，山萸乾薑與四物。

白朮茯苓澤三七，調理脾腎正氣扶。

359號方　加味消瘰丸

組成：蜈蚣五條、煅牡蠣九十克、川貝母六十克、海藻三十克、花蕊石十五克、元明粉十五克、三七粉十五克、兩頭尖九克、元參一百二十克。

方解：蜈蚣為蜈蚣科昆蟲少棘巨蜈蚣（Scolopendra Subspinipes mutilan S L. Koch.）的乾燥全體。又名蝍蛆、錢串等。主要成份為兩種類似蜂毒的有毒成份，即組胺樣物質和溶血性蛋白質。尚含脂肪油、胆甾醇、蟻酸等。又曾分離出δ－羥基賴氨酸（δ-Hydroxylysine）。性味辛、溫；有毒。入肝經。功效袪風定驚，攻毒散結，通絡止痛。《醫學衷中參西錄》：「蜈蚣，走竄之力最速，內而臟腑，外而經絡，凡氣血凝聚之處皆能開之。其性尤能搜風，內治肝風萌動，癲癇眩暈……。」藥理實驗：蜈蚣熱水浸出物對JTC-26抑制率達90%以上；蜈蚣，水蛭注射液能使小鼠精原細胞壞死乃至消失；利用死亡癌細胞易被低濃度的伊紅染色的特點，體外試驗證明蜈蚣，水蛭注射液對癌細胞紅染率為陽性；蜈蚣，水蛭對小白鼠肝癌瘤體面積抑制率為26%。尚對網狀內皮細胞機能有增強作用，但長期應用對肝臟有害；化癌丹（內含蜈蚣）對小鼠艾氏腹水癌有抑制作用，用灌胃法將藥物混入飼料中餵食方法所得的效果為好；體外試驗，蜈蚣可抑制人體肝癌細胞呼吸，美藍法對人肝癌、胃癌細胞有作用；蜈蚣尚對小鼠移植性S_{180}、WK-256有抑制效果。其熱水提取物對S_{180}抑制率為51.4%；蜈蚣還有止痙和抗真菌作用；長期內服本品對肝細胞有一定的損傷。內服一次在十條以上時，易引起周身紅斑，壓之褪色，以肘、膝關節部多見。停藥二至三天，自行消退。根據以上依據，本方選蜈蚣為君藥。煅牡蠣鹹，微寒。入肝、腎經。具軟堅散結功效。《本草綱目》：「化痰軟堅，消疝瘕積塊，癭疾結核。」藥理實驗表明牡蠣殼對腫瘤細胞有抑制作用。臨床用含牡蠣的製劑治療神經纖維瘤等多種病變曾收到一定效果。川貝母苦，甘，微寒。化痰消腫，清熱散結。海藻鹹、寒，消痰軟堅，利水退腫，二藥與牡蠣共為本方臣藥組，以助君藥蜈蚣解毒散結之功。花蕊石止血化瘀；三七粉化瘀止血，活血定痛；元明粉，兩頭尖軟堅散結，清熱解毒，四藥共為本方佐藥組。元參滋陰降火，下水消腫為使藥。

功效：軟堅散結，解毒通絡，防癌。

主治：腦垂體瘤及顱內良性腫瘤。

製法：上藥共搗細末，與夏枯草浸膏五百克製丸，每丸重九克。

用法：每次一丸，每日二次，早晚飯前服。

歌訣：

蜈蚣海藻消瘰丸，三七川貝兩頭尖。

花蕊元參元明粉，重用牡蠣煨火煅。

360號方　抗增榮腦湯

組成：紫河車十克、黃藥子三十克、丹參十二克、赤芍九克、鬱金十二克、遠志九克、菖蒲九克、龍眼肉九克、桑椹十五克、熟地十二克、川芎十克。

方解：紫河車為健康人的胎盤。又名胞衣、胎衣、混沌衣等。主要成份為胎盤球蛋白（含多種抗體），還含有干擾素(Interferon)，能抑制流感病毒的巨球蛋白，稱β－抑制因子及與血液凝固有關的成份，其中有類似凝血因子Ⅷ的纖維蛋白穩定因子；尿激酶(Urokinase)抑制物和纖維蛋白溶酶元活化物；促性腺激素A、催乳素、促甲狀腺素等多種激素和溶菌酶激肽酶、組胺酶等。性味甘、鹹、溫。入肝、腎、肺經。功效補氣、養血、益精。《諸症辨疑錄》：「治虛損勞極，癲癇，失志恍惚，安心養血，益氣補精。」藥理實驗：人胎盤的自溶物對貓和狗的自發性腫瘤有效，並對AHe小鼠的T_4淋巴肉瘤有抑制效果；治療荷Brown-Pearec癌的家兔，腫瘤的吸收率增加；從胎盤中分離的兩種具有抗癌作用的蛋白質，對S-37和艾氏腹水癌的抑制率為73.0%和60.0%；小鼠口服胎盤粉能增加其對結核桿菌的抵抗力，胎盤中的γ－球蛋白和干擾素能預防或控制病毒感染。黃藥子苦、寒，能散結消癭，清熱解毒，涼血止血（詳見351號方），與紫河車配伍應用，攻補兼施，共為本方君藥。丹參苦、微寒。入心、心包、肝經。活血祛瘀，涼血消癰，養血安神，赤芍苦、微寒。入肝經。清熱涼血，祛瘀止痛。鬱金辛、苦、寒。入心、肝、胆經。活血止痛，行氣解鬱，涼血清心。遠志、菖蒲開竅安神，與丹參、赤芍、鬱金共為本方臣藥組。龍眼肉補心脾，益氣血。桑椹補肝益腎，滋陰養液。熟地養血滋陰，補益精髓。三藥共為本方佐藥組。川芎行氣活血，又秉升散之性，能上行頭目，祛風止痛，為本方使藥。

功效：補肝腎，抗增生，活血化瘀，防癌。

主治：腦垂體瘤及顱內其他良性病變。

用法：水煎劑，每日一劑，分三次服用。

歌訣：

抗增榮腦紫河丹，黃藥鬱金芍龍眼。

川芎遠志配菖蒲，熟地桑椹補先天。

361號方　抗膠瘤方

組成：莪朮十五克、海藻三十克，夏枯草十克、天葵十克、法半夏十克、茯苓十克、瓜蔞仁十克、砂仁十克、陳皮十克、甘草六克。

方解：莪朮為薑科多年生草本植物莪朮〔Curcuma zedoaria (Berg.) Rosc.〕、鬱金 (C. aromatica Salisb.) 或廣西莪朮 (C. Kwangsiensis S. Lee et C. F. Liang) 的根莖。又名蓬莪朮、蒁藥、薑七、廣朮、黑心薑等。根莖含揮發油1-1.5%。油中主要成份為倍半萜烯類。從根莖分得的倍半萜有蓬莪朮環氧酮 (Zederone)、蓬莪朮酮 (Curzerene, Isofuranogermacrene)、蓬莪朮環二烯 (Furanodiene)、蓬莪朮烯 (Curzerene, Isofuranogermacrene)、薑黃二酮 (Curdione)、薑黃素 (Curcumin) 等。還含脂肪、豆甾醇、三萜酸、樹脂、黏液質、黃酮甙、澱粉。性味辛、苦，溫。入肝、脾經。功效行氣破血，消積止痛。《醫家心法》：「凡行氣活血，消積散結，皆用之。」藥理實驗：100%的溫莪朮注射液給實驗性患肉瘤小鼠腹腔注射0.3ml，抑制率達52%以上；其揮發油局部注射，可使腫瘤組織壞死，相繼脫落，且對腫瘤旁邊的正常組織無明顯影響；本品口服對小鼠艾氏腹水癌無效，而對S_{180}有抑制效果；用總細胞容積法腹腔注射，其熱水提取物對小鼠S_{180}有抑制效果，抑制率達80%。對其乙醇提取後的殘渣再用熱水提取之物，抑制率仍達77.1%。表明該活性部分不溶於醇，也不被醇液所破壞，推測可能為多糖，有機酸、氨基酸或多肽類成份；本品尚能提升淋巴細胞數量，增強機體免疫功能；從莪朮中提取到的β－欖香烯能顯著延長艾氏腹水癌和腹水型ARS小鼠的生存時間。在治療劑量下不使外周白細胞的骨髓有核細胞數降低，即對造血功能無明顯抑制；體外培養對肝癌細胞有較強的殺傷作用；其揮發油在試管內對金黃色葡萄球菌、β－溶血性鏈球菌、大腸桿菌、傷寒桿菌、霍亂弧菌等均有抑制作用。海藻為馬尾藻科植物海蒿子（大葉海藻）[Sargassum Pallidum (Turn.) C Ag.] 和羊栖菜（小葉海藻）[S. fusiforme (Harv.) Setch.] 的全草。又名玉海草、藻茶、鹿尾菜、海帶花等。成份有藻膠酸、粗蛋白、甘露醇、鉀、碘、馬尾藻多糖和多肽等。性味鹹、寒。入肝、胃、腎經。軟堅消痰，利水泄熱為其功效。《本經》：「主癭瘤氣，頸下核，破散結氣，癰腫，癥瘕堅氣……。」藥理實驗：海蒿子的粗提物對U_{14}、S_{180}、L_1（淋巴一號腹水型）的動物移植腫瘤有一定的抑制作用；同屬植物褐藻(Sargassum Kjellanianum) 熱水提取物的非透析部分對小鼠皮下移植的S_{180}抑制率高達93.7%（腹腔給藥），經分析證明主要成份為多糖，其碳水化合物總含量近60%；藻膠酸有抗血液凝固作用；海藻、昆布流浸膏對血吸蟲和某些致病性真菌有抑制作用。海藻與莪朮同用，共呈化痰散結之效，故為本方君藥。夏枯草苦、辛、寒。能泄肝熱，清頭目，清熱散結。《本經》：「主寒熱、瘰癧、鼠瘻、頭瘡、散癭結氣。」天葵苦、辛、寒。功效消腫，解毒，利水。法半夏辛、溫。具燥濕化痰、消痞散結之功。三藥合為本方臣藥組。茯苓健脾安神，利水滲濕；陳皮理氣調中；砂仁溫中和胃；瓜蔞仁潤腸通便；四藥合用，蒸清利濁，使機體毒邪自二便排出，故為本方佐藥組。甘草為使藥以緩和諸藥藥性。

功效：破血散結，化痰軟堅，防癌。

主治：腦膠質細胞瘤，其他顱內良性腫瘤。

用法：水煎劑，每日一劑，分三次服用。

歌訣：

莪朮海藻破癥瘕，枯草天葵與半夏。
陳皮砂仁瓜蔞仁，甘草為使療效佳。

362號方　清熱防瘤湯

組成：白花蛇舌草六十克、半枝蓮三十克、野葡萄根三十克、沙氏鹿茸草十五克、蚤休十五克、僵蠶十克，夏枯草十五克、地龍十克、蟬蛻十克、海藻十五克、牡蠣十五克、丹參十克。

方解：白花蛇舌草為茜草科一年生草本植物白花蛇舌草［Oldenlandia diffusa (wilid.) Roxb.］的帶根全草。又名二葉葎、蛇舌癀、目目生珠草、節節結蕊草等。全草中分出三十一烷、豆甾醇、熊果酸、齊墩果酸、β-谷甾醇，β-谷甾醇-D-葡萄糖甙、對香豆酸等。性味苦、甘、寒。人心、肝、脾經。功效清熱利濕，解毒消癰。《泉州本草》：「清熱散瘀，消癰解毒。治癰疽瘡瘍，瘰癧。」藥理實驗：體外用美藍試管法試驗，相當於生藥6g/ml時，對急性淋巴細胞型、粒細胞型、單核細胞型以及慢性粒細胞型的白血病細胞有較強的抑制作用；用瓦氏呼吸器測定，本品對急性淋巴細胞性，粒細胞性白血病細胞有較強的抑制作用；用美藍試管法以0.5–1g生藥／ml對吉田肉瘤和艾氏腹水癌有抑制效果；水煎液對U_{14}、S_{180}、L_1腹水型，初試表明有不同程度的抑制作用；本品具有刺激網狀內皮系統增生，促進抗體形成，增強白細胞的呑噬力的功能；本品體外對金黃色葡萄球菌和痢疾桿菌有微弱的抑制作用。半枝蓮微苦性涼，能清熱解毒，活血祛瘀，經藥理實驗和臨床應用觀察均證實其有較好的抗腫瘤活性的作用（詳見352號方）。野葡萄根為葡萄科蛇葡萄屬植物蛇葡萄［Ampelopsis brevipedunculata (Maxim.) Trautv.］的根皮。又名蛇葡萄、見毒消、蛇白蘞等。含有黃酮類、酚類、氨基酸及糖類。性味甘、平。具有清熱解毒，活血散瘀，祛風除濕之功效。動物實驗表明本品對S_{180}有抑制作用；亦能顯著地引起家兔靜脈收縮，而有止血作用；本品對金黃色葡萄球菌有強烈的殺滅作用。故本方選上述三藥共為君藥組。沙氏鹿茸草和夏枯草均苦寒之品，沙氏鹿茸草不僅能涼血止血，而且還有解毒止痛之功。夏枯草泄肝火，清頭目，散鬱結，降血壓。蚤休能消諸瘡，無名腫毒，利小便，息風定驚。僵蠶解毒散結，祛風止痛，息風止痙。地龍清熱息風，平喘利尿，通絡，抗過敏，抗增生，蟬蛻亦具息風止痙之功，並能疏散風熱。六藥共為本方臣藥組。海藻、牡蠣鹹寒軟堅，化痰散結為佐藥。丹參活血祛瘀，養血安神為使藥。

功效：清熱解毒，化痰軟堅，抗腫瘤。

主治：腦乾膠質細胞瘤、其他顱內良性腫瘤。

用法：水煎劑，每日一劑，分三次服用。

歌訣：

白花蛇草半枝蓮，野葡萁草蚤休鷺。
地龍蟬蛻夏枯草，海藻牡蠣紫參丹。

363號方　顱內動脈瘤方

組成：仙鶴草三十克、訶子二十克、五倍子十克、夏枯草十克、牛夕十五克、黃芪二十克、生地二十克、枳殼十克、桔梗十克。

方解：仙鶴草係薔薇科植物龍芽草的全草。含仙鶴草素、鞣質、甾醇、有機酸等。性味苦辛、平。入肺、肝、脾經。具有收斂止血，解毒散瘀功效。仙鶴草作為藥用，近代多作止血藥，實際上中國古代認為本品具有多種功用，除具止血作用外，並略有補益之性。又經現代藥理實驗和臨床應用觀察，証實本品還具良好的抗腫瘤活性作用（參見356號方）。故被選為本方之君藥。牛夕有懷牛夕和川牛夕之分。懷牛夕為莧科多年生草本植物牛夕 (Achyranthes bidentata Blume) 的根；川牛夕包括莧科多年生草本植物頭序杯莧（麻中夕）[Cyathula Capitata (Wall.) Moq.]、及川牛夕（甜牛夕）(C. officinalis Kuan) 的根。懷牛夕主產於河南、河北。山西、山東、遼寧也引種。麻牛夕主產於四川，故稱川牛夕，而雲南、貴州亦產。又名百倍、雞膠骨。根含三萜皂甙，水解後生成齊墩果酸 (oleanolic acid)，並含多量鉀鹽、蛻皮甾酮 (Ecdysterone) 和因鬧考甾酮 (Inokosterone)。性味苦、酸、平。入肝、腎經。功效為散瘀血，消癰腫，補肝腎，強筋骨，引血下行。《綱目》：「牛夕生用則能去惡血，其治癥瘕，心腹諸痛，癰腫惡瘡，金瘡……，非取其去惡血之功歟。」《本草疏經》：「走而能補，性善下行。」藥理實驗表明牛夕有降血壓作用和利尿作用，其水煎劑尚有一定的止痛作用。訶子和五倍子均能收斂止血，下氣消腫，收澀固精。夏枯草解毒散結，降血壓。以上四藥共為本方臣藥組。黃芪補氣補血，利水退腫，升舉清陽之氣。生用清熱涼血，祛瘀止血。枳壳行氣寬中，消痞除脹。三藥共為本方佐藥組。桔梗開宣肺氣為使藥。

功效：活血，止血，行血，抗瘤。

主治：顱內動脈瘤、其他顱內出血性病變。

用法：水煎劑，每日一劑，分三次服用。

歌訣：

仙鶴草治動脈瘤，枳殼桔梗枯草頭。
黃芪牛夕乾生地，五倍訶子善斂收。

364號方　補中益氣抗變方

組成： 黃芪三十克、人參十五克、白朮十克、陳皮十克、柴胡十克、升麻十克、當歸十五克、甘草十克、七葉一枝花三十克、海藻三十克、地龍二十克。

方解： 本方由補中益氣湯加味組成。方中黃芪為豆科多年生草本植物黃芪Astragalus membranaceus (Fisch.) Bge.和內蒙黃芪 (A. mongholicus Bge.) 的根。又名黃耆、王孫等。黃耆含蔗糖、葡萄糖醛酸、黏液質、數種氨基酸、苦味素，胆碱 (choline)、甜菜碱 (Betaine)、葉酸、熊竹素 (Kumatakenin) 等。性味甘，微溫。入脾、肺經。具補氣升陽，益衛固表，托毒生肌，利水退腫功效。《珍珠囊》：「黃芪甘溫純陽，其用有五：補諸虛不足，一也；益元氣，二也；壯脾胃，三也；去肌熱，四也；排膿止痛，活血生肌，內托陰疽，為瘡家聖藥，五也。」藥理實驗：黃芪多糖（APS）有廣泛的生物活性，體內試驗有抗癌作用，但體外試驗並不能直接殺死癌細胞，說明APS是通過增強免疫功能而起作用的；黃芪煎劑已證明可以誘導體內抗癌因子干擾素的產生，是一味良好的干擾素誘生劑；黃芪水煎劑口飼給小鼠，25g/kg，五天，有明顯地促進吞噬細胞吞噬SRBC的功能；體外用豆芽法試驗，黃芪有抑制腫瘤作用；體內試驗，黃芪熱水浸出物對S_{180}抑制率為41.7%，而其醇溶物無效；黃芪煎劑對大鼠和麻醉犬有利尿作用和降壓作用；黃芪煎劑每日灌服小鼠，三周後可明顯延長小鼠的游泳時間和增加體重，說明黃芪有強壯作用。人參為五加科多年生草本植物人參（Panax ginseng C.A.Mey.）的根。野生者名野山參，人工培植者稱圓參。又名白參、紅參、吉林參、別直參等。含人參皂甙Ⅰ－Ⅵ（Panaxo Sides）、人參醇（Panaxynol, $C_{17}H_{26}O$）、人參倍半萜烯（Panacene, $C_{15}H_{34}$）、人參酸、植物甾醇、胆碱、各氨基酸和肽類、葡萄糖、果糖、人參三糖（Panose A,B,C,D），以及果膠、維生素B1、B2、烟酸等。性味甘、微苦、微溫。入肺、脾經。具大補元氣，補脾益肺，生津止渴，安神益智功效。《本經》：「主補五臟，安精神，止驚悸，除邪氣，明目，開心益智。」藥理實驗：人參總甙及多糖部分對小鼠艾氏腹水癌有一定的抑制作用；人參的甾體化合物對S_{180}、腺癌－755有抑制作用；人參水浸物體外試驗對JTC-26抑制率在90%以上，而對正常細胞沒有抑制作用；人參與黃芪、靈芝等製成複方，對癌細胞抑制率高於單味人參；對患白血病的豚鼠注射高麗參提取物，有效治愈率達99.9%以上，存活時間為對照組的兩倍；最近從人參中得到一個稱為蛋白質合成促進因子（Pro Sti Sol）的物質，具有促進核糖核酸、蛋白質、脂質生物合成的作用，能提高機體的免疫力；高麗參乙醚提取物對S_{180}、腺癌－755均有抑制作用；人參注射液能增強大鼠或小鼠組織呼吸，提高能量代謝，擴張血管，具「適應原」一樣作用，能增強機體對各種有害刺激的防禦能力；另外，人參還具鎮靜和抗疲勞作用。白朮苦、甘、溫。入脾、胃經。補氣健脾，燥濕利水。陳皮理氣調中。柴胡、升麻升藤清陽之氣。當歸補血活血。甘草和中焦而清虛熱。諸藥合用，補中益氣，扶正驅邪，共為本方君藥組。七葉一枝花清熱解毒，息風定驚為本方臣藥。海藻鹹寒軟堅、消痰利水為本方佐藥。地龍清熱利尿，通利經絡為使藥。

功效：補氣健脾，豁痰通絡，防癌。

主治：顱內動脈瘤，其他顱內良性病變。

用法：水煎劑，每日一劑，分三次服用。

歌訣：

參芪朮草保元湯，陳皮升柴地龍當，
海藻七葉一枝花，補中益氣抗變方。

365號方　細辛散腫湯

組成：細辛六克、野菊花三十克、澤蘭十二克、海藻十二克、白芷十二克、川芎十二克、當歸尾十二克、瓜蔞三十克、芥穗十二克。

方解：細辛為馬兜鈴科多年生草本植物北細辛 [Asarum heterotropoides Fr. Schmidt var. mandshuricum (Maxim.) Kitag.] 或華細辛 (A. sieboldii miq.) 的全草。又名小辛、細草、山人參、金盆草等。含揮發油，揮發油的主要成份是甲基丁香油酚 (Methy Leugenol)、黃樟醚 (Safrole)、β-蒎烯 (β-pinene)、優葛縷酮 (Eucarvone)、酚性物質等。性味辛、溫。入肺、腎經。具祛風、散寒止痛、溫肺化飲、宣通鼻竅功效。《本草正義》：「細辛，芳香最烈，故善開結氣，宣泄鬱滯，而能上達巔頂，通利耳目，旁達百骸，無微不至，內之宣絡脈而疏通百節，外之行孔竅而直透肌膚。」藥理實驗表明細辛揮發油有解熱、鎮痛作用；細辛醇浸液對麻醉犬有降血壓作用；細辛體外試驗可抑制溶血性鏈球菌、傷寒桿菌、痢疾桿菌等細菌的生長。本方以細辛為君藥。野菊花為菊科多年生草本植物菊Chrysanthemum morifolium Rumat.的同屬近緣植物野菊(C. indicum L.)等的頭狀花序。又名苦薏。含揮發油、蒙花甙(Linarin)、木犀草素(Luteolin)的甙、矢車菊甙(Chrysanthemin)、菊黃質(Chrysanthemaxanthin)、多糖、香豆精類、野菊花內脂(Yejuhua lactone)。揮發油中主要為莰烯(Camphene)、樟腦(Camphor)、葛縷酮(Carvone)等。性味苦、辛、微寒。入肺、肝經。具疏風清熱、消腫解毒功效。《上海常用中草藥》：「治高血壓。」藥理實驗：野菊花熱水提取物體外試驗對JTC-26抑制率達90%以上；以噬菌體法檢測，野菊花有抗噬菌體作用，提示有抗腫瘤活性的作用；野菊花注射液對麻醉大鼠有明顯降壓作用；野菊花煎劑對孤兒病毒(ECHO₁₁)感染後的細胞病變有延緩作用，對金黃色葡萄球菌、白喉桿菌及痢疾桿菌等有抑制作用。澤蘭為唇形科多年生草本植物地瓜兒苗(Lycopus lucidus Turcz.)或毛葉地瓜兒苗(Lycopus lucidus Turcz. Var. hirtus Regel.)的全草。又名虎蘭、地瓜兒苗、甘露秧、草澤蘭等。全草含揮發油、葡萄糖甙、鞣質、樹脂，還含黃酮甙、酚類、氨基酸、有機酸、皂甙、澤蘭糖

(Lycopose)、棉子糖(Raffinose)、水蘇糖等。性味苦、辛、微溫。入肝、脾經。具有活血祛瘀、行水消腫、通經散結之功效。《雷公炮炙論》：「能破血，通久積。」藥理實驗：地瓜兒苗對人鼻咽癌細胞及大鼠WK_{256}有抑制作用；從台灣澤蘭中提取的澤蘭內脂對人鼻咽癌或人上皮癌有細胞毒作用；澤蘭內酯屬於半倍萜類，對Hela細胞有抑制效果；地瓜兒苗全草製劑有強心作用。白芷辛、溫，清熱解毒，芳香上達，祛風燥濕，消腫排膿，散寒止痛。海藻鹹寒軟堅，燥濕化痰。上藥共為本方臣藥組。當歸補血活血，散瘀止痛，方用當歸尾以加強破血功效。川芎行氣活血、祛風止痛。瓜蔞通絡利氣。三藥共為本方佐藥組。芥穗辛溫，宣通疏散、祛風解表為使藥。

功效：通絡散腫，解毒防癌。

主治：顱內蛛網膜囊腫。

用法：水煎劑，每日一劑，分三次服用。

歌訣：

細辛散腫配菊花，白芷川芎糖蔞瓜。
海藻澤蘭當歸尾，芥穗為使效力佳。

二十二 鼻咽黏膜增生病驗方選

㈠發病概況：

鼻咽癌是中國南方多發的惡性腫瘤之一，有資料表明，在分析鼻咽癌高發區正常人群四十三萬六千七百八十六人鼻咽腔檢查的結果時，發現有鼻咽腺樣體增殖，增生性結節和鼻咽黏膜重度炎症三種鼻咽黏膜增生性病變。對上述三百零七個病例取活檢並隨診三年以上，發現這些鼻咽黏膜病變患者鏡下有三種情況：單純性增生或異型性增生或化生。並發現其中五例(1.6%)發生了癌變，發生癌變者全部皆為異型增生的病例。此外，還對一千六百五十例鼻咽黏膜增生性病變者進行鼻咽腔細胞學檢查發現三例有癌細胞，並經病理活檢證實為鼻咽癌(0.2%)。

在廣東中山縣二十四萬二千七百五十七例正常人鼻咽腔檢查中，發現有鼻咽黏膜增生者五百五十五例（228.6/10萬人口），其中有三十三例經病理活檢證實為癌，且臨床分期都屬Ⅰ期的早期病例。

實驗材料證明：三種鼻咽黏膜病變患者的血清EB病毒抗體的幾何平均滴度比正常

人高出很多。鼻咽癌、鼻咽黏膜增生性病變和正常人的血清內EBNA抗體和VCA-IgA抗體的檢測說明，鼻咽癌患者EBNA抗體和VcA-IgA抗體水平高於鼻咽黏膜增生病變患者，而鼻咽黏膜增生病變患者又明顯高於正常人。

以上事實提示，EB病毒血清學檢查陽性病人的定期隨診，可以作為鼻咽癌病人臨床前期的前瞻性觀察。鼻咽黏膜增生性病變，很可能是鼻咽癌的癌前病變。因此，積極治療鼻咽黏膜增生性病變和預防EB病毒的感染，對防止鼻咽癌的發生將具有重要意義。

㈡檢查與診斷：

鼻咽黏膜增生病變患者常出現鼻塞、聲重、流膿血涕、頭昏、頭痛、頭脹、耳鳴、鼻咽部不適、分泌物多或帶血絲等症狀。實驗室檢查，本病變EB病毒抗體滴度增高；多層抗體免疫螢光法檢測EBNA抗體水平高於正常人；免疫酶法檢測VcA-IgA抗體水平高於正常人。鼻咽鏡檢查可見局部黏膜粗糙，表面高低不平，多數濾泡增殖為零點二至零點三厘米大小的結節，呈紫紅色。若腺樣體增殖，鼻咽前頂中央形成縱嵴狀隆起，表面光滑，伴感染時，在嵴狀隆起面的凹陷內形成肉芽腫樣結節。腺體表面增生的結節為單發或多發。可做脫落細胞學檢查或取病理活檢明確診斷。

㈢治療：

西醫治療本病變以抗菌消炎，抗增生，手術切除增生組織以及雷射、冷凍等療法。中醫認為肺主氣，司呼吸，主宣發肅降，通調水道，開竅於鼻。若肺氣不和，宣發肅降失調，津液壅塞停結；肝鬱犯肺，氣血凝滯，結於鼻咽；脾肺有熱，灼液成痰；風熱毒邪，堵塞肺絡等而致鼻咽發病。治以清肺化痰，健脾除濕，活血化瘀，溫通經絡，消腫散結等法則，方選：

366號方　抗增逍遙湯

組成： 赤芍十克、當歸十克、柴胡十二克、薄荷十克、甘草十克、黃芩十克、黃連六克、黃柏六克、川芎十克、生地二十克、白芷十克、桔梗十克。

方解： 赤芍為毛茛科多年生草本植物毛果赤芍（川赤芍）Paeonia Veitchii Lynch.和卵葉芍藥P. obovata Maxim或芍藥P. lactiflora pall. 的根。又名木芍藥、紅芍藥、臭牡丹根等。主含芍藥甙（Paeoniflorin）。性味苦、微寒。入肝經。具清熱涼血，祛瘀止痛、消腫之功效。《別錄》：「通順血脈、緩中、散惡血、逐賊血、去水氣、利膀胱大小腸、消癰腫、時行寒熱、中惡腹痛、腰痛。」藥理實驗：70%的乙醇提取物對S_{180}實體瘤有明顯的抑制作用；給於本品後，測定小鼠網狀內皮系統功能，發現可使吞噬指數升高；目前已知癌細胞或變性細胞內CAMP水平普遍低下，用赤芍提取物之後，可使S_{180}腹水型細胞內的CAMP升高60%；芍藥甙具有良好的解痙止痛、鎮靜作用和抗炎抗潰瘍的作用；芍藥煎劑在試管內對志賀氏痢疾杆菌、葡萄球菌有較強的抑制作用，其酊劑能抑制綠膿杆菌；1:40的煎劑在試管內對京科68-1病毒和疱疹病毒有抑制作用；芍藥甙對小鼠正常體溫有降低作用。當歸辛溫無毒，能補血活血和祛瘀止痛，經藥理實驗證明當歸煎劑在試管內對多種細菌如痢疾桿菌、溶血性鏈球菌等有抗菌作用；當歸能增加組織耗氧量，提高組織代謝；經抗癌藥理實驗還發現當歸對S_{180}，U_{14}等都有明顯抑制作用。

柴胡為傘形科多年生草本植物柴胡（北柴胡）Bupleurum Chinense DC.和狹葉柴胡（南柴胡）B. Scorzonerifolfium Willd.的根或全草。又名地熏、茈胡、山菜、茹草等。含揮發油、柴胡醇(Bupleurumol)、油酸(Oleic acid)、亞麻酸、棕櫚酸(Palmitic acid)、硬脂酸(Stearic acid)、二十四酸(Lignoceric acid)、葡萄糖、皂甙、β－菠菜甾醇、$\triangle^{7}$－豆甾醇($\triangle^{7}$－ Stigmasterol)、$\triangle^{22}$－ 豆甾烯醇、豆甾醇(Stigmasterol)、側金花醇(Adonirol)、白芷素(Angelicin)、芸香甙(Rutin)等。性味苦、辛、微寒。入心包、肝、胆、三焦經。具和解表裏、疏肝解鬱、升舉陽氣、退熱之功效。《藥性論》：「主時疾內外熱不解。」藥理實驗：「柴胡甙對小鼠有肯定的降低正常體溫和鎮靜作用；柴胡有抗滲出作用和抑制肉芽腫生長的作用；柴胡注射液對流行性感冒病毒有強烈的抑制作用。薄荷辛涼，疏散風熱，清利頭目，利咽透疹，解毒辟穢。實驗表明薄荷中的薄荷醇能治頭痛、神經痛，並對呼吸道炎症有治療作用。甘草甘平無毒，能和中緩急、潤肺化痰、瀉火解毒、調和諸藥。實驗表明甘草能抗炎和抗變態反應，能有效地抑制皮下肉芽腫炎症的滲出及增生，其抗炎強度近於考的松，甘草提取物或甘草浸膏對犬組織胺實驗性潰瘍有明顯的抑制作用。以上五藥合用，共呈活血散瘀、解毒消腫、推陳致新之效。綜上所述，逍遙散中主要藥物具有調整機體、抗炎、防癌、抗細胞異常增生等作用，故為本方君藥組。黃芩清瀉上焦之火，黃連瀉中焦毒熱，黃柏瀉下焦濕熱。三黃合用，三焦邪熱得清，達上病下治之效，故為本方臣藥組。川芎香辛行散，溫通血脈。生地清血分瘀熱，二藥合用，行氣祛瘀，為本方佐藥。白芷芳香止痛，桔梗辛散苦泄，開宣肺氣，二藥共為本方使藥。

功效：活血散瘀，解毒消腫，抗炎抗增生。

主治：毒熱型重度鼻咽黏膜增生病變、慢性副鼻竇炎、慢性肥厚型鼻炎等。

用法：水煎劑，每日一劑，分三次服用。

歌訣：

抗增逍遙去白朮，加入三黃茯苓除。

薄荷草地芷桔梗，黏膜增生首選服。

367號方 辛夷花飲

組成：辛夷花十克、蒼耳子十五克、蒿本十克、蔓荊子十克、荊芥十克、白芷十克、雞冠花十克、赤芍十五克、細辛三克。

方解：辛夷花為木蘭科落葉灌木植物辛夷Magnolia liliflora Desr.或落葉喬木玉蘭Magnolia denudata Desr.的花蕾。又名辛矧、侯桃、房木、迎春、木筆花等。主要成份為揮發油，其中有檸檬醛、丁香油酚、1.8——桉葉素。另外從望春花花蕾中提出一種生物碱結晶($C_{17}H_{19}O_3N$，熔點208°C)等。性味辛、溫。入肺、胃經。具有祛風通竅之功效。《別錄》：「溫中解肌，利九竅，通鼻塞、涕出，治面腫引齒痛，眩冒身幾幾如在車船之上者。」藥理實驗：辛夷花煎劑有抗淋巴球性脈絡叢腦膜炎病毒的作用；且在體內、體外其抗病毒效果均較明顯；15-30%的辛夷花煎劑對多種致病性真菌有抑制作用。蒼耳子辛溫；有毒。入肺、肝經。具有散風止痛，祛濕殺蟲之功效。《本草正》：「治鼻淵。」藥理實驗表明蒼耳子的熱水浸出物對腹水型S_{180}有較強的抑制作用；蒼耳子的有效成份蒼耳子多糖能夠延長移植艾氏腹水癌小鼠的壽命；蒼耳子煎液在體外對金黃色葡萄球菌和某些致病性真菌有抑制作用。蒿本辛、溫；無毒。能散風寒濕邪。以上三藥均為辛溫之品，相互伍用以加強其袪風散寒、除濕消腫之功，共為本方君藥組。蔓荊子疏散風熱，清利頭目。荊芥袪風解表。白芷袪風燥濕，消腫排膿。三藥共用，以加強其君藥解表除濕散結之功，為本方臣藥組。雞冠花甘涼，能涼血止血。赤芍微寒，可清熱涼血，又可袪瘀消腫。二藥合用，不僅可清血分鬱熱，而且能佐君臣之辛溫，故為本方佐藥。細辛芳香走竄，宣通鼻竅為使藥。

功效：袪風燥濕，活血袪瘀，抗增生。

主治：鼻咽黏膜增生性病變、慢性肥厚型鼻炎等。

用法：水煎劑，每日一劑，分三次內服。

注意事項：陰虛火旺者忌用。

歌訣：

辛夷蒼耳抗增生，白芷蒿本配蔓荊。

赤芍荊芥雞冠花，通竅引經選細辛。

368號方　鮮藿香煎

組成：藿香二十克、蒼耳子十二克、青木香十二克、鵝不食草十二克、魚腦石三十克、辛夷六克。

方解：藿香為唇形科多年生草木植物廣藿香Pogostemon cablin (Blanco) Benth. 或藿香Agastache rugosa (Fish. et mey.) O. ktze. 的地上部份。又名土藿香。主要含揮發油。廣藿香油中主要成份為廣藿香醇(Patchouli alcohol)、苯甲醛、丁香油酚(Eugenol)、桂皮醛(Cinnamic aldehyde)等。藿香的油中主要含甲基胡椒酚(Methylelavicol)、茴香醚(Anethole)、茴香醛(Anisaldehyde)、β-蒎烯等。性味辛、微溫。入脾、胃、肺經。具有快氣和中，辟穢祛濕功效。《湯液本草》：「溫中快氣。肺虛有寒、上焦壅熱、飲酒口臭、煎湯漱。」藥理實驗證明，藿香具有抗多種致病性真菌和抗螺旋體的作用。蒼耳子辛散有毒，不僅能散風祛濕、解毒殺蟲，而且能使清陽之氣上行於巔頂，與藿香共為本方君藥。青木香辛溫，行氣止痛、調中和胃，為三焦氣分之藥，能升降諸氣，故為本方臣藥。鵝不食草辛溫無毒、祛風散寒勝濕，通利鼻竅，實驗表明有抗癌作用。魚腦石鹹平，可化石、解毒通竅，二藥合為本方佐藥。辛夷能上行於頭面而善通鼻竅為本方使藥。

功效：祛濕通竅，解毒抗增生，抗敏。

主治：鼻咽腺樣體增殖、增生性結節、鼻息肉等。

用法：水煎劑，每日一劑，分三次服用。

歌訣：

過敏鼻炎藿香鮮，魚腦石骨蒼耳煎。
青木香溫配辛夷，鵝不食草祛風寒。

369號方　斂肺湯

組成：烏梅十五克、訶子肉十五克、乾地龍十克、豨薟草十克、黃芪二十克、柴胡十克、防風十克、蜂蜜二十克（和服）。

方解：烏梅為薔薇科落葉喬木植物梅樹Prunus mume (sieb.) Sieb. et Zucc的未成熟果實（青梅）的加工熏製品。又名梅實、熏梅、桔梅肉、春梅等。含檸檬酸19%、蘋果酸15%、琥珀酸、碳水化合物、谷甾醇、蠟樣物質及齊墩果酸樣物質。性味酸、平。入肝、脾、肺、大腸經。功效斂肺生津。《本草求真》：「烏梅，酸澀而溫，似有類於木瓜，但此入肺則收，入腸則澀，入筋與骨則軟，入蟲則伏，入於死肌、惡肉、惡痣則除，刺入肉中則拔……」藥理實驗：應用腹水癌細胞平板法體外實驗證實，本品有抑制癌細胞活性的作用；用噬菌體法證實烏梅肉有抗腫瘤作用；體內實驗對S_{180}有抑制作用；能增強白細胞或網織細胞吞噬功能，提高機體免疫功能；用豆芽法篩選本品有抑制腫瘤的活性反應作用；熱水提取物對JTC-26抑制率達90%以上；烏梅水煎液對葡萄球菌、肺炎球菌、大腸桿菌等多種細菌有明顯的抗菌作用，並具抗真菌和抗過敏作用。訶子肉為使君子科落葉喬木植物訶子Terminalia Chebula Retz的成熟果實去核而成。又名訶黎勒、訶黎、隨風子等。含大量鞣質（約23.6%-37.36%）、莽草酸、奎寧酸、果糖、氨基酸、番瀉甙等。性味平、苦、酸、澀。入肺、大腸經。具斂肺、下氣、利咽、澀腸功效。《本草圖經》：「治咳嗽咽喉不利，含三數枚。」藥理實驗：體外試驗，其熱水提取物在500ug/ml情況下，對JTC-26抑制率為100%，酒精提取物的抑制率亦是100%；體內試驗，對S_{180}的抑制率，熱水提取物為29.9%，酒精提取物為7.6%；本品尚對小鼠艾氏腹水癌和棱形細胞肉瘤有抑制活性的作用；訶子水煎液對四至五種痢疾桿菌、綠膿桿菌、白喉桿菌、金色葡萄球菌、鏈球菌、肺炎球菌等有抗菌作用。以上二藥合用，斂肺生津、下氣利咽、抗菌防癌，共為本方君藥。乾地龍鹹寒、能清熱息風、通利經絡、療鼻瘜。豨薟草苦寒、清解瘡毒、通經活絡。二藥共為本方臣藥。黃芪補肺氣、托毒生肌、利水退腫、益衛固表。柴胡升舉清陽之氣，宣通氣血。二藥共用，舉清祛濁，共為本方佐藥。防風辛溫發散，潤澤不燥，能發邪從毛竅出，並引經上行，為本方使藥。蜂蜜補中解毒，以治鼻淵，為賦型劑。

功效：斂肺生津，補氣舉陽，抗增生，防癌。

主治：鼻咽增生（肺陰虧虛型）、過敏性鼻炎等。

用法：水煎劑，每日一劑，分三次服用。

歌訣：

烏梅訶子斂肺湯，豨薟黃芪柴胡防，

過敏鼻炎乾地龍，養肺潤燥配蜜糖。

升。

370號方　蒼耳子滴

組成：蒼耳子十五克、冰片粉三克、薄荷霜六克、芝麻油四十克、液狀石蠟一千毫升。

方解：蒼耳子為菊科一年生草本植物蒼耳Xanthium Sibiricum Patr. et widd. 的果實。又名牛虱子、胡寢子、蒼郎種、蒼子等。含蒼耳子甙(Xanthostrumarin) 1.2%、樹脂3.3%，以及脂肪油、生物碱、維生素C和色素等。性味辛、苦、溫。入肺經。具通鼻竅、祛風濕、止痛殺蟲功效。《要藥分劑》：「治鼻淵鼻瘜，斷不可缺，能使清陽之氣上行巔頂也。」藥理實驗：蒼耳根的水或甲醇提取物（糖甙），能延長移植艾氏腹水癌小鼠的壽命；蒼耳子的熱水浸出物對腹水型Si_{180}有很強的抑制作用，抑瘤率為50.2%；蒼耳子的熱水浸出液冷凍乾燥後，體外試驗對JTC-26抑制率為50-70%；蒼耳子煎液在體外對金黃色葡萄球菌有抑制作用，其丙酮或乙醇提取物（主要為糖甙）在體外對紅色毛癬菌有抑制作用。據臨床報導，蒼耳子內服或外用治療變態反應性鼻炎、慢性鼻炎均收到良好效果，故本方選其為君藥。冰片為龍腦香科常綠喬木龍腦香Dryobalanops aromatica Gaertn. f.的樹幹經蒸餾冷卻而得的結晶，稱「龍腦冰片」，亦稱「梅片」。

現在主要用松節油、樟腦等為原料，經化學方法合成，稱「機製冰片」。或由菊科多年生草本植物艾納香（大艾）Blumea balsamifera DC.葉的昇華物經加工劈削而成，稱艾片。主要成份為右旋龍腦(d-Borneol)、葎草烯(Humulene)、石竹烯(Caryophyllene)等。性味辛、苦、涼；無毒。入肺、心、脾經。功效通諸竅、散鬱火、消腫止痛。可療喉痺、治鼻瘜。藥理實驗：冰片熱水溶解後的低溫乾燥品，體外試驗500ug/ml對JTC-26抑制率為50-70%；復方螢光劑（以冰片、紅花等藥組成）體外試驗有抗腫瘤活性的作用；冰片有抑菌防腐作用。臨床用冰片溶於液狀石蠟中，配成2%的透明液體滴鼻治療慢性單純性鼻炎、慢性肥厚性鼻炎及萎縮性鼻炎均收到較好療效，故為本方臣藥。薄荷辛涼，輕揚升浮，清利頭目，為本方佐使藥。芝麻油、石蠟油潤燥解毒，為輔型劑。

功效：解毒抗炎，通竅防癌。

主治：鼻咽黏膜增生病變、過敏性鼻炎、慢性鼻炎等。

製法：將蒼耳子、芝麻油同時放入鍋內浸泡二十四小時。加熱待蒼耳子炸成黑色撈出，再加冰片粉、薄荷霜、液狀石蠟，攪勻。冷後過濾，分裝於眼藥水瓶內備用。

用法：仰頭滴鼻，每次一至二滴，每日一至二次。

歌訣：

蒼耳子滴醫鼻淵，薄荷為霜配冰片。
芝麻香油潤乾燥，抗菌抗增抗鼻炎。

371號方　鵝不食草湯

組成：鵝不食草二十克、黃芩十五克、甘草六克。

方解：鵝不食草為菊科一年生匍匐狀柔軟草本植物石胡荽(Centipeda minima (L.) A. Br, et Aschers.的帶花全草。又名食胡荽、野園荽、滿天星、沙飛草、通天竅等。全草中含多種三萜成份，蒲公英賽醇(Taraxerol)、蒲公英甾醇(Taraxa sterol)、山金車烯二醇(Arnidiol)，尚含豆甾醇、谷甾醇、黃酮類、揮發油、有機酸等。性味辛、溫；無毒。入手太陰經氣分。具祛風散寒，解毒勝濕，去翳，通鼻塞之功效。《四聲本草》：「通鼻氣，利九竅，吐風痰。」《綱目》：「解毒，治痰瘧齁鼾、鼻塞不通、塞鼻瘜自落、又散瘡腫。」藥理實驗：用噬菌體法試驗，本品有抗噬菌體的作用，從而推測其有抗癌活性的作用；用體外螢光顯微鏡法試驗，本品有抑制白細胞的作用，抗白指數為84.8%；本品煎劑在25-30%的馬鈴薯雞蛋固體培養基內，對結核桿菌有抑制作用；其揮發油有某些止咳、祛痰和平喘作用。臨床用鵝不食草煎劑或粉末治療急性、慢性鼻炎、肥厚性鼻炎、變態反應性鼻炎等，可使頭痛鼻塞等症狀消失或明顯減輕。故本方以其為君藥。黃芩苦寒無毒，善清瀉上焦頭目之火，消痰利氣，清咽。藥理實驗表明黃芩有抗癌作用和抗菌消炎，抗變態反應以及解熱鎮靜作用，故為本方臣藥。甘草甘平無毒，解毒瀉火，調和藥性為其功效。本方用以其為佐使藥以緩解鵝不食草降白細胞之副作用和調黃芩之苦寒。

功效：清熱除濕，解毒防癌，通竅抗增生。

主治：鼻咽黏膜增生性病變、鼻息肉、肥厚型鼻炎等。

用法：水煎劑，每日一劑，分三次服用。

歌訣：

鵝不食草療鼻淵，黃芩甘草與之煎。
祛濕通竅消瘜肉，鼻咽頑疾服之安。

372號方　野菊花飲

組成：野菊花十二克、辛夷花十克、白芷十克、柴胡九克、桔梗九克、川芎十克、薄荷六克、細辛三克。

方解：野菊花為菊科多年生草本植物野菊Chrysanthemum indicum L.北野菊C.boreale Mak.或岩香菊C. lavanduldefolium (Fisch.) Mak.的頭狀花序。含野菊花內酯(Yejuhua lactone)、矢車菊甙(Chrysanthemin)、苦味素、γ-側柏酮(γ-Thujone)、以及揮發油、維生素A類物質及維生素B_1等。性味苦辛、涼。入肺、肝經。具疏風清熱、消腫解毒功效。《本草滙言》：「破血疏肝，解疔散毒。」藥理實驗：野菊花熱水提取物體外試驗，對JTC-26抑制率達90%以上；以噬菌體法檢測，有抗噬菌體作用，提示有抗腫瘤活性的作用；在體外，野菊花1:80能延緩孤兒病毒($ECHO_{11}$)感染後的細胞的病變；野菊花煎劑1:320在體外對金黃色葡萄球菌、白喉桿菌及痢疾桿菌有抑制作用。臨床用野菊花單味或複方製劑預防病毒感染，治療呼吸道炎症及癰毒癤腫收到良好效果。辛夷花辛溫，祛風通竅，解肌通鼻塞。藥理實驗表明辛夷花有抗病抗真菌作用（參見367號方）。白芷為傘形科多年生草本植物興安白芷Angelica dahurica Benth.et Hook.或川白芷

A. anomala Lallem.和杭白芷A.taiwaniana Boiss.的根。又名芳香、澤芬、白茝、芷等。全草含揮發油。興安白芷含白當歸素(Byak-angelicin)、白當歸腦(Byak-angelicol)、東莨菪素(Scopoletin)等。川白芷根含白芷靈(Anomalin)、川白芷素(Angenomalin)、佛手柑內酯(Bergaptene)和傘形花內酯等。杭白芷根含異歐芹屬乙素、歐芹屬素乙、珊瑚菜素等六種呋喃香豆精。性味辛、溫。入肺、胃經。具解表燥濕，祛風止痛，消腫排膿功效。《綱目》：「治鼻淵，鼻衄，齒痛，眉棱骨痛……解砒毒，蛇傷，刀箭金瘡。」藥理實驗：川白芷水煎液對大腸桿菌、痢疾桿菌、傷寒桿菌、副傷寒桿菌、綠膿桿菌及變形桿菌、霍亂弧菌等有一定抑制作用；水浸液對奧杜盎氏小芽胞癬菌等致病性真菌也有一定抑制作用。本方以上述三藥共為君藥組。柴胡、桔梗苦辛微寒，升舉陽氣，開宣肺氣，二藥共用以助君藥托毒排膿，消腫散結而為本方臣藥。川芎秉升散之性，能上行於頭目。薄荷辛涼，宣散風熱，清頭目利咽喉。二藥共為本方佐藥。細辛走竄，宣通鼻竅，引經上行為使藥。

功效：清熱解毒，消癰散結，抗增生。

主治：鼻咽黏膜重度炎症、慢性副鼻竇炎等。

用法：水煎劑，每日一劑，分三次服用。

歌訣：

野菊白芷辛夷花，柴胡桔梗薄荷加。
川芎細辛共為飲，治療鼻炎首選它。

373號方　升麻抗增湯

組成：升麻十克、葛根十五克、蒼耳子十克、魚腥草二十克、蒲公英十五克、赤芍十克、生甘草十克、桔梗十克。

方解：升麻為毛莨科多年生草本植物大三葉升麻Cimicifuga heraclei folia kom或興安升麻Cimicifuga dahurica (Turcz.) Maxim和升麻Cimicifuga foetida L.的根莖。又名周麻、周升麻、綠日麻、雞骨升麻等。含升麻碱(Cimicifugine)、水楊酸、鞣質、樹脂、咖啡酸、阿魏酸、生物碱、有機酸、升麻素(Cimitln)等。性味辛、甘，微寒。入肺、脾、胃、大腸經。具升陽發表、透疹解毒功效。其素有「瘡家聖藥」之稱，對於各種腫毒、斑瘡卓有良效。《本經》：「主解百毒，辟溫疾，瘴氣邪氣。」藥理實驗：升麻熱水提取物以500ug/ml，用20ml注入於JTC-26培養基中，腫瘤細胞抑制率高達90%以上，同時對正常細胞只有輕微的抑制反應；升麻水浸液在試管內能抑制結核桿菌和許蘭氏黃癬菌等皮膚真菌的生長；升麻水提取物有鎮靜作用。臨床用升麻配伍其它藥物治療喉、舌疾患及咽喉腫痛收到較好效果。葛根為豆科多年生落葉藤本植物葛[Pueraria Lobata (willd) ohwi]的根。又名乾葛、甘葛、葛麻茹、黃葛根等。含異黃酮成份葛根素(Puerarin)、葛根素木糖甙(Puerarin-Xyloside)、大豆黃酮(Daidzein)、大豆黃酮甙(Daidzin)及 β－谷甾醇(β-Sitosterol)、花生酸(Arachidic acid)，又含多量澱粉等。性味甘、辛，涼。入脾、胃經。升陽透疹，發表解肌、解熱生津為其功效。《綱目》：「散鬱火。」藥理實驗：葛根中提出的黃酮能增加腦及冠狀動脈的血流量；大豆黃酮對小鼠、豚鼠離體腸管有解痙作用；日本產葛根浸液對人工發熱家兔有明顯解熱作用。蒼耳子甘，溫；有毒。能通鼻竅、祛風濕、止痛殺蟲、療鼻瘜。經藥理實驗和臨床應用均已證明蒼耳子具較好的抗癌作用（參見370號方）。以上三藥共為本方君藥組。魚腥草辛，微寒。入肺經。功效清熱解毒、消腫排膿、除濕利尿，經藥理實驗證明魚腥草具抗腫瘤作用。蒲公英苦，寒。清熱解毒，利濕消腫。二藥合為本方臣藥。赤芍去血分鬱熱，活血散瘀。甘草瀉火解毒。二藥共為本方佐藥。桔梗開宣肺氣，又與甘草同行，為舟楫之劑，故為本方使藥。

功效：升陽解表，消腫排膿，抗增生。

主治：鼻咽黏膜增生病變、副鼻竇炎等。

用法：水煎劑，每日一劑，分三次服用。

歌訣：

升麻湯劑抗增生，葛桔赤芍蒲公英。

防癌降火生甘草，伍用蒼耳和魚腥。

374號方　蒼朮飲

組成：蒼朮十克、烏梅十克、五味子十克、白芷十克。

方解：蒼朮為菊科多年生草本植物南蒼朮（茅朮）〔Atractylodes lancea (Thunb.) DC.〕或北蒼朮〔A. chinensis (DC.) koidz.〕的根莖。又名赤朮、馬薊、青朮、仙朮等。南蒼朮根莖含揮發油約5-9%。油的主要成份為蒼朮醇(Atractylol)、茅朮醇

(Hinesol)、β－桉葉醇(β-Eudesmol)等。北蒼朮根莖含揮發油1.5%，其主要成份為蒼朮醇、蒼朮酮(Atractylone)、茅朮醇及桉葉醇等。性味辛、苦，溫。入脾、胃經。具燥濕健脾、解鬱辟穢、祛風濕之功效。朱震亨：「蒼朮治濕，上、中、下皆可用。又能總解諸鬱，痰、火、濕、食、氣、血六鬱，皆因傳化失常，不得升降，病在中焦，故藥必兼升降，將欲升之，必先降之，將欲降之，必先升之，故蒼朮為足陽明經藥，氣味辛烈，強胃健脾，發谷之氣，能徑入諸藥，疏泄陽明之濕，通行斂澀……。」藥理實驗：蒼朮、艾葉烟熏消毒，對結核桿菌、金黃色葡萄球菌、大腸桿菌、枯草桿菌、綠膿桿菌有顯著的滅菌效果，與福爾馬林相似，而優於紫外綫及乳酸的消毒；南蒼朮煎劑十至四十克／公斤給大鼠灌胃，無明顯利尿作用，卻有顯著排鹽（鉀、鈉、氯）作用。故本方選蒼朮為君藥。烏梅酸平，斂肺生津，收澀止血，並具抗癌、抗菌消炎和抗過敏作用（參見369號方）。為本方臣藥。五味子酸溫，上斂肺氣，下滋腎陰，生津固澀，寧心安神。為本方佐藥。白芷芳香止痛，祛風燥濕，引經上行，為治鼻淵要藥，被本方選為使藥。本方四藥配伍，燥濕而不傷津，藥少力專。

功效：燥濕健脾，生津潤肺，抗過敏。

主治：鼻咽黏膜增生病、鼻息肉、副鼻竇炎、過敏性鼻炎等。

用法：水煎劑，每日一劑，分三次服用。

歌訣：

健脾除濕蒼朮飲，烏梅五味斂肺陰。

白芷芳香為使藥，滋陰解毒消病因。

375號方　紫草單方煎

組成：紫草一百克。

方解：紫草為紫草科多年生草本植物紫草 (Lithospermum erythrorhizon.) 和新疆紫草〔Macrotomiaeu Chroma (Royle.) Pauls.〕，藥用其根。又名紫丹、紫英、地血、紅石根等。主要成份為乙酰紫草醌 (Acetylshikonin)、紫草醌 (Shikonin)、紫草烷 (Alkannan)、異丁酰紫草醌 (Isobutyrylshikonin)，β－羥基異戊酰紫草醌 (β－Hydroxyisovalorylshikonin) 等。性味甘，寒。入心、肝經。具涼血活血，清熱解毒，發表透疹之功效。《本經》：「主心腹邪氣，五疸，補中益氣，利九竅，通水道。」藥理實驗：紫草的乙醇提取物經腹腔給藥或以紫草煎劑對小鼠S_{180}抑制率為30%；紫草根對絨毛膜上皮癌及惡性葡萄胎細胞有抑制作用；用美藍試管法初篩，紫草根對急性淋巴細胞性白血病有輕度的抑製作用；紫草製劑可減少小鼠自發性乳癌的發病率；紫草對京科68-1病毒在試管內有抑制作用，對金黃色葡萄球菌、靈桿菌亦能抑制；其乙醚和水提取物均能抑制毛細血管的通透性；紫草醌及乙酰紫草醌有一定的抗炎作用；另外，紫草煎劑對兔有緩和的解熱作用，對白鼠結核有一定的療效。臨床用紫草製劑治療頭、面部腫瘤取得較為滿意的療效，用紫草根煎劑治療鼻咽疾患效果較好，且內服、外用均有明顯的抗炎作用。

功效：清熱解毒，涼血活血，抗炎防癌。

主治：鼻咽黏膜增生病、肥厚型慢性鼻炎、化膿性副鼻竇炎等。

用法：水煎劑，每日一劑，分三次服用。

歌訣：

抑增單方紫草根，內含乙酰紫草醌。
抑制增生抗過敏，清熱涼血抗細菌。

376號方　抑增防癌豆根湯

組成： 山豆根十二克、卷柏十克、半枝蓮二十克、白花蛇舌草二十克、天花粉十五克、麥冬十克。

方解： 山豆根為豆科植物柔枝槐（廣豆根）(Sophora Subprostrata Chun et T. Chen)的根。又名山大豆根、黃結、苦豆根。主要成份為生物鹼、苦參鹼(Matrine)、氧化苦參鹼(Oxymatrine)、臭豆鹼(Anagyrine)和甲基金雀花鹼(Methylcytisine)，各類黃酮成份柔枝槐酮(Sophoranone)、柔枝槐素(Sophoraolin)以及谷甾醇等。性味苦、寒。入肺經。具清熱解毒，止痛散腫，清利咽喉之功效。《圖經本草》：「採根用。今人寸截含之，以解咽喉腫痛極妙。」藥理實驗：動物實驗證明，廣豆根對癌症有類似免疫性作用；山豆根對網狀內皮系統功能有興奮效果；山豆根的水提取物對子宮頸癌有顯著的抑制效果；山豆根成份苦參鹼，氧化苦參鹼對S_{180}，有延緩其小鼠的死亡的作用；用日本山豆根對吉田肉瘤及腹水型肝癌大鼠進行治療和免疫學觀察，實驗治愈率在60%以上，對快死亡的大鼠也有延長生命及抑瘤效果；在治癒的大鼠血清中發現抗腫瘤抗體的存在，此種抗體在傳代大鼠中有遺傳傾向；用美藍試管法證明，（生藥2g/ml）對白血病細胞亦有抑制作用；給小鼠灌服山豆根浸液60g/kg體重／日，共十六至二十一天，對於接種U_{14}有明顯的抑制作用；氧化苦參鹹的化療係數為自力霉素的七點八倍；山豆根對急性淋巴細胞性白血病和急性粒細胞性白血病患者白細胞的脱氫酶有抑制作用。日本山豆根對多種惡性腫瘤有顯著效果，副作用小，安全，不使白細胞減少。另外，山豆根中的紅車軸草根甙能抑制感染植物的真菌，柔枝槐素色烯能預防鼠生潰瘍。卷柏為多年生草本卷柏科植物卷柏〔Selaginella tamariscina (Beauv.) Spring〕的全草。又名豹足、求股、交時、石蓮花、回陽草、石花、還魂草、岩松等。含黃酮、酚性成份、氨基酸、海藻糖等多糖類，少量鞣質。黃酮成份有芹菜素(Apigenin)、穗花杉雙黃酮(Amentoflavone)、扁柏雙黃酮(Hinokiflavone)和異柳杉素(Isocryptomerin)。性味辛，微寒。入足厥陰，少陰血分。生用破血，炒用止血。《日華子本草》：「鎮心，除面皯，頭風，暖水臟。生用破血，炙用止血。」藥理實驗：卷柏全草的熱水提取物對小鼠S_{180}的抑制率為61.2%，乙醇提取物的抑制率為18.6%；體內試驗，對小鼠艾氏腹水癌有一定的抑制作用，並能延長移植腫瘤動物的生命；體外試驗亦有較高的抗癌活性的作用；本品還具良好的止血作用和消炎收斂作用。臨床觀察認為，本品對瘤體較小的癌腫療效最好。與山豆根同用，以加強其解毒消腫，抗增防癌功效，共為本方君藥。半枝蓮辛平，能清熱解毒，活血祛瘀。並具抗腫瘤作用（參見352號方）。白花蛇舌草甘寒，清熱解毒，利濕消癰，並具抗菌消炎和抗腫瘤作用（參見362號方）。二藥合用，以助君藥解毒防癌之功，為本方臣藥。天花粉清肺熱，消癰散腫，滋陰潤肺為佐藥。麥冬養肺陰，潤肺燥，清心除煩為使藥。

功效：清熱解毒，抗炎抑增生，防癌。

主治：鼻咽黏膜增生性病變、過敏性鼻炎、急慢性副鼻竇炎等。

用法：水煎劑，每日一劑，分三次服用。

歌訣：

抑增防癌山豆根，白花蛇草天花粉。
麥冬卷柏半枝蓮，抑制增生抗過敏。

377號方　小瓜蔞湯

組成：瓜蔞三十克、南沙參二十克、野菊花三十克、卷柏十五克、生南星十克、蒼耳子十克。

方解：瓜蔞為葫蘆科多年生草質藤本植物栝樓(Trichosanthes Ririlowil Maxim.)和雙邊栝樓(Trichosanthes Uniflora Hao)的成熟果實。又名栝樓、果裸、王菩、地樓、王白、天瓜、大肚瓜、藥瓜等。含三萜皂甙、有機酸、脂肪油、樹脂、糖類和色素等，性味甘、寒。入肺、胃、大腸經。瓜蔞皮清肺化痰，利氣寬胸；瓜蔞仁潤肺化痰，滑腸通便；全瓜蔞兼其以上功效。《綱目》：「潤肺燥，降火。治咳嗽，滌痰結，利咽喉，消癰腫瘡毒。」藥理實驗：在體外試驗中，瓜蔞煎劑(20%)對腹水癌細胞有致死作用；體內試驗，對肉瘤的作用比對腹水癌細胞的作用強一些；瓜蔞仁對JTC-26細胞抑制率高於90%；在體外，對大腸桿菌、宋內氏痢疾桿菌、變形桿菌等有抑制作用；1:2的瓜蔞水浸液對某些皮膚真菌有不同程度的抑制作用。南沙參為桔梗科沙參屬多年生草本植物輪葉沙參〔Adenophora tetraphylla (Thunb.) Fisch.〕和杏葉沙參(A.axilliflora Borb.)及闊葉沙參〔A.peresriaefolia (Fisch.) G.Don〕的根。又名白沙參、知母、識美、苦心、志取等。含三萜皂甙和澱粉。性味甘，微寒。入肺，胃經。具養陰清肺，祛痰止咳，益胃生津功效。《玉楸藥解》：「清肺氣，生腎水，滌心胸煩熱，涼頭目鬱蒸，治瘰癧斑疹，鼻瘡喉痺胸膈燥潤。」藥理實驗：本品煎劑有祛痰作用；1:2的浸液在試管內對奧杜盎氏小芽胞癬菌、羊毛狀小芽胞癬菌等皮膚真菌有不同程度的抑制作用。本品同瓜蔞合用，清肺化痰，清利咽喉，共為本方君藥。野菊花清上焦風熱，清利頭目，消咽喉腫痛，並具防癌，抗增生作用（參見372號方）。卷柏微寒，清熱涼血，並有防癌作用（參見376號方），與野菊花共為本方臣藥。生南星辛溫有毒，燥濕化痰，消腫散結，為本方佐藥。蒼耳子散風通竅，引經上行為使藥。

功效：潤肺化痰，解毒消炎，防癌。

主治：鼻咽黏膜增生性病變、過敏性鼻炎、慢性鼻炎等。

用法：水煎劑，每日一劑，分三次服用。

歌訣：

小瓜蔞湯主化痰，野菊卷柏治鼻炎；
蒼耳南星抗過敏，南北沙參潤鼻咽。

378號方　貝母化痰湯

組成：浙貝母十五克、半夏十克、連翹十克、黃芩十二克、黨參十克、赤芍二十克、木通十克。

方解：浙貝母為百合科多年生草本植物浙貝母(F.verticillata Willd. Var. thunbergii Bak.)的地下鱗莖。又名土貝母、象貝、浙貝、大貝母等。含浙貝母鹼(Peimine Verticine)、去氫浙貝母鹼(Peiminine)、貝母醇(Propeimine, $C_{24}H_3O_3$)、貝母丁鹼(Peimiphine, $C_{27}H_{45}NO_2$)、貝母芬鹼(Peimiphine, $C_{27}H_{45}NO_3$)等。性味苦，寒。入肺、心經。功效清熱化痰，解毒散結。《本經》：「大治肺癰肺萎，最降疾氣，善開鬱結……解熱毒，療喉痺，瘰癧。」《本經逢源》：「浙產者治疝瘕，喉痺，乳難，金瘡，一切癰瘍。」藥理實驗：浙貝母熱水提取物對JTC-26抑制率為70-90%；浙貝母體外篩選有抗癌活性的作用；浙貝母鹼低濃度時對支氣管平滑肌有顯著的擴張作用。半夏為天南星科多年生草本植物半夏Pinellia ternata (Thunb.) Breit.的塊莖。又名地文、水玉、守田、示姑、天落星等。主要含揮發油、少量脂肪、澱粉、烟鹼、黏液質、天門冬氨酸、谷氨酸等氨基酸、β— 谷甾醇、胆鹼、3.4 — 二羥基苯甲醛等。性味辛，溫；有毒。入肺、脾、胃經。功效燥濕化痰，降逆止嘔，消痞散結。《綱目》：「古方治咽痛喉痺，吐血下血，多用南星、半夏二物。」藥理實驗：半夏對JTC-26體外試驗有微弱的抑制作用；半夏熱水提取物對小鼠腹水型肉瘤抑制率為69%，對U_{14}、S_{180}、肝實體型癌以及

Hela細胞均有抑制作用；其生物碱能緩和咽喉疼痛；另外，半夏能解多種毒如魚毒。能防矽肺，與貝母同用，以加強化痰散結，解毒消癰之功，共為本方君藥。連翹苦寒，善清上焦之熱，解毒透邪，消癰散結，前人稱之為「瘡家聖藥」。藥理實驗表明連翹具有抗菌消炎作用。黃芩苦寒，善消肺熱，燥濕解毒，清熱瀉火，涼血止血。與連翹共為本方臣藥。黨參甘平，善治肺虛，益肺氣，潤肺生津。赤芍苦寒，清熱涼血，降氣行血。二藥合為本方佐藥。木通利九竅，宣通氣血。《本草新編》：「木通，佐使之藥，不可不用，又不可多用。」故為本方使藥。

功效：解毒化痰，抗增生，防癌。

主治：鼻咽黏膜增生性病變、肥大型鼻炎等。

用法：水煎劑，每日一劑，分二次服用。

歌訣：

半夏貝母善化痰，連翹黃芩助軟堅。

扶正益氣用芍黨，木通解毒消鼻炎。

379號方　細辛湯

組成：細辛六克、辛夷十克、蓽茇三克、川烏六克、草烏六克、肉桂三克、良薑三克、柴胡十克。

方解：細辛為馬兜鈴科植物北細辛或華細辛的全草。主要成份有揮發油、細辛酮、龍腦、黃酮甙、糖類、氨基酸等。性味辛、溫。入肺、腎經。功效祛風散寒，宣通鼻竅。《本經逢源》：「主痰結濕火，鼻塞不利。」藥理實驗表明細辛具有抗菌消炎作用（詳見365號方）。辛夷花辛、溫。入肺、胃經。以散風寒，通鼻竅為其主要功效。《本草綱目》：「鼻淵，鼻衄，鼻塞，鼻瘡及痘後鼻瘡，辛夷走氣而入肺，治頭面目鼻之病。」藥理實驗表明辛夷花具抗菌抗病毒作用（詳見367號方）。與細辛共用，以加強溫通行散之功，共為本方君藥。蓽茇辛熱，能溫散寒濕。《本草求真》：「凡一切風寒內積……發於頭面而見齒牙頭痛、鼻淵，俱可用此投治，以其氣味辛溫，則寒自爾見除。」川烏草烏性味辛溫有毒，溫經散寒，散外邪為其本性。藥理實驗表明川烏草烏提取物有抗癌作用和抗菌消炎作用（參見358號方）。二烏同蓽茇共為本方臣藥組。肉桂辛熱，助陽散寒，溫通經脈，鼓舞氣血生長。良薑溫肺化飲，守而不走，古書有「附子

（烏頭）無薑不熱」之句，故肉桂、良薑為本方佐藥。柴胡能舉升清陽之氣，又其性苦涼，可調前述藥物之辛熱，為本方使藥。

功效：溫通散寒，防癌。

主治：虛性鼻咽黏膜增生病變、虛性鼻炎、過敏性鼻炎等。

用法：水煎劑，每日一劑，分早、晚服。

注意事項：本方辛熱，不宜久服。陰虛者忌服。

歌訣：

陽虛鼻閉細辛湯，川烏草烏夷良薑。

柴胡肉桂川蓽茇，溫中散寒第一方。

二十三、甲狀腺良性腫瘤驗方選

㈠發病概況：

甲狀腺良性腫瘤主要包括甲狀腺腺瘤、結節性甲狀腺腫、甲狀腺腺囊腫等疾病。可發生於任何年齡，但甲狀腺腺瘤多見於四十歲以下的青年婦女，而結節性甲狀腺腫則以中老年婦女為多見。根據流行病學研究證實，在五十年代之前，嬰幼兒因胸腺腫大，扁桃體增殖，痤瘡或小的皮膚病、淋巴結核等用射綫治療，在這些接觸過放射綫的人群中，有四分之一發生甲狀腺結節，而其中的四分之一的人伴有分化型甲狀腺癌，惡變大約在接觸射綫十二至十五年以後。據臨床資料統計，甲狀腺腺瘤為甲狀腺常見病，佔甲狀腺疾病的40–70%，其癌變率約為10%，結節性甲狀腺腫約4–7%可以惡變，成年男性甲狀腺單發性結節的惡變率為5–35%。因此，積極治療甲狀腺腺瘤、結節性甲狀腺腫和其他甲狀腺良性病變，對預防甲狀腺癌的發生將具有重要意義。

㈡檢查與診斷：

甲狀腺腺瘤常為單發性，呈圓形或橢圓形，有完整的包膜，生長緩慢，病程長，大部份病人無明顯自覺症狀，腫塊大小不一，呈橡膠樣硬或稍具囊性，表面光滑，邊界清，活動好，可隨吞咽動作上下活動。結節性甲狀腺腫可單發或多發，良性者一般為多發性結節，單個性孤立性結節約4–5%為惡性。本病變實驗室檢查甲狀腺各項功能及抗甲狀腺球蛋白抗體測定均在正常範圍。頸部χ光正側位攝片，同位素掃描、B超、CT及ECT掃描都具有輔助診斷價值。必要時可取活檢或針吸細胞學檢查以確診。

㈢治療：

西醫對本病變的治療主要口服甲狀腺素片或手術切除腫塊。中國醫學認為本病變屬於「癭瘤」範圍，大多是由於內傷七情，肝氣不舒，痰濕瘀壅毒聚而成。治以舒肝解鬱，軟堅消腫，理氣散結，活血祛瘀為大法。方選：

380號方　黃藥子煎

組成：酒炒黃藥子十五克、昆布十克、海藻十二克、煅牡蠣三十克、海浮石二十克、浙貝母十克、夏枯草二十克、青皮六克、陳皮六克。

方解：黃藥子又名黃獨，藥用塊莖。化學成份為黃藥子萜A，黃藥子萜B，黃藥子萜C，皆為呋喃去甲基二萜類化合物，三者皆有苦味。性味苦，寒。入肝、肺經。具散結消癭、清熱解毒、涼血止血功效。《本草綱目》：「涼血降火，消癭解毒。」藥理實驗表明本品具有良好的抗癌作用（參見351號方）。方用酒炒之品以加強其活血功用。為本方君藥。昆布為昆布科植物海帶Laminaria japonica Aresch.和翅藻科植物昆布Ecrlonia Rurome Okam.的葉狀體。又名綸布、海昆布。含藻膠酸(Alginic acid)、昆布素(Laminarin)、甘露醇、無機鹽，粗蛋白、碘、鉀、溴等。性味鹹、寒。入肝、胃、腎經。具消痰軟堅、行水功效。《別錄》：「十二種水腫，癭瘤聚結氣，瘻瘡。」藥理實驗：以各種昆布的熱水提取物，按100mg/kg的體重劑量給皮下移植肉瘤S_{180}的小鼠，連續五次。結果狹葉昆布的抑瘤率為94.8%，長葉昆布為92.3%，海帶為13.6%。經檢驗表明，熱水提取物的主要成份為多糖，由中性糖和酸性糖組成；狹葉昆布透析內液進行預防給藥，如果先給藥後移植瘤細胞，則抑制率為68.6-80.4%，若先移植後給藥，抑制率達92.0%；長葉昆布對同種同系的淋巴細胞白血病1210的小鼠有延長生命的效果，其生命延長率為125%，進一步分離的部分，延長生命率達141%；長葉昆布的分離物對Meth-A瘤、β-16黑色素瘤、S_{180}均有顯著效果，但對路易斯腫瘤、艾氏腹水瘤無效；鵝掌菜可抑制腫瘤生長酶；體外試驗沒有抗癌活性，因而推測是昆布中的多糖體間接地通過宿主而發揮抗癌作用的；昆布可用來糾正由於缺碘所引起的甲狀腺機能不足。臨床用含昆布的煎劑或單味昆布煎劑治療甲狀腺腺瘤、淋巴瘤等收到一定效果。海藻為馬尾藻科植物，含有褐藻酸、甘露醇、多糖及肽類等成份。性味鹹、寒。入肝、胃、腎經。具消痰軟堅、利水消腫功效。《本草經》：「主癭瘤氣，頸下核，破散結氣，癰腫癥瘕堅氣。」藥理實驗表明海藻有抗癌作用（參見361號方）。牡蠣為牡蠣科動物長牡蠣(Ostrea gigas Thunb.) 和大連灣牡蠣 (O. talienwhanensis Crosse) 或近江牡蠣 (O.rivularis Gould) 等的貝殼。又名蠣蛤、古賁、牡蛤、左殼等。生牡蠣含80-90%的碳酸鈣、磷酸鈣及硫酸鈣，並含鎂、鋁、硅及氧化鐵等。煅燒後，碳酸鹽分解，產生氧化鈣等。性味鹹、寒。入肝、腎經。具斂陰潛陽、化痰軟堅、止汗澀精功效。《本草綱目》：「化痰軟堅，清熱除濕……消疝瘕積塊，癭疾結核。」藥理實驗：牡蠣全體經磨碎後，用無菌水提取，分離、離心等操作而製得的粗品，對S_{180}、克雷布斯-2有抑制作用，和蝸牛、烏賊骨的抗腫瘤作用相近似；藥敏試驗，牡蠣殼對腫瘤細胞有抑制作用；牡蠣肉的水提取物作瘤內注射，對A-12、SV-40病毒誘發的田鼠腫瘤有治療作用；牡蠣肉中含有一種鮑靈成份，對一些瘤細胞株和動物腫瘤細胞毒有抑制其生長的作用，鮑靈抗癌原理可能是由於細胞毒性作用，也可能是含有某種酶，破壞了瘤細胞必需的代謝物質；牡蠣能增強免疫作用。臨床用牡蠣單、複方製劑治療甲狀腺瘤均收到一定效果。海浮石鹹、寒。入肺經。有清熱化痰、軟堅散結功能，與昆布、海藻和牡蠣合為本方臣藥組。浙貝母、夏枯草均能清熱散結，近年來，二藥常合海藻、昆布等藥物配伍治療甲狀腺疾患收到一定效果，故為本方佐藥。青皮、陳皮破氣散結，健脾和胃為使藥。

功效：化痰軟堅，解毒散結，防癌。

主治：甲狀腺腺瘤、甲狀腺囊腫等。

用法：水煎劑，每日一劑，分三次服用。

歌訣：

甲狀腺瘤用黃藥，昆布牡蠣合海藻。

再加浙貝海浮石，青皮陳皮夏枯草。

381號方　射乾湯

組成：射乾十五克、海藻三十克、夏枯草十五克、王不留行十二克、七葉一枝花十五克、丹皮九克、艾葉九克、白朮十二克、茯苓十二克、白芥子六克。

方解：射乾為鳶尾科多年生草本植物射乾Belamcanda chinensis (L.) DC.的根莖。又名烏扇、夜乾、金蝴蝶等。根莖含射乾定 (Belamcandin)、鳶尾甙 (Iridin)、鳶尾黃酮甙 (Tectoridin)。性味苦、寒。入肺經。功效降火解毒，散血消痰。《日華子本草》：「消痰，破癥結……消腫毒，鎮肝明目。」藥理實驗：鳶尾黃酮和鳶尾黃酮甙對大鼠因腹腔注射氮芥引起的腹水滲出有抑制作用，在試管中有抗透明質酸酶的作用而呈消炎作用；射乾水煎液有抗真菌和抗病毒的作用。海藻鹹寒，化痰軟堅，利水消腫，並且抗癌功效（詳見361號方）。夏枯草為唇形科多年生植物夏枯草pruneua vulgaris L.的帶花的果穗。又名夕句、白花草、廣谷草、麥夏枯等。含三萜皂甙，其甙元是齊墩果酸 (oleanolic acid)，尚含游離的齊墩果酸、熊果酸 (ursolic acid)、芸香甙 (Rutin)、金絲桃甙 (Hyperoside)、順-咖啡酸 (caffeic acid)、反-咖啡酸、維生素類、樹脂、生物碱等。性味苦、辛、寒。入肝、胆經。具清肝火、散鬱結、降血壓功效。《本草從新》：「治瘰癧，鼠瘻，癭瘤，癥堅，乳癰，乳岩。」藥理實驗：夏枯草水煎濃縮物對JTC-26抑制率為50-70%；夏枯草一般煎劑對S180及艾氏腹水癌的生長有抑制作用；夏枯草有降壓作用和抗菌消炎作用。以上三藥共為本方君藥組。王不留行苦、平。入肝、胃經。通經行血，消腫斂瘡。七葉一枝花苦、寒；清熱解毒。丹皮活血行瘀，通經散癥，清熱涼血，退血分鬱熱。艾葉溫經散寒，止血止痛，與前三藥共為本方臣藥組。白朮、茯苓補氣健脾，燥濕利水為佐藥。白芥子溫經通絡，利氣散結為使藥。

功效：消癭散結，補氣健脾，溫通經脈，防癌。

主治：甲狀腺良性病變。

用法：水煎劑，每日一劑，分三次服用。

歌訣：

消癭散結藻射乾，白芥茯苓朮艾丹。

王不留行夏枯草，七葉一枝花在先。

382號方　莪朮湯

組成：莪朮十八克、三棱十八克、海藻十八克、昆布十八克、生牡蠣三十克、海浮石三十克、海蛤殼三十克、鱉甲九克、穿山甲九克、夏枯草三十克。

方解：莪朮為薑科薑黃屬植物，藥用根莖，其同屬植物溫莪朮亦作莪朮藥用。含揮發油、脂肪、豆甾醇、β－欖香烯、三萜酸、樹脂、黏液質及黃酮甙等。性味辛、苦、溫。入肝、脾經。本品辛散苦泄，溫通行滯，既能破血祛瘀，又能行氣止痛。《品滙精要》：「破積聚。」藥理實驗表明莪朮還具抗癌作用（參見361號方）。三棱為黑三棱科植物黑三棱Sparganium stoloniferum Buch-Ham.的塊莖。又名荊三棱、京三棱、葼草、三棱草、紅蒲根等。小黑三棱含揮發油0.05%。性味苦、平。入肝、脾經。具破血祛瘀，行氣止痛功效。《開寶本草》：「主老癖癥瘕結塊。」藥理實驗：在動物體內篩選，對腫瘤的生長有抑制作用。臨床用含三棱的製劑治療甲狀腺瘤、腹腔腫瘤有效，故本方用以同莪朮共為君藥。海蛤殼鹹、寒。清肺化痰，軟堅散結。《藥性論》：「治水氣浮腫，利小便，治咳嗽上氣，頸下癭瘤。」用以與同具清熱化痰，鹹寒軟堅，利水消腫的海藻、昆布、牡蠣、海浮石共為本方臣藥組。鱉甲滋陰潛陽，軟堅散結。穿山甲行散消腫，通經活絡為本方佐藥。夏枯草清肝火，散鬱結為使藥。

功效：破血行氣，軟堅消癥，防癌。

主治：甲狀腺腺瘤、結節性甲狀腺腫、其他甲狀腺良性腫瘤。

用法：水煎劑，每日一劑，分二次服用。

歌訣：

甲瘤堅硬棱莪朮，海藻牡蠣蛤昆布。

鱉甲浮石夏枯草，山甲破血散瘀毒。

383號方　貓爪三草湯

組成：貓爪草三十克、白花蛇舌草三十克、夏枯草三十克、牡蠣四十克、海藻二十克、昆布二十克、生半夏三十克、生南星十五克、丹參三十五克。

方解：貓爪草為小茛科多年生小草本植物小毛茛Ranunculus ternatus Thunb.的塊根。含氨基酸、有機酸、黃酮甙及糖類。性味甘辛，溫。入肝、肺經。功效解毒散結。

《中國中醫藥大辭典》：「治瘰癧。」《中藥材手冊》：「治頸上瘰癧結核。」藥理實驗：動物體內試驗，貓爪草對S_{180}、S_{37}和艾氏腹水癌有抑制作用。臨床用貓爪草煎劑和貓爪草注射液治療甲狀腺瘤、乳腺腫瘤收到一定療效；用貓爪草煎劑治療頸淋巴結核收到良好效果。白花蛇舌草微苦甘寒，解毒消癰，清熱利濕，並具較好的抗腫瘤作用（詳見362號方）。夏枯草味苦辛寒，清肝火，散鬱結，降血壓，並具抗癌作用（參見381號方）。臨床用夏枯草的水煎液治療甲狀腺腺瘤、甲狀腺囊腫等甲狀腺疾患取得一定療效，故本方以其同貓爪草、白花蛇舌草共為君藥組。牡蠣、海藻、昆布均為鹹寒軟堅之品，能化痰散結，利水消腫，為治頸上癭瘤，頸下瘰癧之要藥。故為本方臣藥組。生半夏、生南星清熱解毒，燥濕化痰為佐藥。丹參通行血脈，活血祛瘀為使藥。

功效：清熱解毒，化痰軟堅，防癌。

主治：甲狀腺腺瘤、結節性甲狀腺腫、甲狀腺囊腫等。

用法：水煎劑，每日一劑，分三次服用。

歌訣：

貓爪三草散甲癭，昆布海藻半南星。

白花蛇舌夏枯草，重用牡蠣合丹參。

384號方　土貝瘰癧湯

組成：土貝母三十克、夏枯草一十克、黃藥子十五克、青皮十二克、陳皮十二克、香附十二克、元參十八克。

方解：土貝母為葫蘆科攀援性蔓生草本植物假貝母Bolbostemma paniculatum (Maxim.) Franquet的塊莖。又名假貝母、土貝、地苦胆、草貝。含麥芽糖、蔗糖等成份。性味苦、涼。功效散結毒，消癰腫。《百草鏡》：「能散癰毒，化膿行滯，解廣瘡結毒，除風濕，利痰。」藥理實驗：體外篩選，土貝母有抗腫瘤活性的作用；土貝母注射液能降低甲基胆蒽誘發宮頸癌的比率。夏枯草和黃藥子均為苦寒之品，清熱散結，解毒消癰，涼血止血，並具抗腫瘤作用（分別參見381號方和351號方）。以上三藥合用，以加強解毒散結功效，為本方君藥組。陳皮、青皮性味相同，但陳皮性較溫和，偏入脾、肺氣血分，理氣調中，燥濕化痰。青皮能疏肝胆，破氣滯，性較峻烈，對於氣滯血瘀所致的癥瘕積聚，取其破氣散結之功效。二藥合用，一緩一烈，健脾補氣並調理肝、胆、脾、肺氣血，為本方臣藥。香附味辛能散，微苦能降，微甘能和，性平而不寒不熱，善於疏肝解鬱，調理氣機，具行氣止痛之功，為本方佐藥。元參苦寒，清熱解毒，養陰涼血，散結消癰，配貝母治瘰癧結核良效。為本方使藥。

功效：健脾理氣，消瘰癧，抗腫瘤。

主治：結節性甲狀腺腫、甲狀腺腺瘤、其他甲狀腺疾患。

用法：水煎服，每日一劑，分三次服用。

歌訣：

甲瘤土貝瘰癧湯，青皮陳皮香附香，
黃藥子配夏枯草，元參潤陰服之良。

385號方　黃藥子酒

組成：黃藥子三百克、白酒一點五公斤。

方解：黃藥子為薯芋科薯芋屬植物黃獨的塊莖。化學成份為黃藥子萜A、B、C。皆為呋喃去甲基二萜類化合物，有苦味。尚含碘、蔗糖、還原糖、鞣質等。性味苦、寒。入肺、肝經。具散結消瘿，清熱解毒，涼血止血功效。《本草滙言》：「黃藥子，解毒涼血最驗。」藥理實驗表明黃藥子對S_{180}、U_{14}等有抑制作用（詳見351號方）：黃藥子對0.1%硫氰酸鉀所致的甲狀腺腫有對抗作用，對缺碘所致的甲狀腺腫有治療作用。故為本方君臣藥。白酒甘苦辛溫，通血脈，禦寒氣，行藥勢。《別錄》：「主行藥勢，殺百邪惡毒氣。」藥理實驗表明，白酒可擴張血管和散熱。故為本方佐使藥。臨床用黃藥子煎劑治療甲狀腺腫和甲狀腺腺瘤，其治癒率為67.8%。黃藥子浸酒治療甲狀腺腺瘤七例、甲狀腺癌二例、甲狀腺功能亢進二例、性質不明甲狀腺腫二例。結果三例無效，其餘病例均消退一半以上，六例消退80%以上或完全消失。

功效：解毒散結，活血化瘀，防癌。

主治：甲狀腺腺瘤、結節性甲狀腺腫、以及其他甲狀腺疾患。

製法：將黃藥子搗碎加白酒（六十五度）一點五公斤，裝罎內固封，用文火煨四小時，將罎放入涼水中浸泡一周，開罎取酒過濾。

用法：每次服十毫升，每日三至六次。

歌訣：

黃藥別名曰黃獨，消癭散結濕毒除。
內含皂甙黃獨素，內服外用局部塗。

386號方　硝石化瘰散

組成：風化硝五十克、薑半夏三十克、莪朮三十克、制乳香二十克、制沒藥二十克、連翹三十克。

方解：風化硝為含硫酸鈉的天然礦物芒硝Mirabilite經精製而得的結晶體，經風化失去結晶水的白色粉末。又名元明粉、白龍粉、玄明粉。主要成份為無水硫酸鈉（Na_2SO_4）、還含硫酸鈣（$CaSO_4$）、硫酸鎂（$MgSO_4$）、硫酸鐵［$Fe_2(SO_4)_3$］等。性味辛、鹹、寒。入胃、大腸經。功效瀉熱，潤燥，軟堅。《本草蒙筌》：「風化硝輕而不降，乃膏粱家易化頑痰捷方。」藥理實驗：風化硝能刺激家兔網狀內皮系統吞噬功能加強，以增強抗病能力。為本方君藥。薑半夏辛散消痞，化痰散結。莪朮辛散苦泄，溫通行滯，既能破血祛瘀，又能行氣止痛。以上二藥均具抗腫瘤作用（分別參見378號方和361號方），為本方臣藥，以助君藥風化硝蕩毒滌滯，推陳致新。制乳香、制沒藥活血行氣，消腫生肌為佐藥。連翹清熱解毒透邪，消癰散結，並且善清心，散上焦之熱，為本方使藥。

功效：蕩毒滌滯，消腫散結，抗腫瘤。

主治：甲狀腺腺瘤、結節性甲狀腺腫等。

用法：上藥共研細末，每次六至九克，每日三次，冲服。三月為一療程。

歌訣：

硝石化瘰風化硝，莪朮乳香制沒藥。
燥痰散結薑半夏，敗毒消腫小連翹。

387號方　椒菊散結膏

組成：胡椒二十克、野菊花一百克、食鹽少許。

方解：胡椒為胡椒科常年綠藤本植物胡椒piper nigrum L.的果實。又名昧履支、浮椒、玉椒等。含胡椒鹼(piperine)、胡椒脂鹼(chavicine)、胡椒新鹼(piperanine)，揮發油中含向日葵素(piperonal)、二氫葛縷醇(Dihydrocarveol)、氧化石竹烯(caryophylleneoxide)、隱品酮(cryptone)、以及醇類化合物等。性味辛、熱。入胃、大腸經。功效溫中，下氣，消痰，解毒。《唐本草》：「主下氣，溫中，去痰，除臟腑中風冷。」藥理實驗表明胡椒有解熱驅風和抗瘧、抗絛蟲作用。為本方君臣藥。野菊花含野菊花內脂、苦味素、矢車菊甙、揮發油、維生素A和B等。性味苦、辛；微寒。入肺、肝經。清熱解毒，消腫排膿，並且抗腫瘤作用（參見372號方）。為本方佐使藥。食鹽消炎解毒為賦型劑。

功效：清熱解毒，理氣調中，防腫瘤。

主治：功能減退性甲狀腺疾患。

用法：胡椒、野菊花搗爛後加入少許食鹽拌勻，按腫瘤大小取量，隔水蒸熱，溫度適中敷入患處。每日一次，二十天為一療程。

歌訣：

古月胡椒散結膏，伍用野菊腫脹消。
佐以食鹽賦型劑，消炎解毒量宜少。

388號方　春蠶化瘀湯

組成：白僵蠶二十克、腫節風二十克、黃藥子十克、三棱八克、莪朮八克、香附九克、延胡索九克、制乳香六克、制沒藥六克、貝母九克。

方解：白僵蠶為蠶蛾科昆蟲家蠶Bombyx mori L.的幼蟲在未吐絲前，因感染白僵菌而發病致死的僵化蟲體。又名僵蠶、天蟲、僵蟲。白僵蠶體表的白粉中含草酸銨。白僵菌含白僵菌黃色素(Bassianins)，甾體11γ-羥基化酶系等。性味鹹、辛、平。入肝、肺經。具祛風止痙，化痰散結功效。《綱目》：「散風痰結核，瘰癧，頭風，皮膚風瘡，丹毒作癢，痰瘧癥結，一切金瘡。」藥理實驗：動物體內試驗，白僵蠶醇提取物能抑制S_{180}的生長；體外試驗，可抑制人體肝癌細胞的呼吸；白僵蠶水煎液能對抗士的寧引起的小鼠驚厥。腫節風為金粟蘭科常綠亞灌木植物接骨金粟蘭Sarcandra glabra (Thunb.) Nakai的枝葉。又名九節茶、草珊瑚、觀音茶、接骨蘭等。含香豆酮、內酯、黃酮甙、氰甙、揮發油、鞣酸。性味辛、平。功效祛風除濕，活血止痛，解毒消腫。《陸川本草》：「接骨、破積、止痛。」藥理實驗：從腫節風中提取的異槲因對淋巴細胞性白血病有較強的抑制作用；其揮發油對艾氏腹水癌、S_{180}、Wk氏癌、S_{37}的抑瘤率為30-40%；腫節風煎劑體外試驗有抗腫瘤活性的作用，對小鼠自發性白血病腹水型771的生命延長率為160%；腫節風浸膏對S_{180}、Wk氏癌、小鼠自發性乳腺癌均有抑制作用；藥理實驗還表明腫節風有明顯的抗菌作用和很好的抗疲勞及鎮痛作用，與白僵蠶合為本方君藥。黃藥子苦寒，散結消癭，清熱解毒，涼血止血。三棱莪朮破血祛瘀，行氣止痛。三藥共為本方臣藥組，以助君藥散結之功。香附、延胡索以及乳香、沒藥均能理氣活血，消腫止痛。為本方佐藥組。貝母化痰散結為使藥。

功效：理氣活血，軟堅散結，防癌。

主治：結節性甲狀腺腫、甲狀腺腺瘤等。

用法：水煎劑，每日一劑，分三次服用。

歌訣：

春蠶化瘀腫節風，黃藥莪朮京三棱。
香附乳沒川貝母，延胡索素止痛靈。

389號方　白頭翁消瘰驗方

組成：白頭翁六十克、水蛭十克、土鱉虫十克、海藻十五克、黃芪三十克、紅棗十枚。

方解：白頭翁為毛茛科多年生草本植物白頭翁pulsatilla chinensis Reg的根。又名奈何草、白頭草、野丈人、白頭公等。含皂甙（$C_{45}H_{76}O_{20}$）約9%。水解則生成萜甙元（$C_{30}H_{48}O_4$）、葡萄糖、鼠李糖等。另含白頭翁素（又名銀蓮花素，Anemoni）、豆甾醇（Stigmasterol, $C_{29}H_{46}O$）和β－谷甾醇（β-sitosterol）、齊墩果酸（oleanolic acid）、常春藤皂甙元（Hederagenin）等。性味苦、寒。入大腸經。功效清熱、解毒、涼血。《本草滙言》：「涼血、消瘀、解濕毒。」藥埋實驗：白頭翁對多種細菌和病毒有抑制作用，並能抗滴蟲和阿米巴原蟲；白頭翁還具強心和鎮靜作用。臨床用白頭翁製劑治療瘰癧收到一定療效。為本方君藥。水蛭為環節動物水蛭科的螞蟥whitmania pigra（whitman）和水蛭Hirudo nipponica whitman及柳葉螞蟥whitmania acranulata（whitman）等的全體。又名螞蟥、蛭蝚、虮、蚑、肉鑽子等。含蛋白質和水蛭素（Hirudin, Hemophilin），為一抗凝血物質。性味鹹、苦，平。入肝經。功效破血逐瘀，通經。《本經》：「治惡血、瘀血、破血癥積聚……利水道。」藥理實驗：水蛭注射液可抑制精原細胞分裂和腫瘤細胞活性；體內試驗對小鼠肝癌有抑制作用；水蛭素能阻止凝血酶對纖維蛋白元的作用，阻凝血液凝固。土鱉虫為鱉蠊科昆虫地鱉Eupolyphaga sinensis walk. 或冀地鱉Steleophaga plancyi (Bol.) 的雌虫體。又名地鱉虫、蟅虫、土元等。性味鹹、寒；有小毒。入心、肝、脾經。功效破積逐瘀，通絡，理傷。《本經》：「主心腹寒熱，血積癥瘕，破堅，下血閉。」藥理實驗：用美藍法體外試驗，地鱉虫浸膏（水煎後加醇沉澱）有抑制白血病患者的白細胞作用；地鱉虫能抑制人肝癌、胃癌細胞的呼吸。海藻鹹寒，軟堅散結，利水消腫。與水蛭、地鱉虫共為本方臣藥組。黃芪補氣升陽、益衛固表、托毒生肌、利水退腫為佐藥。紅棗補中益氣，養血安神，緩和藥性為使藥。

功效：清熱解毒，破血逐瘀，散結防癌。

主治：結節性甲狀腺腫、甲狀腺囊腫、甲狀腺腺瘤等。

用法：水煎劑，每日一劑，分三次服用。

歌訣：

白頭消瘰用水蛭，土鱉海藻北黃芪。

補氣健脾紅大棗，養血安神更相宜。

390號方　慈菇消癭湯

組成：山慈菇二十克、生牡蠣三十克、昆布十五克、全當歸三十克、丹參十五克、夏枯草三十克。

方解：山慈菇為蘭科植物杜鵑蘭Cremastra Variabilis (Bl) Nakai和獨蒜蘭Pleione bulbocodioides (Franch.) Rolfe的假球莖。又名毛慈菇、金燈、山茨菇、白毛菇等。主要含秋水仙鹼。性味辛、寒；有小毒。入肝、胃經。功效清熱解毒，消癰散結。《本草正義》：「山慈菇味甘微辛，能散堅消結，化痰解毒，其力頗峻。」藥理實驗：秋水仙鹼對細胞的有絲分裂有抑制作用，可停止於中期；體外組織培養液濃度在0.1ug/ml時對有絲分裂就發生影響，有抗癌作用；秋水仙鹼加氨水的合成物秋水仙胺抗腫瘤作用尤為明顯，但兩者的有效劑量和中毒劑量比較接近；可抑制血流中癌細胞而減少癌的轉移；對S_{180}、WK_{256}、肝癌實體型、淋巴肉瘤有抑制作用；山慈菇有抗輻射功能。為本方君藥。生牡蠣、昆布鹹寒軟堅，消癭散結，為本方臣藥。全當歸補血活血，消腫止痛，排膿生肌。丹參活血祛瘀，涼血消癰，益氣通脈為佐藥。夏枯草清熱降火，散結消癰為使藥。

功效：消癰散結，補血活血，防癌。

主治：結節性甲狀腺腫、甲狀腺腺瘤、其他甲狀腺良性腫瘤。

用法：水煎劑，每日一劑，分三次服用。

歌訣：

慈菇消癭山慈菇，丹參牡蠣配昆布。

當歸活血為佐藥，軟堅散結草夏枯。

二十四、食道黏膜增生病驗方選

㈠發病概況：

食道黏膜增生病包括腐蝕性食道灼傷、賁門失弛緩症、食道憩室等病變。腐蝕性食道灼傷常因誤服強酸、強鹼而致蛋白凝固性壞死或嚴重的溶解性壞死，以致瘢痕形成，食道彈性減弱，出現瘢痕狹窄。賁門失弛緩症又稱賁門痙攣，病因迄今尚未完全明瞭，多數病人食道壁肌層間神經節發生變性或數目減少，胆碱功能減退，食道蠕動減弱或消失，賁門不能鬆弛，以致食物瘀積，食道擴張及肥厚，黏膜充血、發炎，形成潰瘍。食道憩室多見於年齡較大者，根據其解剖位置又可分為咽食道憩室、食道中段憩室和膈上憩室，多由於食道壁缺少肌纖維或因鄰近組織瘢痕收縮牽拉而形成。食道在有上述病變後，由於受長期進食等慢性刺激或有致癌因素的作用，可使病變部位上皮細胞增生活躍，核分裂象增多，出現細胞不典型性增生，最後發展成為癌。上述疾患作為食道癌的致病因素之一，已得到越來越多人的承認，臨床及組織病理學報告亦屢見不鮮。因此，積極治療上述疾患，阻止其發生發展，對預防食道癌的發生將起到一定的作用。

㈡檢查與診斷：

腐蝕性食道灼傷者常有誤服強酸強碱史。賁門失弛緩症和食道憩室常為吞咽不暢，或伴有嘔吐，胸骨後悶脹不適，食物反流等表現。X光鋇餐檢查可見食道擴張或呈「S」型，鋇劑通過受阻。食道鏡檢查，並取活檢可以確診。

㈢治療：

西醫治療有非手術和手術療法兩大類，以及相應的對症，支持處理。中醫認為本病屬於「膈中」、「噎膈」等範疇。由精血枯涸，氣血失榮；肝鬱氣結，氣滯血瘀；憂思勞累，積勞積鬱；脾腎陽虛，痰濕瘀阻，瘀毒不化，結成噎膈等。以養血滋陰，益氣潤燥；疏肝解鬱，行氣活血；補腎健脾，化痰除濕；以及清熱解毒，通絡散結等為治則，方選：

391號方　六味地黃抗增丸

組成：丹皮一百九十克、熟地黃一百四十克、山萸肉一百二十克、乾山藥一百二十克、茯苓九十克、澤瀉九十克。

方解：丹皮為毛茛科多年生落葉小灌木植物牡丹Paeonia Suffrutrcosa Andr.的根皮。又名牡丹根皮、丹根。含牡丹酚（Paeonol）、牡丹酚甙（Paeonoside）、牡丹酚原甙（Paeonolide）、芍藥甙（Paeoniflorin）。尚含揮發油0.15-0.4%及植物甾醇等。性味苦、辛，微寒。入心、肝、腎經。具有清熱涼血，活血散瘀功效。《滇南本草》：「破血，行血，消癥瘕之疾，除血分之熱。」藥理實驗：丹皮在試管內對白色葡萄球菌、枯草桿菌、大腸桿菌、傷寒桿菌等有較強的抗菌作用，對痢疾桿菌、傷寒桿菌作用尤顯著，在PH7.0-7.6時殺菌力最強；丹皮浸液在試管內對鐵銹色小芽胞菌等十種皮膚真菌也有一定抑制作用；雞胚實驗表明，牡丹皮有一定抗病毒作用；牡丹酚能鎮靜、催眠、止痛以及退熱、抗驚厥作用，牡丹酚還能降低血管通透性，抑制浮腫等故為本方君藥。熟地黃、山萸肉、乾山藥均為滋陰之品。其中熟地養血滋陰，補精益髓。山藥益氣養陰，補脾益腎。山萸肉補益肝腎，收斂固澀。三藥合用，扶虛益損，為本方臣藥組。茯苓利水滲濕，健脾，並經藥理實驗證明有抗癌功效。澤瀉通調水道，泄熱滲濕。二藥分別為本方佐使藥。用六味地黃丸治療食道癌前病變與食道上皮細胞重度增生病療效顯著。據臨床觀察七十多例，對於阻斷癌變、預防癌腫形成具良好效果。

功效：清熱涼血，滋補肝腎，防癌。

主治：食道潰瘍、食道增生、食道灼傷等。

用法：上藥研末，煉蜜為丸，每丸重九克，每日三次，每次二丸。

歌訣：

六味地黃重丹皮，澤瀉茯苓配山萸。
地黃薯蕷為臣藥，食道增生顯效益。

392號方　二丹湯

組成：丹參二十克、丹皮二十克、黃芪二十克、川芎十二克、赤芍十五克、鬱金十二克。

方解：丹參為唇形科多年生草本植物丹參Salvia miltiorrhiza Bge.的根。又名紫丹參、赤參、活血根、山參等。含呋喃並菲醌類色素丹參酮Ⅰ(Tanshinone I)、丹參酮ⅡA (Tanshinone II A)、丹參酮ⅡB (Tanshinone II B)、隱丹參酮 (Cryptotanshinone)等。尚含維生素E。性味苦，微寒。入心、心包、肝經。活血祛瘀，涼血消癰，養血安神。《日華子本草》：「養神定志，通利關脈……療癭贅腫毒。」藥理實驗：丹參對小鼠艾氏腹水癌有明顯抗癌作用，經統計學處理，差異顯著；丹參熱水浸出液對小鼠S180腹水癌型抑制率為33.6%；丹參抗癌機理可能為抑制了癌細胞呼吸和糖酵解的結果；丹參能增加癌症化療的效果；丹參煎劑對離體兔耳、蟾蜍全身灌注均有擴血管的作用；丹參注射液對小白鼠表現明顯的鎮靜作用，並能延長環已烯巴比妥的睡眠時間；丹參酒精浸劑1:100000試管內對結核桿菌有抑制作用，對小鼠實驗性結核病有治療效果；在試管內對某些真菌和霍亂弧菌有抑制作用。丹皮又名丹根，含牡丹酚、芍藥甙等成分。性味苦、辛，微寒。入心、肝、腎經。具有清熱涼血，活血散瘀功效。藥理實驗表明丹皮具抗菌抗病毒作用，與丹參合為本方君藥。黃芪甘溫，補氣升陽，托毒排膿，益衛固表，利水退腫，並具抗癌作用。川芎活血行氣，祛瘀止痛。二藥共為本方臣藥。赤芍祛瘀行滯，散腫消癰為佐藥。鬱金行氣解鬱、涼血活血為使藥。

功效：涼血活血，散腫消癰，防癌。
主治：食道炎、食道潰瘍、食道息肉等。
用法：水煎劑，每日一劑，分三次服用。
歌訣：
丹參丹皮抗增生，赤芍鬱金配川芎，
黃芪補氣善扶正，食道疾患服之靈。

393號方　急性白毛湯

組成：急性子十克、白毛藤十克、天南星十克、浙貝母十克、半枝蓮十五克、北沙參十克、丹參十五克、山豆根十克。
方解：急性子為鳳仙科植物鳳仙花Impatiens balsamina L的種子。又名金鳳花子、鳳仙子。含鳳仙甾醇、帕靈銳酸、皂甙、脂肪油、多糖、蛋白質、氨基酸、黃酮類化合物等。性味苦、辛，溫；有毒。入肝、肺經。具有破血通經，軟堅消積功效。《本草正義》：「治外瘍堅塊、酸腫痲木、陰發大症。」《本草再新》：「治諸惡瘡，敗一切火毒。」藥理實驗：體內試驗，對小鼠移植性S_{37}有抑制活性的作用，藥敏試驗對胃淋巴肉瘤細胞敏感，有較廣譜的抑菌作用；對平滑肌有興奮作用。白毛藤又名白英，為茄科植物。含龍葵碱、白英碱。性味甘苦、寒。入肝、胃經。具清熱解毒，祛風利濕功效。藥理實驗和臨床應用均可證明白毛藤具有較好的抗腫瘤作用（參見431號方）。本方用以同急性子共為君藥。天南星、浙貝母均能燥濕化痰，清熱散結。半枝蓮清熱解毒，利尿消腫。以上三藥共為本方臣藥組。北沙參清熱養陰，益胃生津，丹參活血祛瘀，涼血消癰，養血安神為佐藥。山豆根清熱解毒，止痛上行為使藥。

功效：清熱解毒，活血祛瘀，滋陰防癌。

主治：食道炎、食道潰瘍、食道息肉等。

用法：水煎劑，每日一劑，分三次服用。

歌訣：

急性子配白毛藤，浙貝沙參天南星，

解毒丹參半枝蓮，食管潰瘍選豆根。

394號方　狼毒黨參湯

組成：狼毒二克、黨參十克、白朮十克、茯苓二十克、苡仁二十克、生半夏十克、枳殼六克、陳皮六克、仙鶴草十克。

方解：狼毒為瑞香科多年生草本植物瑞香狼毒Stellera chamaejasme L.或大戟科植物狼毒大戟Euphorbia fischeriana steud.月腺大戟Euphorbia ebracteolata Hayata的根。又名續毒、川狼毒。主要成分為甾醇、酚性化合物、氨基酸、微量生物鹼、三萜類及有毒的高分子有機酸等。其性味苦辛、平；有毒。入手太陰、兼少陰經氣分。具逐水祛痰，破積，殺蟲功效。《藥性論》：「有毒。治痰飲癥瘕。」藥理實驗：狼毒大戟注射液對小鼠實體型肝癌的抑瘤率為43.85%–52.43%，比對照組農吉利、長春鹼和去甲斑蝥素的抑瘤率高；狼毒大戟提取液對小鼠S_{180}的抑瘤率靜脈給藥為41.2–45.29%，腹腔注射為37.67–44.00%；狼毒煎劑以電擊法和熱板法試驗，給小鼠灌胃（六克生藥／公斤體重），可提高小鼠痛閾20–50%；瑞香狼毒根中提取的狼毒甙具有抗菌作用，且其毒性很低；狼毒除具有非特異增免疫外，同時促進機體正常代謝功能，相對抑制代謝異常旺盛的組織，起到增強機體抵抗力的作用。故為本方君藥。黨參、白朮補中益氣，健脾除濕，生津養血。茯苓利水滲濕。苡仁、半夏燥濕化痰，降逆和胃。以上五藥同狼毒合用，以減輕其毒性，加強補益功效，激發機體抵抗力，為本方臣藥組。枳殼理氣調中，消脹除痞為佐藥。仙鶴草收斂止血，下氣消癖為使藥。

功效：破積袪痰，健脾利濕，解毒防癌。

主治：食道潰瘍、食道息肉、食道炎等。

用法：水煎劑，每日一劑，分三次服用。

歌訣：

食道防癌用狼毒，黨參半夏苡仁茯，
陳皮枳殼仙鶴草，潰瘍炎變用白朮。

395號方　天地二龍散

組成：天龍十克、海藻三十克、水蛭十克、地龍十克。

方解：天龍為壁虎科動物無蹼壁虎Gerro Suinhouna Günther或其他幾種壁虎的全

體。又名壁虎、守宮。含有馬蜂毒樣的有毒物質及組織胺、蛋白質等。性味鹹、寒；有小毒。具散結止痛，袪風定驚功效。《四川中藥誌》：「驅風，破血積包塊，治腫瘤。」藥理實驗：天龍水溶液對人體肝癌細胞的呼吸有抑制作用；對結核桿菌及常見致病性真菌具有一定的抑制率；並有抗驚厥與溶血作用。為本方君藥。海藻鹹、寒。入肝、胃、腎經。消炎軟堅，利水消腫，破氣散結，為本方臣藥。水蛭擅長破血逐瘀，溶化血塊，為本方佐藥。地龍清熱利濕，通利經絡為使藥。

功效：化瘀散結，袪瘀通絡，防癌。

主治：食道潰瘍、食道炎、食道息肉等。

用法：上藥共研細末。每次六克，每日二次，溫開水沖服。

歌訣：

天龍地龍二龍散，增生息肉食道炎，

海藻散結為臣藥，水蛭逐瘀效力專。

396號方　熊胆膠囊

組成：熊胆十六克、生水蛭八十克、鵝尾翎炭三十克。

方解：熊胆為脊椎動物熊科棕熊Ursus arctos L.和黑熊Selenarctos thibetanus G. Cuvier的乾燥胆汁。主含胆汁酸類的碱金屬鹽，又含胆甾醇及胆色素。熊胆的主要成分為牛磺熊脱氧胆酸 (Tauro-ursodesoxy cholic acid)。另含少量的鵝脱氧胆酸 (chenodesoxy cholic acid) 及胆酸 (cholic acid)。牛磺熊脱氧胆酸水解生成牛磺酸 (Taurine) 與熊脱氧胆酸 (Ursodesoxy cholic acid)。熊脱氧胆酸為鵝脱氧胆酸的立體結構，乃熊胆的特殊成分，可與其它魯胆相區別。性味苦、寒。入肝、胆、心、脾、胃經。具清熱解毒，止痙明目，殺蟲防癌功效。《藥性論》：「主小兒五疳，殺蟲，治惡瘡。」藥理實驗：牛磺熊脱氧胆酸對小鼠離體腸管用乙酰胆碱造成的痙攣，有明顯的解痙作用，其解痙原理與罌粟碱相似；熊脱氧胆酸鈉 (Na-ursodesoxy cholate) 對士的寧引起的小鼠中毒有解毒作用，與鵝脱氧胆酸鈉及胆酸鈉合用能增強其解毒作用。臨床用熊胆或含熊胆的製劑治療癰毒瘡瘍有良好效果，為本方君藥。水蛭又名螞蟥。含水蛭素。性味鹹、苦、平。入肝經。破血逐瘀，通經活絡為功效。為本方臣藥。鵝尾翎炭涼血止血，解毒通經，為本方佐使藥。

功效：清熱解毒，活血祛瘀，通經止血。

主治：食道潰瘍、食道炎、賁門失弛緩症。

用法：上藥共研細末，裝入中號膠囊，每只三點五克。每日二次，每次二只，溫開水送服。

歌訣：

胆汁解毒熊第一，鵝胆酸鹽效特異，
鵝尾翎炭生水蛭，食道病變正相宜。

397號方　覆花湯

組成：赭石三十克、覆花十克、黃藥子二十克、半枝蓮二十克、甘草十克、陳皮十克、半夏十克、柴胡十克。

方解：赭石、覆花為降逆止嘔張仲景名方「旋覆代赭湯」的主藥。赭石為三方晶系赤鐵礦Hematite的礦石。又名須丸、土朱、紅石頭、赤土等。主要成分為三氧化二鐵(Fe_2O_3)、尚含硅酸、鋁化物、鎂、錳、鈣。性味苦、寒。入心、肝經。具平肝潛陽、降逆止嘔，涼血止血功效。《本草再新》：「平肝降火，治血分去瘀生新，消腫化痰……。」用以治噫氣、嘔逆、噎膈反胃、吐血等有良效。覆花為菊科多年生草本植物旋覆花 (Inula britannica L. var. chinensis (Rupr.) Reg). 的頭狀花序。又名旋覆花、飛天蕊、夏菊、貓耳朵花等。含槲皮素 (Quercctin)、異槲皮素 (Isoquercetin)、咖啡酸 (Caffeic acid)、綠原酸 (Chlorogenic acid)、菊糖、蒲公英甾醇等。性味苦、辛、鹹，微溫。入肺、脾、胃、大腸經。具消痰行氣，降氣止嘔功效。《本草滙言》：「旋覆花，消痰逐水，利氣下行之藥也。主心肺結氣，胸中結痰，痞堅噫氣或心脾伏飲，膀胱留飲宿水等症。」藥理實驗：咖啡酸和綠原酸有較廣泛的抑菌作用，口服能增加人胃中鹽酸的分泌量，並能增加胆汁的分泌。覆花與赭石同用，以加強降逆止嘔，行氣化痰功用。二藥為本方君藥。黃藥子、半枝蓮散結消癭，清熱解毒，涼血止血，且二藥經藥理實驗和臨床應用均證實有較好的抗菌消炎、抗癌作用（分別參見351號方和352號方）。二藥為本方臣藥。甘草瀉火解毒，緩急止痛；陳皮理氣調中；半夏燥濕化痰。三藥共為本方佐藥組。柴胡疏肝解鬱、升陽舉陷為使藥。

功效：降逆止嘔，理氣散結，防癌。

主治：食道潰瘍、食道炎、食道息肉等。

用法：水煎服，每日一劑，分三次服用。

歌訣：

覆花赭石二陳湯，食道病變炎潰瘍，
柴胡甘草舒肝鬱，半枝黃藥解毒強。

398號方　化瘀湯

組成：桃仁十克、紅花十克、丹參二十克、鬱金十克、茯苓十克、荷葉十克、米糠三十克、沙參十克、川貝母六克、砂殼二克。

方解：桃仁為薔薇科落葉小喬木桃Prunus Persica (Linn) Batsch. 或上桃Prunus davidiana (carr.) Franch.的種仁。又名核桃仁。含苦杏仁甙 (Amygdalin) 約3.6%、揮發油0.4%、脂肪油45%。油中含油酸甘油酯和少量亞油酸甘油酯。另含苦杏仁酶

(Emulsin)。性味苦、平。入心、肝、肺、大腸經。具破血祛瘀，潤燥滑腸功效。《本經》：「主瘀血，血閉癥瘕，邪氣，殺小蟲。」藥理實驗：苦杏仁甙經苦杏仁酶水解，最可為有毒的氫氰酸和苯甲醛。苯甲醛體外試驗，能抑制強致癌性真菌—黃曲霉菌和雜色黃曲霉菌的生長；桃仁熱水提取物對JTC-26有抑制作用；桃仁的醇提取物有抗凝血作用和較弱的溶血作用。紅花為菊科植物，含紅花甙、紅花黃色素等。性味辛、溫。入心、肝經。具活血祛瘀，通經止痛功效。藥理實驗表明紅花具抗癌作用（參見351號方）。丹參又名紫丹參。能通行血脈，功擅活血祛瘀，又能養血安神，藥理實驗和臨床應用均證實丹參具抗癌作用（參見392號方）。鬱金活血止痛，行氣解鬱，清心涼血。以上四藥合為本方君藥組。米糠為禾本科植物稻Oryza sativa L.的種皮。又名穀白皮、細糠等。含油，油中含三萜烯醇阿魏酸酯(Triterpene alcohol ferulate)、通稱谷維醇(Oryzanol)、其中包括環本菠蘿烯醇(Cycloartenol)、24—甲基環本菠蘿烷醇(24-Methyley cloartanol)、胆甾醇、三甲基甾醇(Trimethylsterol)、β-谷甾醇、豆甾醇(Stigmasterol)等的阿魏酸酯。還含甘油三酯等多種甘油酯、維生素Ｂ1、Ｂ2和Ｅ族。另含一種糖類化合物，能溶於水，而不溶於一般有機溶媒的抗腫瘤物質。性味甘、平；無毒。入大腸經。汪穎《食物本草》：「通腸、開胃、下氣、治噎膈、腳氣。」藥理實驗：從稻梗、穀或糠麩中提出一種抗腫瘤物質對移植的小鼠艾氏腹水癌及S_{180}有效；穀維醇能促進大鼠生長，增加肝臟中糖元的含量。沙參補中益氣，生津和胃。茯苓利水滲濕，健脾。荷葉清熱利濕，升陽止血。以上四藥共為本方臣藥組。川貝母潤肺化痰，清熱散結為佐藥。砂殼為砂仁之外殼，功同砂仁，較為平和，化濕，行氣，溫中。為本方使藥。

功效：活血化瘀，理氣散結，防癌。

主治：食道潰瘍、食道炎、食道息肉以及腸道黏膜潰瘍。

用法：水煎劑，每日一劑，分三次服用。

歌訣：

桃紅丹參化瘀湯，鬱金茯苓荷米糠，

砂殼沙參川貝母，食道息肉併潰瘍。

399號方　二瓜皮絡湯

組成：瓜蔞皮二十克、絲瓜絡十五克、夏枯草十五克、生白朮十二克、懷山藥十二克、生地十五克、元參十五克、太子參十五克、乳香十克、沒藥十克。

方解：瓜蔞皮為葫蘆科植物栝樓和雙邊栝樓的成熟果實的皮（殼）。含三萜皂甙、有機酸、糖類和樹脂等成分。性味甘、寒。具清肺化痰，利氣寬胸功效。藥理實驗表明瓜蔞皮具有抗菌消炎和抗癌作用（參見377號方）。絲瓜絡為葫蘆科植物絲瓜Luffa cylindrica (L.) Roem.老熟果實的網狀纖維或粵絲瓜L. acutangula Roxb.的枯老果實。又名絲瓜瓤、千層樓、絲瓜網、天羅綫等。含木聚糖 (Xylan) 及纖維素，還含甘露聚糖、半乳糖及木質素等。性味甘、平。具通經活絡，清熱化痰功效。《本草再新》：「通經絡，和血脈，化痰順氣。」夏枯草苦、寒。入肝、胆經。瀉肝火，清頭目，清熱散結。生白朮補氣健脾，燥濕利水。懷山藥益氣養陰，補腎固澀。以上三藥共為本方臣藥組。生地清熱涼血，養陰生津。元參、太子參補氣生津。三藥共為本方佐藥組。乳香、沒藥活血止痛，消腫生肌為使藥。

功效：清熱利濕，化痰散結，通絡活血。

主治：食道炎、食道潰瘍、食道增生病。

用法：水煎劑，每日一劑，分三次服用。

歌訣：

瓜蔞瓜絡二瓜湯，夏枯朮地沒乳香，

元參太子懷山藥，食道病症服之康。

二十五 萎縮性胃炎驗方選

(一)發病概況：

慢性萎縮性胃炎是慢性胃炎中的一種類型，約佔慢性胃炎的10-30%。中國人群調查表明，在成人中患病率為2%，三十五歲以上患病率為5-8%。胃鏡檢查病例中檢出率為6.42-12.42%。

人們對胃癌與胃炎間關係的研究已有近百年歷史。臨床醫生們早就發現在胃癌手術及屍檢的胃標本中，大多數都有炎症。中國大面積的人群調查結果表明，萎縮性胃炎與胃癌的關係十分密切。近年來，越來越多的臨床觀察顯示，萎縮性胃炎病人胃癌發病率明顯高於對照組。國外Siurala等對三百六十七例病人隨訪二十二至二十六年，發現一百一十六例原患慢性萎縮性胃炎的病人中有十例發生癌變，九十三例慢性淺表性胃炎病人中有一例發展成為萎縮性胃炎，又過十年，該患者發生胃癌。而一百零八例原來胃黏膜正常的對照組中無一例發生胃癌。又Cheli報告一百零五例萎縮性胃炎，隨訪十一至十八年，發生胃癌九例(8.6%)。北京市腫瘤防治研究所對胃鏡和病理活檢診斷為萎縮性胃炎三十三例，淺表性胃炎二十七例，隨訪十至十三年，萎縮性胃炎組發生胃癌二例(6.1%)，淺表性胃炎組未發現胃癌變者。全國胃癌合作組在高發區檢出萎縮性胃炎一百五十一例，經二至四年隨訪，發現胃癌七例(4.3%)。

從以上各國之報告隨訪的結果看出，隨訪追踪觀察年限的增長，胃癌的發生率也增加。一般統計，萎縮性胃炎隨訪十五年以上，可有10%左右發生胃癌。不難看出，萎縮性胃炎可能就是胃癌的癌前病變之一。因此，積極預防和治療萎縮性胃炎，對防止胃癌的發生具有非常重要的意義。

(二)檢查與診斷：

萎縮性胃炎病程較長，患者常有食慾不振，胃部飽悶、貧血、消瘦。胃痛，且飯後加重等症狀。胃液分析，其游離酸減少或缺乏。血中抗胃壁細胞抗體(PCA)的檢測，慢性萎縮性胃炎中，約16.3%PCA為陽性。根據實驗材料統計分析，PCA陽性患者中，約10%發生癌變。纖維胃鏡下可見黏膜呈灰白、灰黃或灰綠色，早期可出現黏膜內小血管，後期可見黏膜下大血管。取活檢時可見腺體減少，嚴重者可見假幽門腺化生和腸上皮化生。部分病例可出現不典型性增生。必要時可取活檢以確診。

㈢治療：

西醫對本病的治療為口服稀鹽酸、胃酶合劑、避免進刺激性食物等。中醫認為本病屬於「呃逆」、「嘈哫」、「胃脘痛」的範疇。《金匱要略》所說：「脾傷則不磨。」呈現胃呆脾虛現象。脾屬陰，胃屬陽。脾主運化，胃主受納，陰陽相濟，共司消化。脾胃為後天之本，中陽不振，寒自內生；脾不健運，則消化不良；胃氣不降，則宿食不化；蓄久成積，積滯傷胃；而產生各種胃脘病變。臨床上常見有脾胃虛弱，胃陰虧損，肝胃不和，胃絡瘀阻等型。治以溫補脾胃，酸甘化陰，調理肝胃，理氣化瘀等法則，方選：

400號方　黃芪桂枝湯

組成：黃芪四十克、桂枝十克、芍藥三十克、大棗三十克、生薑十克、甘草十五克。

方解：黃芪為豆科植物，東北黃芪、內蒙黃芪為正品。主要含蔗糖、苦味素、胆鹼、葉酸、β-谷甾醇、多糖等成份。性味甘、微溫。入肺、脾經。功效補氣升陽，益衛固表，托毒生肌，利水退腫。經藥理實驗和臨床應用證明黃芪還有較好的抗癌作用（參見364號方）。為本方君藥。桂枝為樟科植物肉桂Cinnamomurn Cassia presl.的嫩枝。又名柳桂。主要含揮發油，油的主要成份為桂皮醛。還含丁香油酚、黏液、鞣質等。性味辛、甘、溫。入心、肺、膀胱經。功效發汗解表、溫經通陽。《本經疏證》：「能利關節，溫通經脈……其用之道有六：曰和營、曰通陽、曰利水、曰下氣、曰行瘀、曰補中。」藥理實驗：桂枝醇提取物在體外能抑制大腸桿菌、枯草桿菌及金黃色葡萄球菌以及志賀氏痢疾桿菌、傷寒桿菌、副傷寒桿菌、肺炎球菌、變形桿菌、霍亂弧菌等均有抑制作用；桂枝煎劑1:20對流感亞洲甲型京科68-1株和孤兒病毒($ECHO_{11}$)和雞胚上流感病毒有抑制作用；桂枝有明顯的利尿作用，為本方臣藥。芍藥有白芍和赤芍之分，本方用白芍。白芍為毛茛科多年生草本植物芍藥paeonia lactiflora pall的根。又名金芍藥、離草、婪尾春等。含芍藥甙(Paeoniflorin)、牡丹酚(Paeonol)、芍藥花甙(Paeonin)、苯甲酸、揮發油、脂肪油、樹脂、糖、澱粉等。性味苦、酸、微寒。入肝，脾經。功效養血柔肝，斂陰收汗，緩中止痛。《珍珠囊》：「白補赤散、瀉肝補脾胃……，其用有六：安脾經，一也；治腹痛，二也；收胃氣，三也；止瀉痢，四也；和血脈，五也；固腠理，六也。」藥理實驗：芍藥甙對胃、腸及子宮平滑肌具有良好的解痙作用和止痛作用，並具鎮靜作用；芍藥根提取液能使胃液酸度分泌升高；芍藥煎劑在試管內對志賀氏痢疾桿菌有較強的抑菌作用，並對京科68-1病毒和疱疹病毒有抑制作用；對血管有輕度擴張作用。生薑和胃調中，大棗補脾益氣。二藥合用能調補脾胃，增加食慾，促進藥力吸收，提高滋補效能。與白芍並為本方佐藥組。甘草補脾益氣，調和藥性為本方使藥。

功效：健脾益胃，溫中補氣，防癌消炎。

主治：萎縮性胃炎（氣虛型）、慢性胃炎。

用法：水煎劑，每日一劑，分三次服用。

歌訣：

黃芪桂枝芍藥湯，甘草大棗鮮生薑，

調理脾胃補中氣，萎縮胃炎第一方。

401號方　沙參養胃湯

組成：沙參二十克、生地二十克、麥冬十克、玉竹三十克、炒山楂三十克、烏梅二十克、冰糖三十克。

方解：沙參有南沙參和北沙參兩類，其功效相近。性味甘、微寒。入肺、胃經。清肺養陰，益胃生津。北沙參滋陰作用較強，南沙參兼有祛痰之功。《飲片新參》：「養肺胃陰，治勞嗽痰血。」藥理實驗：兔牙髓電刺激法表明，北沙參的乙醇提取物有鎮痛作用；南沙參煎液有祛痰作用，其1:2浸液在試管內對奧杜盎氏小芽胞癬菌、羊毛狀小芽胞癬菌等皮膚真菌有不同程度的抑菌作用。生地甘、苦、寒。入心、肝、腎經。清熱涼血，養陰生津。藥理實驗表明地黃對致病性真菌有抑制作用。與沙參共為本方君藥。麥冬甘、微苦、微寒。入肺、心、胃經。養陰潤肺，清心除煩，益胃生津。藥理實驗表明麥冬粉在體外對白色葡萄球菌、大腸桿菌等有抗菌作用。玉竹甘、平。入肺、胃經。養陰潤燥，養胃生津。藥理實驗表明玉竹煎液有強心作用。二藥為本方臣藥以助沙參、生地養陰清熱之功。山楂為薔薇科落葉灌木或小喬木植物野山楂Crataegus Cuneata Sieb et Zucc.或山楂C. pinnatifida Bge. var. major N.E. Br.的果實。又名朹、鼠查、酸棗、酸梅子、山犁等。含酒石酸、檸檬酸、山楂酸(Crategolic)、黃酮類、內脂、糖類、甙類、杏仁甙、維生素、蛋白質、脂肪等。性味酸、甘、微溫，入脾、胃、肝經。功效消食化積、活血散瘀。《日用本草》：「化食積、行結氣、健胃寬膈、消血痞氣塊。」藥理實驗：山楂片水煎液可以延長移殖腫瘤動物的壽命；生山楂具有抗噬菌體作用，提示有抗腫瘤活性作用；對小鼠艾氏腹水癌細胞有明顯的抑制效果；山楂種子水煎液對JTC-26體外試驗抑制率為50-70%；焦山楂水煎液體外試驗對各型痢疾桿菌及綠膿桿菌均有明顯的抑制作用；山楂片乙醇浸出物對蟾蜍全身血管灌流，可使血管擴張。臨床用山楂、烏梅煉蜜為丸治療胃炎有效。烏梅酸、平。生津和胃，益精止血，並具良好抗腫瘤作用（參見369號方）。以上二藥為本方佐藥。冰糖補中益氣，和胃潤肺，調和藥味為使藥。

功效：養胃陰，清胃熱，生津防癌。

主治：萎縮性胃炎（陰虛型）、慢性胃炎。

用法：水煎劑，每日一劑，分三次服用。

歌訣：

沙參玉竹養胃湯，生地麥冬梅冰糖，
健脾化滯炒山楂，萎縮胃炎效宜彰。

402號方　胃痛失笑飲

組成：五靈脂十克、蒲黃十克、丹參二十克、代赭石三十克、旋覆花十克、陳皮十克、竹茹十克。

方解：五靈脂、蒲黃為活血祛瘀，散結止痛名方「失笑散」組方。五靈脂為鼯鼠科動物複齒鼯鼠Trogopterus Xanthips Milne-Edwards或其他近緣動物的糞便。又名藥本、寒雀糞、寒號蟲糞。含維生素A類物質及多量的樹脂、尿素、尿酸等。性味苦、甘、溫。入肝經。具活血止痛、化瘀止血功效。《本草經疏》：「五靈脂，其功長於破血行血，故凡瘀血停滯作痛……瘀血心胃間作痛、血滯經脈、氣不得行、攻刺疼痛等症，在所必用。」藥理實驗：五靈脂水浸液對結核桿菌和多種真菌有不同程度的抑制效果。蒲黃為香蒲科水生草本植物狹葉香蒲Typha angustifolia L.或香蒲屬其他植物的花粉。又名蒲花、蒲草黃。含異鼠李素(Isorharnnetin)的甙、二十五烷、揮發油及脂肪油、γ-香蒲甾醇(γ-Typhasterol)、葡萄糖、木糖、粗脂肪、谷甾醇等。性味甘、平。入肝、心包經。具收澀止血、行血祛瘀功效。《本草綱目》：「涼血活血，止心腹諸痛。生則能行，熟則能止。與五靈脂同用，能治一切心腹諸痛。」藥理實驗：蒲黃對家兔耳血管有擴張作用；對小白鼠離體腸道有解疼作用；蒲黃粉外用對犬動脈出血有止血作用；蒲黃還具抗結核桿菌作用；蒲黃、五靈脂相須為用、通利血脈、祛瘀止痛、推陳致新，共為本方君藥。丹參又名紫丹參。含參醇和維生素E等成份。性味苦、微寒。入心、心包、肝經。活血祛瘀，涼血消癰，養血安神。《本經》：「主心腹邪氣……寒熱積聚，破癥除瘕，止煩滿祛益氣。」藥理實驗表明丹參具抗癌抗菌作用（詳見392號方）。為本方臣藥。代赭石體重沉降，善鎮冲逆，平肝潛陽。旋覆花性溫下氣，消痰涎，降逆除噫。二藥為本方佐藥。陳皮行氣和胃、止嘔。竹茹清熱安胃。二藥共為本方使藥。

功效：活血止血，祛瘀止痛，降逆止嘔，防癌。

主治：萎縮性胃炎及其他胃病疼痛者。

用法：水煎劑，每日一劑，分三次服用。

歌訣：

五靈蒲黃失笑飲，覆花赭石紫丹參，
陳皮竹茹運脾胃，化瘀潤燥津液生。

403號方　溫胃防癌湯

組成：吳萸十克、烏藥十克、肉桂十克、黃芪三十克、三棱十克、莪朮十克、丹參十五克、沒藥八克、甘草六克。

方解：吳萸為芸香料落葉灌木或小喬木植物吳茱萸Euodia rutaecarpa (Juss.) Benth石虎E.rutaecarpa (Juss.) Benth. var. officinalis (Dode) Huang或疏毛吳茱萸E.rutaecarpa (Juss.) Benth. var. bodinieri (Dode) Huang將近成熟果實。又名左力、辣子、典藥子、茶辣等。含吳茱萸烯、吳茱萸內酯、吳茱萸酸、吳茱萸鹹等。性味辛、苦、熱；有小毒。入肝、脾、胃經。散寒止痛、疏肝下氣、燥濕。《本草綱目》：「吳萸，辛熱能散能溫，苦熱能燥能堅，其所治之證，皆取其散寒溫中燥濕解鬱之功而已。」藥理實驗：用兔髓電擊法證明吳萸10%醇提取物有鎮痛作用，其鎮痛效力和安替匹林或氨基比林大致相等，在寒冷時，比此二藥為強；吳萸中提取的生物鹹能鬆弛小腸平滑肌；100%吳萸煎劑對霍亂弧菌有較強的抑制效力；其水浸液對多種皮膚真菌有抑制作用。烏藥為樟科灌木或小喬木植物烏藥Lindera Strychifolia (Sieb.et zucc.) villar的根。又名台烏藥、旁其、風吹散等。含龍腦、倍半萜成份等。性味辛、溫。入肺、脾、腎、膀胱經。行氣止痛，溫腎散寒。《日華子本草》：「治一切氣，除一切冷，霍亂及反胃吐食，瀉痢，癥瘕痃癩，並解冷熱。」藥理實驗：以烏藥長期飼養大鼠，可使其體重增加較對照組為快；台烏藥對在位腸道有促進腸蠕動作用。肉桂為樟科常綠喬木植物肉桂Cinnamomum Cassia Presl的乾皮或粗枝皮。又名牡桂、玉桂、梫、木桂等。含桂皮醛、乙酸桂皮酯、乙酸苯內酯、黏液、鞣質等。性味辛、甘、熱。入腎、脾、心、肝經。補火助陽，散寒止痛，溫通經脈。《本草滙言》：「肉桂，治沉寒痼冷之藥也。」藥理實驗：肉桂有鎮靜、鎮痛、解熱作用；對革蘭氏陽性菌有抗菌作用和抗真菌作用；肉桂內服有健胃和驅風作用。以上三藥合為本方君藥組。黃芪甘溫，補氣升陽，利水退腫，托毒生肌。三棱、莪朮辛溫，破血祛瘀，行氣止痛。以上藥物均具抗癌作用（分別參見364、382、361號方）。共為本方臣藥組。丹參通行血脈，涼血消癰。沒藥散血化瘀，消腫生肌。二藥為本方使藥。甘草調和諸藥為使藥。

功效：溫中散寒，破血祛瘀，補氣升陽，防癌。

主治：萎縮性胃炎（寒凝型）。

用法：水煎劑，每日一劑，分二次服用。

歌訣：

溫胃防癌莪朮萸，丹參烏藥沒黃芪，
三棱肉桂與甘草，散寒活血補中氣。

404號方　黃連健胃飲

組成：黃連五百克、山楂片一千克、食醋五百毫升（瓶裝醋為優）、白糖五百克。

方解：黃連為毛茛科多年生草本植物黃連Coptis Chinensis Franch.和三角葉黃連C. deltoidea C.Y. Cheng et Hsiao或雲連C.teetoides S.Y. Cheng的根莖，根鬚及葉。又名王連、支連。含小檗鹼(Berberine)、黃連鹼(coptisine)、甲基黃連鹼(Worenine)等生物鹼，尚含黃柏酮(obakunone)、黃柏內酯(obakulactone)。性味苦、寒。入心、肝、胃、大腸經。清熱燥濕，瀉火解毒。《珍珠囊》：「其用有六：瀉心臟火，一也；去中焦濕熱，二也；諸瘡必用，三也；去風濕，四也；治赤眼暴發，五也；止中部見血，六也。」藥理實驗：黃連成分小檗鹼能抑制細胞黃酶的作用，而癌細胞黃酶含量低，故較正常細胞對小檗碱更為敏感，從而抑制細胞呼吸；黃連水浸物體外試驗以500ug/ml接種於JTC-26培養基時，對JTC-26抑制率為100%，但同時對人的正常纖維胚胎細胞抑制率亦為100%，小檗碱能抑制癌細胞的核酸合成，抑制嘌呤核甙酸合成的中間體羧胺的利用；小檗碱對小鼠遭受CO_{60}、γ-射綫照射而致的死亡有某些保護作用；體外試驗，黃連或小檗碱對溶血性鏈球菌、腦膜炎球菌、肺炎球菌、霍亂弧菌等有較強的抑制作用；煎劑既有良好的抗菌作用；小檗碱能鬆弛血管平滑肌，呈現血管擴張作用，並對胃、腸道平滑肌有興奮作用；黃連還有促進胆汁分泌作用。故被本方選為君藥。山楂味酸而甘，微溫不熱，功擅助脾健胃，促進消化，為消油膩肉食積滯之要藥。經藥理實驗證明，山楂還有抗癌作用（參見401號方）。為本方臣藥。食醋性溫味酸，散瘀，解毒，下氣消食，開胃氣，為本方佐藥。白糖甘、平，潤肺生津，助脾氣，緩肝氣為使藥。

功效：清熱健脾，消食化積，防癌。

主治：萎縮性胃炎（胃酸少型）。

用法：加開水四千毫升，混合浸泡七天，即可服用。每日三次，每次五十毫升，飯後服。

歌訣：

黃連健胃酸自發，米醋白糖配山楂，
混泡七日即可服，萎縮病變胃酸加。

405號方　白朮益胃湯

組成： 白朮二十克、炙甘草十克、白芍十五克、雞內金十克、烏梅二十克、延胡索十克、枳殼十克、白蔻仁十克。

方解： 白朮為菊科多年生草本植物白朮Atractylodes macrocephala koidz.的根莖。又名于朮、山薊、朮、乞力伽、山精等。含揮發油1.4%，主要成份為蒼朮醇(Atractylol)、蒼朮酮(Atractylon)，並含維生素A。性味苦、甘、溫。入脾、胃經。補氣健脾，燥濕利水，益胃和中，止汗。《醫學啟源》：「除濕益燥，和中益氣，溫中，去脾胃中濕，除胃熱，強脾胃，進飲食，和胃，生津液，生肌熱，四肢困倦，目不欲開，怠惰嗜臥，不思飲食，止渴，安胎。」藥理實驗：白朮乙醇提取物對小鼠S_{180}腹水型抑制率為22.

8%，熱水提取物抑制率為32.1%；白朮揮發油小鼠體內篩選，有抗癌活性作用；白朮水浸液在試管內對絮狀表皮癬菌、星形奴卡氏菌有抑制作用；煎劑對腦膜炎球菌有抑制作用；白朮對各種動物如犬、大鼠、兔等有明顯而持久的利尿作用；小鼠每天灌服白朮煎劑6g/kg體重，共一月，能促進小鼠體重增加及肌力增加（游泳試驗）。甘草為豆科多年生草本植物甘草Glycyrrhiza uralensis Fisch.的根及根莖。又名美草、蜜甘、國老、甜草等。含三萜皂甙甘草酸(Glycyrrhizin acid)，即甘草甜素(Glycyrrhizin)，是甘草次酸(Glycyrrhetinic acid, Glycyrrhetic acid)的二葡萄糖醛酸甙，為甘草的甜味成份。甘草根的水解產物中尚分出烏熱酸(Uralenic acid)，為18a-甘草次酸、黃酮成份等。性味甘、平。入心、肺、脾、胃經。補脾益氣，瀉火解毒，和中緩急，潤肺止咳為其功效。《珍珠囊》：「補血，養胃。」藥理實驗：甘草次酸對大白鼠移植的oberling Guerin骨髓瘤有抑制作用；甘草酸胺鹽，甘草次酸鈉及甘草次酸衍生物的混合體，對小鼠艾氏腹水癌及肉瘤均有抑制作用，口服亦有效；甘草甜素、甘草甙對大鼠腹水肝癌及小鼠艾氏腹水癌細胞，能產生形態學上的變化；甘草甜素可抑制皮下的吉田肉瘤，甘草甜素有預防癌症發生的作用，給小鼠餵以致癌物質3Me-DAB，同時每周肌注甘草甜素1mg。對照組從第三個月起便出現嚴重的肝損害，第十二個月處死的四隻中，有三隻發生了肝癌。而實驗組在全部實驗過程中，未見肝癌發生，大多數都保持着正常肝細胞結構，未見肝損害；甘草熱水提取物對JTC-26細胞抑制率達70-90%，對癌細胞有強抑制的同時，對正常細胞僅微有抑制反應；甘草尚有抗菌、抗炎、抗變態反應的作用和增加小鼠體重和肌力的作用。與白朮共為本方君藥。雞內金甘平，運脾消食，寬中磨胃。白芍酸寒，養血斂陰，柔肝潛陽，緩急止痛。烏梅酸平，斂肺生津，益精開胃。三藥共為本方臣藥組。延胡索辛散溫通，活血行氣。枳殼苦瀉辛散，破氣除脹，消積導滯。二藥共為本方佐藥。白蔻仁辛溫芳香，化濕行氣，溫中止嘔為使藥。

功效：健脾益氣，溫中養胃，防癌。

主治：萎縮性胃炎（脾虛濕阻型）。

用法：水煎劑，每日一劑，分三次服用。

歌訣：

烏梅朮草雞內金，健脾養胃又生新，
元胡芍藥白豆寇，枳殼理氣又引經。

406號方　百合逍遙湯

組成：百合二十五克、柴胡十克、當歸十克、白芍十克、甘草六克、明黨參十克、山藥十克、鬱金十克、烏藥十克、烏梅十克、甘松五克。

方解：百合為百合科多年生草本植物百合Lilium brownii F.E. Brown var. colchesteri wils.和細葉百合Lilium pumilum DC.的肉質鱗莖。又名重邁、中庭、夜合花、白百合等。含秋水仙碱等多種生物碱及澱粉、蛋白質、脂肪等。性味甘、微寒。入肺、心經。潤肺，滋陰，清心，安神為其功效。《日華子本草》：「安心，定胆，益志，養五臟。」藥理實驗：秋水仙碱對細胞的有絲分裂有抑制作用，體外組織培養濃度在0.lug/ml時就有抑制癌細胞活性的作用；百合對小鼠S_{180}、U_{14}有抑制作用；百合粉還有良好的止血效果。故百合為本方君藥。柴胡、當歸、白芍、甘草為疏肝解鬱名方「逍遙散」主藥。其中柴胡宣暢氣血，推陳致新，疏達肝氣鬱結。當歸補血活血，芍藥養血調肝，甘草健脾，益氣，溫中，和胃。四藥合用，使肝氣疏暢，脾得健運，調和肝胃，為本方臣藥組。黨參甘涼，平肝和胃，補氣生津。山藥健脾補肺，固腎益精。鬱金行氣解鬱，涼血破瘀。烏藥順氣開鬱，散寒止痛。烏梅收斂生津。以上五藥共為本方佐藥組。甘松理氣止痛，醒脾健胃為使藥。

功效：疏肝和胃，益氣生津，防癌。

主治：萎縮性胃炎（肝胃不和型）。

用法：水煎劑，每日一劑，分三次服用，三個月為一療程。

歌訣：

逍遙散去茯苓朮，山藥鬱金百合固，
黨參烏藥烏梅子，甘松為使肝胃舒。

407號方　山藥健脾粉

組成：蒸熟山藥一百克、生雞內金一百克、醋製半夏六十克、甘草三十克。

方解：山藥為薯蕷科多年生纏繞草本植物薯蕷Dioscorea opposita Thunb.的塊莖。又名山芋、兒草、白藥子等。含皂甙、黏液質、胆鹼、澱粉、維生素等。性味甘、平。入肺、脾、腎經。健脾補肺、固腎益精。《綱目》：「益腎氣，健脾胃，止泄痢，化痰涎，潤皮毛。」為本方君藥。雞內金為雉科動物雞Gallus gallus domesticus Brisson.的砂囊的角質內壁。又名化石胆、雞中金、雞肫皮等。含胃激素(Ventriculin)、角蛋白等。性味甘、平。入脾、胃、小腸、膀胱經。消積滯、健脾胃。藥理實驗：雞內金體外試驗有抑制腫瘤細胞的作用；人口服雞內金後，胃液分泌量、酸度及消化力均增高，藥後胃運動機能明顯增強，胃排空率也大大提高。由於以上作用，本方以雞內金為臣藥。醋製半夏以減輕半夏毒性，以加強消痞散結之功，為本方佐藥。甘草補中益氣，調和藥性為使藥。

功效：健脾消積，防癌。

主治：萎縮性胃炎（脾胃虛弱型）。

用法：上藥共研細末。每次三克，每日三次。飯前溫開水冲服。

歌訣：

山藥健脾益腎陰，甘草半夏雞內金，

消滯解毒又防癌，萎縮胃炎此方新。

408號方　石斛益胃湯

組成：石斛三十克、太子參十五克、白芍二十克、甘草二十克、川蓮十克、吳萸十克、煅瓦楞子十克、川楝子十克、延胡索十克、麥芽三十克。

方解：石斛為蘭科多年生常綠草本植物金釵石斛Dendrobium nobile Lindl.及同屬多種植物的莖。又名林蘭、禁生、杜蘭、金釵花等。含石斛碱(Dendrobine)、石斛胺(Dendramine)、石斛次碱(Nobilonine)、黏液質、澱粉等。性味甘、微寒。入胃、腎經。養胃生津，滋陰除熱。徐究仁：「石斛功能清胃生津，胃腎虛熱者最宜。」藥理實驗：石斛煎劑對孤兒病毒ECHO$_{11}$所致的細胞病變有延緩作用。太子參又名孩兒參。性味甘、苦，微溫。入心、脾、肺經。補肺健脾，補氣生津。太子參作用近似人參（參見364號方），但藥力較弱，是補氣藥中的一味清補之品。白芍、甘草配伍，有和營散逆，舒攣止痛作用，且甘草還有較好的抗癌作用和使變異細胞逆轉的作用。以上四藥共為本方君藥組。川連、吳萸為「左金丸」組方，黃連苦寒，善清胃火，瀉肝火。肝火得清則不橫逆犯胃，肝胃和則氣不上逆；胃火得降其氣自降。吳萸行氣解鬱，疏肝降逆。二藥合用，清熱疏肝，降逆止嘔。川楝子行氣止痛。瓦楞子化瘀散結。以上四藥合為本方臣藥組。延胡索行氣活血，沒藥散血化瘀為佐藥，麥芽消食和中，健脾開胃為使藥。

功效：滋陰養胃，疏肝清熱，防癌。

主治：萎縮性胃炎（陰虛肝陽亢型）。

用法：水煎劑，每日一劑，分三次服用。

歌訣：

石斛益胃左金丸，太子芍藥草川楝，
延胡瓦楞與沒藥，麥芽為使服之安。

409號方　加味六君子湯

組成：茯苓十五克、陳皮十克、半夏十五克、甘草三克、白朮十克、黨參十克、吳萸十克、白芍十克、川連十克、瓦楞子十克、木香十克。

方解：本方由健脾止嘔良方「六君子湯」加味而來。方中茯苓為多孔菌科真菌茯苓 poria cocos (Schw.) Wolf. 的菌核。又名茯靈、雲苓、松苓、茯菟等。含β-茯苓聚糖

(β-pachyman)和三萜類化合物乙酰茯苓酸(pachymic acid)、茯苓酸(Tumulosic acid)等，此外尚含脂肪、樹脂、糖類、氨基酸等有機物。性味甘、淡、平。入心、脾、腎經。利水滲濕，健脾安神為其功效。《本草衍義》：「茯苓、茯神，行水之功多，益心脾不可闕也。」藥理實驗：茯苓的水溶性葡聚糖成份對小鼠S_{180}有明顯的抑制作用，抑制率可達80-96%；茯苓的乙醇提取物對小鼠S_{180}腹水型抑制率為6.5%；茯苓能提高巨噬細胞吞噬功能，促進免疫球蛋白形成；茯苓對家兔離體腸道有直接鬆弛作用，對大鼠幽門結構所形成的潰瘍有預防效果。陳皮氣香性溫，能行能降，有理氣運脾，調中快膈之功，並為脾肺二經氣分藥，既能理氣，又能燥濕。半夏辛溫，燥濕化痰，降逆和胃，消痞散結。《藥性論》：「消痰，下肺氣，開胃健脾，止嘔吐，去胸中痰滿。」甘草甘平，補脾益氣，瀉火解毒，緩急止痛，並且抗癌作用（參見405號方）。以上四藥合用，共呈調中理氣，燥濕化痰，降逆和胃之效，為本方臣藥組。白朮甘溫，補氣健脾，益氣固表，燥濕利水。黨參為桔梗科多年生草本植物黨參Codonopsis pilosula (Franch.) Nannf.及同屬多種植物的根。野生者稱野台黨，栽培者稱潞黨參。含皂甙、生物鹼、糖類、澱粉、黏液、揮發油等。性味甘、平。入脾、肺經。補中益氣，生津養血。《本草從新》：「主補中益氣，和脾胃，除煩渴，中氣微弱，用以調補，其為平妥。」藥理實驗：黨參根的醇，水浸膏口服或皮下注射，可使正常兔的紅細胞及血紅蛋白增加；黨參總甙長期餵養兔，可增加紅細胞數，增加體重，對松節油引起的白細胞增多症有治療和預防功效。故本方以白朮和黨參為臣藥。吳萸、川連共用，清肝瀉火，降逆止嘔。白芍養血柔肝，斂陰止痛，平抑肝陽。瓦楞子消痰化瘀，軟堅散結。以上四藥合為本方佐藥組。木香行氣調中為使藥。

功效：疏肝理氣，健脾和胃，防癌。

主治：萎縮性胃炎（肝氣橫逆、肝胃不和型）。

用法：水煎劑，每日一劑，分三次服用。

歌訣：

四君陳夏加味湯，白芍瓦楞合木香，
吳萸黃連名左金，胃酸缺乏選良方。

410號方　黛蛤清胃飲

組成：黛蛤散二十克、黃芩十克、天花粉十二克、北沙參十克、山楂十克。

方解：黛蛤散由青黛和蛤粉等量配製而成。青黛含靛甙、靛玉紅、β-谷甾醇。蛤粉含碳酸鈣、殼角質等。功效清熱解毒，軟堅散結。藥理實驗：靛玉紅對實驗動物淋巴細胞性白血病—7212小鼠有延長存活期的作用；靛玉紅皮下、腹腔注射200mg/kg體重，對大鼠WK-256抑制率為47-58%；靛玉紅能提高單核巨噬細胞的吞噬功能；青黛醇浸液在體外對肺炎球菌、痢疾桿菌、金黃色葡萄球菌等皆有抑制作用。黛蛤散既有青黛功效，又有蛤殼的作用。為本方君藥。黃芩為唇形科多年生草本植物黃芩(Scutellaria baicalensis Georgi)的根。又名黃文、印頭、內虛、空心草等。含黃芩甙元(Baicalein)、黃芩甙(Baicalin)、漢黃芩素(Wogonin)、漢黃芩甙(Wogonside)、黃芩新素(Neobaicalein)、苯甲酸、β-谷甾醇(β-sitosterol)等。性味苦、寒。入肺、胃、胆、大腸經。清熱燥濕，瀉火解毒，止血安胎。《別錄》：「療痰熱，胃中熱。」藥理實驗：體外試驗，黃芩熱水提取物對JTC-26抑制率為100%，對白血病細胞有抑制作用；體內試驗，黃芩乙醇提取物對小鼠S_{180}抑制率為37.7%，熱水提取物為11.5%；黃芩甙、甙元有抗炎、抗變態反應的作用；黃芩具有較廣的抗菌譜，對痢疾桿菌、綠膿桿菌、鏈球菌、金黃色葡萄球菌等均有抑制作用。天花粉苦寒，能降心火，清胃熱，生津止渴，排膿散腫。同黃芩共為本方臣藥。北沙參滋陰養胃。益氣生津為佐藥。山楂消食化積，活血散瘀為使藥。

功效：清熱解毒，滋陰防癌。

主治：萎縮性胃炎伴腸上皮化生者。

用法：水煎劑，每日一劑，分三次服用。

歌訣：

黛蛤清胃又軟堅，沙參花粉滋陰全，

黃芩苦寒清濕熱，山楂消食瘀滯散。

411號方　溫胃散結湯

組成：黃芪三十克、肉桂十克、吳萸十克、片薑黃十克、三棱十克、莪朮十克、丹參十克、川芎十克、桃仁十克、紅花十克、枳殼十克、甘草六克。

方解：黃芪為豆科植物。主要成份有糖類、苦味素、胆鹼、葉酸、β-谷甾醇等。性味甘、溫。補氣升陽，益衛固表，托毒生肌，利水退腫為其基本功效。藥理實驗表明黃芪還有良好的抗癌作用和抗菌消炎作用以及增強機體免疫功能的作用（詳見364號方）。肉桂辛熱純陽，既能散沉寒，又能通血脈。吳萸辛熱，溫中散寒，下氣降逆，並善解肝經鬱滯以止痛。以上三藥合用，補氣助陽，共為本方君藥組。薑黃為薑科多年生宿根草本植物薑黃Curcuma Longu L.的根莖。又名寶鼎香、黃薑。含揮發油。油中主要含薑黃酮(Turmerone)、薑油烯(Zingerene)、水芹烯(Phellandrene)、1.8—桉葉素(Cineole)、龍腦(Borneol)、薑黃素(Curcumin)、糖類、澱粉、脂肪油等。性味辛、苦、溫。入肝、脾經。破血行氣，通經止痛。《日華子本草》：「治癥瘕血塊……下食。」藥理實驗：50%的薑黃煎劑可促進小鼠食慾；薑黃素及揮發油部分對金黃色葡萄球菌有較好的抗菌作用；煎劑對接種病毒的小鼠能延長生存時間；薑黃煎劑還有鎮痛作用。三棱、莪朮破血祛瘀，行氣止痛，消積，並具抗癌作用（分別參見382號方和361號方）。同薑黃合為本方臣藥組。丹參、川芎、桃仁、紅花均為活血祛瘀藥物，相互配伍應用，加強共性而又彌補各自之不足，取長補短，共呈活血、補血、養血、行氣、止痛之效，為本方佐藥組。枳殼行氣寬中，除脹消痞。甘草調和諸藥。二藥共為本方使藥。

功效：溫中散結，防癌。

主治：萎縮性胃炎伴腸上皮化生。

用法：水煎劑，每日一劑，分三次服用。

歌訣：

溫胃散結吳茱萸，三棱莪朮與黃芪，

肉桂薑黃桃花草，枳殼寬中又行氣。

412號方　養陰益胃湯

組成：天冬三十克、麥冬十五克、生地十五克、石斛十克、玉竹十克、百合十克、烏梅十五克、白芍十克、川楝子十克、火麻仁十克、甘草六克。

方解：天冬為百合科多年生攀援狀草本植物天門冬Asparagus Cochinchinensis (Lour.) Merr.的塊根。又名明天冬、萬歲藤、天棘等。含天門冬素（天冬酰胺Asparagine）、黏液質、β-谷甾醇、甾體皂甙等。性味甘、苦，大寒。入肺、腎經。清熱降火，滋陰潤燥。元•張元素：「苦以瀉滯血，甘以助元氣。」藥理實驗：對小鼠S_{180}和白血病細胞有抑制作用；動物體內實驗，有抗腫瘤活性作用；乙醇提取物對人體腫瘤有抑制作用，可使51-100%的腫瘤細胞發生改變；能延長抗體存活時間，從而增強機體的體液免疫功能；體外試驗，天門冬對急性淋巴細胞型白血病、慢性粒細胞型白血病及急性單核細胞型白血病細胞的脫氫酶有一定的抑制作用；天門冬煎劑體外試驗對多種細菌有不同程度的抑菌作用。百合味甘微寒，滋陰、清心、安神。生地、麥冬、石斛、玉竹滋陰潤燥，益胃生津為其共性、又具清熱涼血，清心除煩，潤陰通便，止血安神之個性，與天冬、百合配伍，加強滋陰養胃，生津止渴功效，共為本方君藥組。烏梅酸平，益胃生津，收斂止血。白芍養血斂陰，柔肝平陽，緩急止痛。二藥共為本方臣藥。川楝子苦寒性降，疏肝泄熱，行氣止痛。火麻仁潤燥活血，補中益氣。二藥共為本方佐藥。甘草調和諸藥為使藥。

功效：滋陰養胃，補中防癌。

主治：萎縮性胃炎伴腸上皮化生（陰液枯涸、胃失濡養型）。

用法：水煎劑，每日一劑，分三次飯後服用。

歌訣：

養陰益胃二冬竹，生地百合環石斛，
烏梅芍藥川楝子，麻仁甘草與之服。

413號方　鵝血飲

組成：白鵝一隻。

方解：鵝血為鴨科動物鵝Anser domestica Gese的血。鵝血主要成份為蛋白質，尚含碱性磷酸酶、乳酸脱氫酶、鈣、磷、維生素等。性味鹹、平，微毒。入脾、胃、肺經。解毒，消食，湧吐。《本草拾遺》：「愈噎膈反胃，生津，以白者勝。」藥理實驗：用鵝全血給患艾氏腹水癌小鼠，口服七天，可使腹水形成受阻，抑制率達40%，且能使癌細胞核發生溶解，退變；鵝含較高的球蛋白，碱性磷酸酶和乳酸脱氫酶較鴨血為低，鵝的免疫器官胸腺組織較發達，周圍血的白細胞總數正常值較其他家禽高，接受鵝血治療的病人和動物瘤細胞在形態學上也有不同程度的質的變化。提示鵝血抗癌作用可能是通過激發人體抗癌免疫因子而發揮作用的；鵝血能解各種毒。用鵝血治療萎縮性胃炎取其解毒防癌、補中生津、助消化等功效，達扶正驅邪、攻補兼施之目的。

功效：補中和胃，解毒防癌。

主治：萎縮性胃炎、胃潰瘍。

用法：將鵝宰後，飲其熱血。

歌訣：

鵝血內含球蛋白，並有乳酸脱氫酶，
生津潤燥增免疫，補氣養血調脾胃。

二十六、胃潰瘍驗方選

㈠發病概況：

慢性胃潰瘍是胃部的常見疾病，國外人群調查其患病率為10%左右。中國目前尚無大批人群的發病率統計材料，一般認為人口中約10%在其一生中患過此病。從胃鏡檢查統計中，胃潰瘍的檢出率為8.2-12.0%。胃潰瘍可發生於任何年齡，以四十五至五十五歲最多見，男女比例基本相同，男性稍佔優勢。

關於胃潰瘍癌變，一直是有爭論的問題，大多數學者認為，良性潰瘍惡變的發生率為5%左右，癌起源於良性潰瘍的發生率約為10-15%。也有的學者對潰瘍癌變的可能性不作肯定或否定的結論。國外學者從一九二五年就提出胃潰瘍惡變的理論，他們認為應該將瘢痕性潰瘍及淺表性潰瘍邊緣再生的黏膜出現的癌組織，均應歸入潰瘍的癌變。據中國文獻報導，6-18%的胃潰瘍可以發生癌變。七十年代以來的資料表明，胃潰瘍癌變的百分比似有增高趨勢，有統計最高達29.4%的胃癌來自胃潰瘍。Lorson對三百九十一例胃潰瘍觀察十至十九年，癌變率為12.3%。中國報導一組慢性胃潰瘍癌變二百一十九例，佔同期胃潰瘍病人的4.8-10.1%，佔胃癌患病者的3.9-12.0%。

由良性胃潰瘍發展成胃癌，往往有一個相當長的演變過程，癌變一般發生於潰瘍的周圍黏膜。這些部位的黏膜在潰瘍活動時發生糜爛，在反覆破壞和有害因素的刺激下可發生黏膜上皮再生、增生和不典型增生而致惡變。近年來，由於診斷的檢查方法的進展，發現局限於黏膜的早期胃癌可發生糜爛和潰瘍，其組織面可以被繼發性消化性潰瘍所改變。這些癌性潰瘍可以像良性潰瘍那樣修復，而且潰瘍和修復可以反覆出現，病程因此可以延長達幾個月甚至更長。所以，過去認為是胃潰瘍惡變的病例中，其實有一部分一開始就是惡性潰瘍，並非以後才轉變的。上述結果表明，胃癌確有一部分是由良性潰瘍轉變而來，而胃潰瘍中本身就有惡性者。故對胃潰瘍應高度重視，特別是年齡在四十五歲以上的頑固性潰瘍。對其積極的治療和預防，以防止胃癌的發生將有重要的意義。

(二)檢查與診斷：

上腹痛為胃潰瘍的主要症狀，可為鈍痛、灼痛、脹痛或劇痛。典型者呈輕度或中度持續性疼痛，位於劍突下上腹部，可被制酸劑或進食所緩解。另外可有食慾不振、消瘦和出血等表現以及劍突下輕壓痛等體徵。胃液分析，胃潰瘍患者胃酸分泌正常或稍低於正常。五肽胃泌素作刺激試驗，如果為最大酸排量（MAO），證明胃酸缺乏，應屬高度懷疑癌性潰瘍。大便隱血試驗三天素食後為陽性，提示潰瘍有活動性，經積極治療，多在一至二周內轉陰。胃潰瘍病人大便隱血持續陽性，提示有癌變可能。胃鏡下可見潰瘍呈圓形或橢圓形，直徑一般小於2cm，邊緣光滑無結節，底部平整覆有白色或灰白色苔，周圍黏膜腫脹發紅，有時可見皺襞向潰瘍集中。胃鏡檢查應常規在潰瘍邊緣取活檢，以此區別良惡性病變。另外，χ光鋇餐可作為輔助檢查。

㈢治療：

西醫對本病的治療主要是消除症狀，促進潰瘍愈合，預防復發和避免併發症。制酸劑、抗胆碱能藥物、H_2-受體拮抗劑以及加強保護因素的藥物和抗菌藥物的應用等。對於嚴重者，可手術切除病變部位。

中醫認為本病屬於「胃脘痛」、「噎膈」、「反胃」、「心下痞」等範疇。多為脾胃虛寒，中焦受阻；肝鬱氣滯，肝胃不和；胃熱傷陰，熱毒凝滯；脾腎陽虛，氣血雙虧以及氣滯血凝，瘀阻胃絡等所致。治以溫脾健胃，補中益氣；疏肝理氣，和胃止痛；養陰柔肝，清熱解鬱以及溫脾益腎，氣血雙補；活血化瘀，通經活絡等法則。方選：

414號方　猬皮核桃丸

組成：刺猬皮十克、核桃仁十二克、大棗六枚、蜂蜜適量。

方解：刺猬皮為刺猬科動物刺猬Erinaceus europaeus L.的皮。又名仙人衣。刺猬皮上層的刺是由角蛋白（Keratin）所成，為本品的主要成份。下層的真皮層主要為膠原（collagen）與其他蛋白質如彈性硬蛋白（Elastin）之類和脂肪等所成。性味苦、平。入胃、大腸、腎經。收斂固精，降氣定痛，涼血止血。孟詵：「燒灰酒服治胃逆，又煮汁服止反胃。」臨床用以治反胃嘔吐，腹痛疝氣有效。為本方君藥。核桃仁為胡桃科落葉喬木植物胡桃Juglans regia L.的果實的核仁。又名胡桃肉。含脂肪油、蛋白質、糖類等。性味甘、平。入肺、腎經。功效補腎固精，溫肺潤腸。藥理實驗：未成熟的果實的酒浸物對艾氏腹水型癌實體和S_{180}、S_{37}有抑制作用；黑胡桃對小鼠自發性乳腺癌和艾氏腹水癌有抑制作用；核桃茶醌及多糖有抑制S_{180}和艾氏腹水癌細胞核的分裂作用；小鼠腹腔注射青核桃醇提物測LD50為214g/kg，毒性甚低；給犬餵含胡桃油的混合脂肪飲食，可使其體重增加很快，並能使血清白蛋白增加。故本方選核桃仁為臣藥。大棗甘溫，補中益氣，養血安神為佐藥。蜂蜜補中緩急，潤腸通便為使藥。

功效：收斂止血，補中益氣，解毒防癌。
主治：慢性胃瘍潰、十二指腸潰瘍。
製法：上藥搗碎研細，攪成糊狀，加蜂蜜製成丸劑，每丸重六克。
用法：每次一丸，每日三次。四十五天為一療程。
注意事項：服藥期間，忌茶及柿子等物。
歌訣：
猬皮刺含角蛋白，伍用核桃防胃癌，
紅棗安神抑惡變，蜂蜜解毒瘀滯開。

415號方　白芨斂瘍膠囊

組成：白芨十五克、田三七三克、川貝母五克、黃連五克、沉香三克。
方解：白芨為蘭科多年生草本植物白芨Bletilla Striata (Thunb.) Reichb. f.的地下塊莖。又名連及草、箬蘭、朱蘭、白芨等。含澱粉、葡萄糖、揮發油、黏液質、白芨甘露

聚糖 (Bletilla mannan)。性味苦、甘、澀，微寒。入肺、肝、胃經。功效收斂止血，消腫生肌。《本經》：「主癰腫惡瘡敗疽，傷陰死肌，胃中邪氣，賊風……痱緩不收。」藥理實驗：白芨根磨成細粉或白芨煎煮後所得膠狀液摻入澱粉烘乾研末，於狗肝上行止血試驗，七隻狗有六隻在六分鐘內達滿意的止血效果。止血試驗後八至二十七天將狗殺死檢查，七隻中除一隻感染外，其餘的出血部位均與大網膜形成黏連，結締組織反應輕微，顯微鏡下組織反應亦輕微。白芨水煎劑濃縮成膏也有明顯的止血效果；白芨對實驗性胃、十二指腸穿孔有治療作用；體外試驗，白芨對結核桿菌及奧杜盎氏小芽胞菌有抑制作用。臨床用白芨治療胃，十二指腸潰瘍出血以及穿孔獲得較為滿意的療效。本方以白芨為君藥。三七為五加科多年生草本植物三七Panax notoginseng (BurR.) F.H.Chen的根。又名田七、金不換、血參。含皂甙：五加皂甙Ａ (Arasaponin A, $C_{23}H_{52}O_{10}$)、五加皂甙Ｂ (Arasaponin B, $C_{23}H_{38}O_{10}$) 等。性味甘、微苦，溫。入肝、胃經。功效化瘀止血，活血定痛。《玉楸藥解》：「和營止血，通脈行瘀，行瘀血而斂新血……一切瘀血皆破；……一切新血皆止。」藥理實驗：三七熱水提取物有很強的抑癌效果，體外試驗，對JTC-26抑制率高達90%以上；體內試驗，對小鼠S_{180}有抑制作用；三七中的多糖以2.5mg/kg體重口飼移植S_{180}的小鼠，二周後腫瘤縮小，五周後，十隻小鼠中有六隻的腫瘤已全部消失；三七有抗噬菌體的作用；三七能縮短家兔凝血時間；三七對新城病毒和皮膚真菌有抑制作用，並對犬有利尿作用。川貝母苦、甘，微寒。清熱化痰，散結防癌（詳見378號方），與三七合為本方臣藥。黃連苦寒，善去中焦濕熱，解毒消癰為佐藥。沉香辛香溫通，降逆調中為使藥。

功效：收斂止血，解毒防癌。

主治：胃潰瘍（出血型）。

製法：上藥共研細末，裝入中號膠囊備用。

用法：每次八粒，每日三次，空腹服用，三個月為一療程。

歌訣：

白芨斂瘍用沉香，黃連三七醫潰瘍，

貝母化痰清濕熱，共研細末裝膠囊。

416號方　化濕健脾方

組成：蒼朮十五克、厚朴十二克、雲苓十五克、白芷十五克、粳米十五克、敗醬草三十克、白芨十五克、陳皮十克、甘草九克。

方解：蒼朮為菊科植物。性味辛、苦、溫。入脾、胃經。芳香燥烈，有較強的燥濕健脾作用，凡濕阻中焦，運化失司，蒼朮實為要藥。《珍珠囊》：「能健胃安脾，諸濕腫非此不能除。」雲苓即茯苓，為多孔菌科真菌茯苓的菌核。性味甘、淡、平。入心、脾、腎經。利水滲濕，健脾，安神，並具抗癌作用（藥理作用參見409號方）。厚朴為木蘭科植物，藥用樹皮、根皮。性味苦、辛、溫。入脾，胃經。功效行氣燥濕，消脹除滿。《別錄》：「消痰下氣，療霍亂及腹痛脹滿。」與蒼朮、茯苓配伍應用，共呈燥濕健脾，理氣消脹之效，為本方君藥組。敗醬草為敗醬科多年生草本植物黃花敗醬patrinia Scabiosaefolia Fisch. ex Link.和白花敗醬P.villosa Juss.的帶根全草。又名馬草、澤敗、胭脂麻、苦菜等。含揮發油、黑芥子甙、莫羅忍冬甙(Morroniside)、番木鱉甙(Loganin)、白花敗醬甙(Villoside)、齊墩果酸、生物碱、澱粉等。性味辛、苦、微寒。入胃、大腸、肝經。清熱解毒，消癰排膿，祛瘀止痛為功效。藥理實驗：敗醬草熱水浸出物對JTC-26抑制率為50-70%；敗醬草根的熱水浸出物對JTC-26抑制率達98.2%，不抑制正常細胞，反而100%的促進正常細胞的生長；敗醬根的熱水提取物腹腔注射給荷瘤小鼠（S180），抑制率為57.4%；敗醬草對多種細菌有抑制作用。白芷辛溫，祛風燥濕，消腫止痛。粳米補中益氣，健脾和胃，除煩渴，止瀉痢，與敗醬草、白芷共為本方臣藥。白芨收斂止血，消腫生肌。陳皮理氣調中，燥濕化痰，共為本方佐藥。甘草調和藥性為使藥。

功效：化濕健脾，解毒防癌。

主治：胃、十二指腸潰瘍（脾虛濕阻型）。

用法：水煎劑，每日一劑，分二次飯前服用。

歌訣：

朮甘皮厚平胃湯，加入粳米健胃方，

白芷雲苓敗醬草，白芨收斂治潰瘍。

417號方　烏賊抗瘍方

組成：烏賊骨二十五克、白芨十五克、香附十克、黃芪二十克、烏藥七克、肉桂三克、白芍十二克、當歸九克、元胡九克、甘草九克。

方解：烏賊骨為烏鰂科動物曼氏無針烏鰂Sepiella maindroni de Rochebrune或金烏鰂Sepiaesculenta Hoyle的內貝殼。又名海螵蛸、烏鰂骨、墨魚蓋。含碳酸鈣80-85%，殼角質6-7%，黏液質10-15%，並含少量氯化鈉、磷、鈣、鎂鹽等。性味鹹、澀，微溫。入肝、腎經。功效收斂止血，固精縮尿，制酸止痛，收濕斂瘡。《現代實用中藥》：「為制酸藥，對胃酸過多、胃潰瘍有效。」藥理實驗：烏賊骨水提取物對小鼠S_{180}，克雷布斯-2有抑制作用；烏賊骨中所含碳酸鈣可作制酸劑。臨床以烏賊骨為主藥，內服治療胃、十二指腸潰瘍及其由潰瘍所致的出血，穿孔均有較好療效。一般服藥三至五日即可開始生效，食慾轉佳，呑酸或上腹疼痛減輕或消失，大便恢復正常，多數患者經一至三個月治療後症狀體徵均消失或顯著改善，χ光複查壁龕消失或有進步。白芨為蘭科植物，性味苦澀微寒。收斂止血，消腫生肌。臨床用烏賊骨粉、白芨粉呑服治療胃潰瘍出血，一般在三至七日內即收到止血效果，嘔血停止，便色恢復正常，大便潛血試驗轉陰。故二藥為本方君藥。黃芪甘溫，補氣升陽，托毒生肌，利水退腫，又具良好的抗癌作用（詳見364號方）。香附辛散，微苦能降，微甘能和，性平而不寒不熱，善於疏肝解鬱，調理氣機，具有行氣止痛，散結功效。烏藥辛開溫散，亦善疏通氣機，順氣暢中，散寒止痛。肉桂既散沉寒，又通血脈，補火助陽。上述四藥合用，補氣行氣，溫經通脈，散寒止痛，共為本方臣藥組。當歸補血活血，消腫生肌。白芍養血斂陰，緩急止痛。元胡活血行氣，逐瘀止痛。三藥為本方佐藥組。甘草緩和藥性為使藥。

功效：收斂止血，理氣活血，防癌。

主治：胃、十二指腸潰瘍出血、穿孔。

用法：水煎劑，每日一劑，分三次服用。

歌訣：

止血抗瘍賊骨芨，白芍甘草與黃芪，

香附肉桂當烏藥，元胡止痛又行氣。

418號方　仙鶴健脾湯

組成：仙鶴草六十克、白芍十克、七葉蓮三十克、炙甘草十克。

方解：仙鶴草為薔薇科植物。主要含仙鶴草素、仙鶴草內酯、皂甙等。性味苦、辛、平。入肺、肝、脾經。止血健脾為功效。經藥理實驗和臨床應用表明，仙鶴草還具抗癌和抗菌消炎作用（參見356號方）。為本方君藥。白芍酸寒，養血斂陰，緩急止痛，平抑肝陽。所含芍藥甙具良好的解痙止痛作用。為本方臣藥。七葉蓮味苦性溫，行氣止痛，活血消腫，強壯筋骨。為本方佐藥。炙甘草補中益氣，溫中和胃為使藥。

功效：養血止血，解毒健脾，防癌。

主治：胃、十二指腸潰瘍出血型。

用法：水煎劑，每日一劑，分三次服用。一個月為一療程。

歌訣：

仙鶴健脾消胃炎，白芍炙草七葉蓮，
止血養血除濕熱，抑制增生防惡變。

419號方　公英消炎湯

組成：蒲公英二十克、紅藤十二克、白芍十二克、烏藥六克、木香四點五克、陳皮四點五克、甘草六克。

方解：蒲公英為菊科多年生草本植物蒲公英Tara xacum mongolicum Hand-mazz.及其多種同屬植物的帶根全草。又名地丁、仆公英、黃花三七等。含蒲公英醇(Taraxasterol)、胆碱(Choline)、菊糖(Inulin)和果膠(Pectin)等，性味苦、甘、寒。入肝、胃經。清熱解毒，利濕散結。《本草衍義補遺》：「解食毒，散滯氣，化熱毒。消惡腫結核療腫。」藥理實驗：蒲公英熱水浸出物對小鼠S_{180}抑制率為43.5%，對小鼠艾氏腹水癌腹腔後期及隔日給藥，300mg/kg體重，有明顯治療效果($p < 0.01$)；對移植性人體肺癌細胞有明顯抑制作用；蒲公英熱水提取物為多糖物質，具有宿主調節作用，是一種免疫促進劑；蒲公英對T-DHR（抗腫瘤遲發型超敏反應）有促進作用；蒲公英注射液試管內對金黃色葡萄球菌耐藥株和溶血性鏈球菌有較強的殺菌作用，對其他多種細菌和結核桿菌有抑制作用；1:80水煎液能延緩$ECHO_{11}$病毒細胞病變。蒲公英是清熱解毒的傳統藥物，因其良好的抗感染作用，現已製成各種劑型廣泛應用於臨床。紅藤味苦性

平，入大腸經。功效解毒清熱，敗毒消癰，活血通絡，祛風止痛，藥理實驗和應用表明紅藤具良好的抗菌消炎作用。同蒲公英共為本方君藥。白芍養血斂陰，柔肝止痛，平肝抑陽。烏藥行氣止痛，溫中散寒。二藥為本方臣藥。木香、陳皮理氣調中，行氣止痛，燥濕化痰為佐藥。甘草解毒，調和藥性為使藥。

功效：清熱解毒，防癌止痛。

主治：胃、十二指腸潰瘍、急慢性痢疾。

用法：水煎劑，每日一劑，分三次服用。

歌訣：

消炎化濕蒲公英，烏藥木香配紅藤，

陳皮化痰健脾胃，芍藥甘草湯止疼。

420號方　兒茶散

組成：兒茶六百克、白芨五百克、海螵蛸五百克、砂仁二百五十克、五倍子二百五十克、黃芪八百克、川楝子二百五十克、木香二百五十克。

方解：兒茶為豆科落葉喬木植物兒茶Acacia catechu (L.) Willd及心材煎汁濃縮而成。又名孩兒茶、兒茶膏、烏爹泥、西謝。含兒茶鞣酸、L—及dl—兒茶精、L—及dl—表兒茶精、槲皮素、黃酮醇等。性味苦、澀、涼。入肺經。清熱化痰，止血生肌，消食定痛為功效。《本草綱目》：「清上膈熱，化痰生津。塗金瘡，一切諸瘡，生肌定痛，止血，收濕。」藥理實驗：20%兒茶煎劑在體外能傷害腹水癌細胞；體外試驗，兒茶水煎劑對金黃色葡萄球菌、痢疾桿菌、綠膿桿菌等有抑制作用；兒茶具有防腐作用；兒茶在體外能滅治流感病毒；兒茶有抑制鏈激酶對纖維蛋白溶解作用呈現止血作用。白芨苦澀微寒，收斂止血，消腫生肌（藥理實驗參見415號方）。海螵蛸又名烏賊骨，性味鹹澀，收斂止血，固精縮尿，制酸止痛，收濕斂瘡（藥理實驗參見417號方）。以上三藥共為本方君藥組。砂仁辛散溫通，化濕行氣，和中止嘔，為醒脾和胃良藥。五倍子為漆樹科落葉灌木或小喬木植物鹽膚木Rhus chinensis Mill.或同屬植物青麩楊R.potaninil Maxim.等葉上寄生的蟲癭。又名文蛤、木附子。含大量五倍子鞣酸及樹脂、脂肪、澱粉。性味酸、澀，寒。入肺、大腸經。功效斂肺澀腸，止血解毒。藥理實驗：由於五倍子所含鞣酸，對蛋白質有沉澱作用。皮膚，黏膜潰瘍接觸鞣酸後，其組織蛋白質即被凝固，造成一層薄膜而呈收斂作用，同時小血管也被壓迫收縮，血液凝固而奏止血功效；體外試驗，五倍子對金黃色葡萄球菌、傷寒和副傷寒、痢疾桿菌等均有明顯的抑制作用；五倍子煎劑對接種於雞胚上的流感病毒甲型PR8株有抑制作用。故本方選五倍子和砂仁為臣藥。黃芪升舉陽氣，托毒生肌，利尿消腫。川楝子行氣止痛。二藥為本方佐藥。木香理氣調中為使藥。

功效：收斂生肌，抗酸止痛，防癌。

主治：胃和十二指腸潰瘍、肥厚型胃炎。

用法：上藥共研細末。每次十至十五克，溫開水送服。每日三次。一個月為一療程。

歌訣：

五倍砂仁和川楝，白芨配成兒茶散，

黃芪木香海螵蛸，善治肥厚型胃炎。

421號方　健脾和胃湯

組成：黨參十五克、茯苓十克、炒白朮十克、炙甘草十克、炒白芍十二克、白芨粉十克、烏賊骨粉九克、炒蒲黃九克、石菖蒲六克、枳殼八克。

方解：方中黨參、茯苓、白朮、甘草為著名的補氣健脾的四君子湯組方。其中黨參補益脾胃之氣。白朮健脾除濕，促進脾胃運化。茯苓既助黨參、白朮補脾，又能利水滲濕，照顧到了脾喜燥惡濕的生理特點。甘草調中益脾。且白朮、甘草、茯苓具抗癌功效。四藥合用，共呈補氣健脾之效，為本方君藥組。白芍、白芨、烏賊骨、蒲黃均具收斂功能，白芍養血斂陰，柔肝平陽，緩急止痛，方用炒品以加強補益功效。白芨收斂止血，消腫生肌。烏賊骨收斂制酸，止痛消炎。蒲黃收斂止血，行血祛瘀。四藥共用，加強收斂之勢，為本方臣藥組。石菖蒲芳香化濁，除濕醒胃為佐藥。枳殼行氣寬中，除脹消痞為使藥。

功效：健脾和胃，收斂抗瘍，防癌。

主治：胃、十二指腸潰瘍。

用法：水煎劑，每日一劑，分三次服用。

歌訣：

健脾和胃用四君，制酸烏賊白芨粉，
蒲黃枳殼石菖蒲，芍藥甘草緩急痛。

422號方　左金加味方

組成：吳萸十五克、川連十五克、黨參十克、白朮十克、半夏十克、陳皮十克、茯苓十克、瓦楞子十克、白芍十克、木香十克、甘草十克。

方解：本方以左金丸配方吳萸、川連加味組成，川連為毛茛科草本植物黃連或雲連的根莖。性味苦寒，瀉肝火，燥濕熱，一味黃連，身兼兩用，另具良好的抗菌消炎和抗癌作用（詳見404號方）。吳萸為芸香料植物，藥用果實。性味辛熱，能行氣解鬱，疏肝降逆，肝胃兼顧。以上二藥合用，清熱疏肝，降逆和胃，為本方君藥。黨參補脾益氣。白朮健脾除濕。茯苓利水滲濕，又助白朮健脾益胃。甘草補中益脾。陳皮、半夏祛痰行氣。以上六藥即為六君子湯組方，以治胃虛食少，咳嗽吐痰。嘔吐腹瀉。瓦楞子消痰化瘀，軟堅散結。上述七藥共為本方臣藥組。白芍養血斂陰，緩急止痛，平抑肝陽；木香辛散溫通，調中宣滯，行氣止痛。二藥合用，補而不滯，共為本方佐藥。甘草調和諸藥溫性為使藥。

功效：疏肝降逆，健脾理氣。

主治：胃、十二指腸潰瘍、肥厚型胃炎。

用法：水煎劑，每日一劑，分三次服用。

歌訣：

吳萸川連左金方，白芍六君廣木香。
抗酸止痛瓦楞子，消化潰瘍服之良。

423號方　鳳凰蝴蝶散

組成：鳳凰衣三十克、玉蝴蝶三十克、馬勃二十克、象貝母二十克、血餘炭十五克、琥珀粉十五克。

方解：鳳凰衣為雉科動物家雞Gullus gallus domesticus Bris son的蛋殼內膜。又名雞卵中白皮、雞蛋衣等。含角蛋白(keratin)，其中夾有少量黏蛋白纖維(Mucin fibers)。性味淡、平。入脾、胃、肺經。功效養陰清熱。主治潰瘍不斂。臨床用於治療陳舊性肉芽創面，黏膜潰瘍以及骨折「遲緩愈合」均有較好療效。玉蝴蝶苦、寒。入肺、肝經。潤肺舒肝，和胃生肌。治肝胃氣痛，瘡口不斂。與鳳凰衣共為本方君藥。馬勃為馬勃科植物大頹馬勃Calvatia gigantea (Batsch ex pers.) Lioya. 紫頹馬勃C. lilacina (Mont. et BerR.) Lloyd與脫皮馬勃Lasiosphaera fenzlii Reich的乾燥子實體。又名馬疕、灰菇、牛屎菌、地烟等。含亮氨酸、尿素、麥角甾醇、類脂質、馬勃素(Gemmatein)、磷酸鹽等。性味辛、平。入肺經。清肺利咽、解毒止血。《綱目》：「清肺，散血熱，解毒。」藥理實驗：馬勃素是一種抗癌物質，對腫瘤細胞有抑制作用；磷酸鈉有機械性凝血作用，對黏膜性出血有明顯的止血效果；體外試驗，馬勃煎劑對金黃色葡萄球菌、綠膿桿菌、變形桿菌等有一定抑制效果。象貝母即浙貝母，原產浙江象山縣，故名象貝母。性味苦寒，解毒化痰，清熱散結。與馬勃共為本方臣藥。血餘炭為血肉有情之品人髮加工品，收斂止血，補陰散瘀，為本方佐藥。琥珀粉止血，生肌，活血散瘀為使藥。

功效：清熱解毒，收斂生肌，防癌。

主治：胃、十二指腸潰瘍。

用法：上藥共研細末。每次二克，每日三次。飯前溫開水送服。

歌訣：

潰瘍多用鳳凰衣，玉蝴蝶使胃生肌，

馬勃清熱又止血，血餘琥珀貝母醫。

424號方　百合烏藥止痛方

組成：百合三十克、烏藥十克。

方解：百合為百合科草本植物，藥用鱗莖。性味甘，微寒。入肺、心經。有清肺止咳，清心安神和補脾收斂，益氣消瘀之功。藥理實驗表明百合對小鼠S_{180}、U_{14}有抑制作用（見406號方）。為本方君臣藥。烏藥辛開溫散，善於疏通氣機，順氣暢中，散寒止痛，還能溫補腎陽，以增強機體抵抗力，為本方佐使藥。二藥合用，藥少力專，共呈收斂生肌，止血祛瘀，清熱散寒，活血通經，理氣止痛，扶正祛邪之功效。

功效：收斂生肌，通經止痛，防癌。
主治：胃潰瘍、十二指腸潰瘍、胃炎。
用法：水煎劑，每日一劑，分三次服用。
歌訣：
百合烏藥止痛方，痙攣寒痛服之良，
烏藥辛開疏氣機，百合生肌治潰瘍。

425號方　象牙杏霜散

組成：象牙屑十克、柿餅霜十二克、血餘炭九克、杏仁霜十二克、煅瓦楞子二十四克、琥珀屑六克、伏龍肝二十四克。

方解：象牙屑為象科動物亞洲象Elephas maximus L.和非洲象Elephas Africanus Blumenbach的牙的碎屑。含磷酸鈣、牙基質及少量脂肪和有機物。性味甘、寒。入心、腎二經。功效清熱鎮驚，解毒生肌。《醫學入門》：「象牙生為末，主諸瘡痔瘻，生肌填口最速。」《本草經疏》：「治惡瘡，拔毒、長肉、生肌、去漏管。」柿餅霜甘涼，清熱，潤燥，化痰，益脾開胃。血餘炭消瘀止血，補陰生肌。以上三藥共為本方君藥組。杏仁為薔薇科落葉喬木植物杏Prunus armeniaca L.或山杏Prunus armeniaca L. Var. ansu Maxim.的乾燥種子。又名杏核仁、杏子、苦杏仁等。含苦杏仁甙(Amygdalin)、杏仁油、蛋白質和各種游離氨基酸。苦杏仁甙受苦杏仁酶水解，最後可生成苯甲醛和氫氰酸。性味苦、溫；有毒。入肺、大腸經。功效祛痰潤腸。《滇南本草》：「潤腸胃，消面粉積，下氣，治疳蟲。」藥理實驗：體內試驗，杏仁的熱水提取物對JTC-26抑制率為50.7%；體外試驗，杏仁的乾燥粉末能100%地抑制強致癌性真菌—黃曲霉菌和雜色黃曲霉菌的生長，經分離，有效成份為苯甲醛；苦杏仁油有驅蟲、殺菌作用。本方用杏仁霜以減輕其毒性。煅瓦楞子消痰化瘀，軟堅散結。臨床用煅瓦楞子研末吞服治胃、十二指腸潰瘍有效。以上二藥合為本方臣藥。琥珀屑散瘀止血為佐藥。伏龍肝溫中燥濕，止嘔止血為使藥。

功效：解毒防癌，止血生肌。

主治：胃、十二指腸潰瘍併出血。

用法：上藥研末。每次二克，每日二次，溫開水冲服。

歌訣：
象牙止血抑潰瘍，血餘柿餅杏仁霜，
琥珀屑合煅瓦楞，伏龍肝屬脾虛方。

426號方　二骨丸

組成： 龍骨三十克、烏賊骨十五克、牡蠣二十克、花蕊石十克、地榆炭九克、白芨九克、艾葉九克。

方解： 龍骨為古代哺乳動物的骨骼化石。又名白龍骨、花龍骨。含碳酸鈣、磷酸鈣等。性味甘、澀，微寒。入心、肝經。鎮驚安神，斂汗固精，止血澀腸，生肌斂瘡。治自汗盜汗，吐衄便血，潰瘍久不收口。烏賊骨鹹、澀，微溫。收斂止血，固精止帶，制酸止痛，收濕斂瘡，並且抗癌作用（參見417號方）。牡蠣鹹寒，收斂固澀，軟堅散結，平肝潛陽，經藥理實驗證明牡蠣還具良好的抗腫瘤作用（詳見380號方）。以上三藥合為本方君藥組。花蕊石含碳酸鹽。性味酸、澀、平。入肝經。功效化瘀止血。《綱目》：「花蕊石，其功專於止血，能使血化為水，酸以收之也……能化血為水，則此石之功，蓋非尋常草木之比也。」為本方臣藥。白芨收斂止血，消腫生肌。地榆涼血止血，解毒瀉火，方用其炭，以加強收斂止血之功。二藥共為本方佐藥。艾葉溫經止血，散寒止痛為使藥。

功效：收斂制酸，生肌止血，防癌。

主治：胃潰瘍、肥大型胃炎。

用法：上藥共研細末，煉蜜為丸，每丸重十克。每次一丸，每日三次。溫開水送服。

歌訣：

龍骨賊骨二骨丸，花蕊牡蠣地榆炭，
白芨止酸且收斂，艾葉溫經併散寒。

427號方　大棗湯

組成：大棗三十克、桂枝十克、芍藥十克、生薑十克、甘草十克、蒲公英三十克、黃芪二十克、飴糖十克。

方解：大棗為鼠科落葉灌木或小喬木植物棗樹ziziphus jujuba Mill. Var. inermis (Bge.) Rehd.的成熟果實。又名紅棗、乾棗、美棗。含蛋白質、糖類、有機酸、黏液質、維生素A、B_2、C，微量鈣、磷、鐵等性味甘，溫。入脾、胃經。補脾和胃，益氣生津，養血安神。李杲：「溫以補脾經不足；甘以緩陰血，和陰陽，調營衛，生津液。」藥理實驗：大棗的熱水提取物，體外試驗對JTC-26細胞生長的抑制率達90%以上，其抑制作用與劑量大小有關，小鼠在500ug/ml時才有強烈的抑制作用；日本學者杉木公人指出，腫瘤細胞中CAMP含量甚低，當往培養的腫瘤細胞中摻入CAMP時，腫瘤細胞可以轉化為正常細胞。而大棗含有大量的CAMP，推測大棗有極強的增強體內免疫力的作用；給小鼠每日灌服大棗煎劑，共三周，體重的增加較對照組明顯升高，在游泳試驗中，其游泳時間較對照組明顯延長；對四氯化碳損傷肝臟的家兔，每日餵大棗煎劑，共一周，血清總蛋白和白蛋白較對照組明顯增加。桂枝溫通血脈，散寒逐瘀。芍藥養血斂陰，緩急止痛。生薑暖胃止嘔。甘草益氣和中，瀉火解毒，並具抗癌作用（詳見405號方）。以上五藥配伍為桂枝湯組方，薑棗合用，可升藤脾胃生發之氣。又甘草合芍藥以補脾益陰。桂芍合用，調和營衛。以上五藥共為本方君藥組。蒲公英為菊科植物，藥用全草。性味苦寒。入肝、胃經。清熱利濕，解毒散結，並且抗菌消炎、抗癌作用（詳見419號方）。為本方臣藥。黃芪補氣升陽，托毒生肌，益衛固表，利水退腫為佐藥。飴糖緩中，補虛，生津，潤燥為使藥。

功效：溫中和胃，解毒防癌。

主治：胃、十二指腸潰瘍、胃炎。

用法：水煎劑，每日一劑，分三次服。

歌訣：

桂枝湯治太陽風，加入公英效不同，

黃芪為使益中氣，飴糖補虛又緩中。

428號方　太子石斛健脾湯

組成：石斛二十克、太子參十克、白芍十克、佛手片十克、川楝子十克、延胡索十克、麥芽二十克、甘草十克。

方解：石斛為蘭科植物，性味甘淡微寒，生津益胃，養陰清熱。太子參近似人參的益氣生津，補益脾肺的作用，但藥力較弱，是一味清補之品。二藥合用，加強養陰生津，益氣和胃功效。為本方君藥。白芍養血斂陰，解痙止痛，柔肝平陽為臣藥。川楝子、延胡索為金鈴子散配方，清熱疏肝，行氣止痛。佛手片疏理脾胃氣滯，舒肝解鬱，和中化痰。麥芽消食化積，健脾開胃。以上五藥合為本方佐藥組。甘草補脾益胃，解毒抗癌，調和藥性為使藥。

功效：滋陰養胃、和中止痛。

主治：胃潰瘍、十二指腸潰瘍。

用法：水煎劑，每日一劑，分三次服用。

歌訣：

太子石斛健胃湯，白芍川楝佛手香，
麥芽甘草延胡索，和中止痛是良方。

二十七、殘胃病變驗方選

(一)發病概況：

殘胃癌目前缺乏統一定義。狹義而言，殘胃癌指那些因良性病——常為消化性潰瘍而行胃次全切除多年後，在殘段胃上又發生原發性胃癌。廣義而言，或因良性情況，例如幽門梗阻，行胃腸吻合術後，以及因胃癌或其他胃惡性腫瘤行胃部分切除後，在剩餘胃部出現的原發性胃癌亦列為殘胃癌。本書採用廣義含意。

經手術處理過的胃是否增加了發生癌的危險性這一問題，意見尚有分歧。較多數人認為肯定。國外Domellof等統計稱男性切胃後十一年時殘胃生癌的危險性開始增高。另有人證實切胃後二十至二十五年之後殘胃生癌的危險與日俱增。為排除首次手術時癌已存在，因忽略而未被發現或切除未淨的可能，必須經歷一段時間方能承認為殘胃癌。一般認為，良性胃疾患手術後三年，胃癌手術五年發病者，即可承認為殘胃癌。

在一九五二年以前，殘胃癌很少報導，至一九七〇年據稱文獻中約見到一千一百例報告。到一九七六年文獻發表已超過三千例。中國到一九八一年五月正式報導。證據較確鑿者約三十五例。國外Kühlmayer與Rokitausky及Hilbe等兩組大數目屍檢結果均認為在胃行過手術者中，胃癌的發現率為11%，兩倍於胃未手術者。Stalsberg與Taksdal經配對調查，發現胃癌患者（共六百三十例）死前二十五年或更長時間有過胃因良性疾患行手術史者六倍於對照組。Pesendorfer等在一九六八至一九七四年間胃視鏡定期隨查切胃患者約16%發生殘胃癌。近年來的報導表明殘胃癌的發生率呈上升趨勢，胃手術後十五至三十年，殘胃癌變率比正常人群大二倍。

殘胃之所以發生癌變可能是由於幽門切除後，胆汁易反流到殘胃，引起炎症，長期反覆刺激，在此基礎上易發生癌變；胃竇切除後，使胃泌素分泌大為減少，影響到胃黏膜上皮的營養；以及因腔內細菌因酸少而易繁殖，使胃內亞硝胺等致癌物質的含量增加。另外，胆汁中的胆酸鹽也有致癌作用。因此，胃手術後積極處理其上述遺留問題，對於防止殘胃癌的發生具有重要意義。

㈡檢查與診斷：

患者有胃部手術史。主要表現為食慾減退、消化不良、消瘦、乏力或貧血等。患者應定時隨訪，或胃鏡複查，或χ光鋇餐檢查，或取活檢。

㈢治療：

西醫對胃手術後的治療主要增加胃分泌，增進食慾，改善術後營養狀態，加強胃張力，克服胃運動障礙等。

中醫認為本病變屬於元氣受損，氣血雙虧；脾胃不和；痰濕內生，氣滯血凝；毒熱積聚；以及肝胃不和，胃失和降或久病傷脾胃，運化失司，痰凝氣滯，熱毒血瘀交阻於胃。治以扶正培本，補中益氣，活血化瘀，疏肝解鬱，健脾和胃，化痰除濕等法則。方選：

429號方　紅參香茶片

組成：紅參三十克、香茶菜三十克、三七十克、枳殼十五克。

方解：紅參為五加科多年生草本植物人參Panax ginseng C. A. Mey.的根經蒸熟晒乾或烘乾的成品。性味甘、微溫、微苦。入脾、肺經。其功效同人參，但較弱。大補元氣，補脾益肺，生津止渴，安神增智以及良好的抗癌作用（詳見364號方）。為本方君藥。香茶菜為唇形科多年生草本植物藍萼香茶菜Isodon glaucocalyx (Maxim.) kudo的全草。又名山蘇子、延命草、回菜花等。含揮發油，全草有生物碱、內酯、黃酮的反應。日本香茶菜中的抗癌成份為延命草素(Ehmein)。性味苦，涼。入肝、脾經。清熱解毒，健脾活血。《吉林中草藥》：「健胃整腸，治食慾不振，消化不良。」藥理實驗：香茶菜對食道癌細胞株、Hela細胞均有明顯的細胞毒作用；日本香茶菜乙醇提取物對小鼠S_{180}的抑制率為90.7%，熱水提取物抑制率為20%；延命草素有抗腫瘤作用，對多種動物移植性腫瘤均有抑制作用，並能延長小鼠接種艾氏腹水癌後的生命。二乙基延命草素效力更強；用紫外綫照射大腸桿菌法證實，延命草素還有抗突變異的活性作用；香茶菜有對艾氏腹水癌抑制活性的作用；從香茶菜中提取的冬凌草素對體外培養的艾氏腹水癌細胞有明顯的細胞毒作用，對多種轉移性腫瘤有肯定的療效，且對腎、肝、骨髓功能無明顯影響。南京藥物研究所在大葉香茶菜中分離出十一種成份，對其中九種進行抗癌測定，其中五種成份能明顯延長艾氏腹水癌小鼠的生存時間，同時對人體肝癌細胞株QGY7702細胞有明顯的殺傷作用。並發現有二種新的二萜化合物活性非常高，對艾氏腹水癌小鼠的延命率為111.8%和171.8%。浙江省研製的含香茶菜的人參香茶片治療一百零一例胃癌手術患者，與單純化療組比較，其一年生存結果表明，人參香茶片組為82.2%，化療組為64.1%。另外，延命草素及揮發油能抑制革蘭氏陽性球菌的生長。香茶菜中的精油對免、大鼠離體十二指腸平滑肌有直接鬆弛作用。為本方臣藥。三七甘溫，活血祛瘀，消腫止痛，為本方佐藥。枳殼行氣寬中、除脹為使藥。

功效：補氣益胃，解毒防癌。

主治：胃癌術後、萎縮性胃炎。

製法：上藥研末，製成糖衣片。

用法：術後二周開始服用。前三月每次五片，每日三次。三個月後每次三片，每日三次。連續服藥，三個月為一療程。

歌訣：

等量紅參香茶菜，補中益氣防胃癌。
枳殼理氣消脹滿，三七化瘀腫散開。

430號方　九香防癌湯

組成：九香蟲三十克、壁虎二條、赭石三十克、僵蠶十克、半夏十克、黨參十克、茯苓十克、炒白朮十克、生苡米三十克、炙甘草六克、陳皮六克。

方解：九香蟲為蝽科昆蟲九香蟲Aspongopus Chinensis Dallas的乾燥全蟲。又名打屁蟲、黑兜蟲、瓜黑蝽等。含蜣螂毒素約1%、脂肪、蛋白質和甲殼質。性味鹹、溫；有毒。入肝經。功效理氣止痛，溫中壯陽，解毒。《綱目》：「治膈脘滯氣，脾腎虧損，壯元陽。」藥理實驗：九香蟲的醇提取物對人體肝癌細胞有抑制作用。壁虎又名天龍。含馬蜂毒樣的有毒物質及組織胺、蛋白質等。性味鹹、寒；有小毒。入肝、腎經。祛風定驚，解毒散結。經藥理實驗表明壁虎還具抗腫瘤作用（參見395號方）。與九香蟲共為本方君藥。赭石苦寒質重，平肝潛陽，降逆止嘔，涼血止血。僵蠶祛風止痛，解毒散結。半夏降逆止嘔，化痰消痞。以上三藥共為本方臣藥組。黨參益氣生津，白朮、茯苓、生苡米健脾除濕，清熱和胃為本方佐藥組。陳皮、甘草理氣調中、止痛為使藥。

功效：補氣健脾，降逆止嘔，解毒防癌。

主治：胃部術後、慢性胃炎。

用法：水煎劑，每日一劑，分三次服用。

歌訣：

九香防癌配壁虎，赭石僵蠶六君伍，
苡米健脾又補氣，相須相使相互補。

431號方　四仁湯

組成：白英三十克、豬苓十五克、白朮十二克、砂仁六克、苡仁三十克、蔻仁十二克、半夏十二克、黃芪三十克、女貞子三十克、杏仁十二克、陳皮十克、生薑三克。

方解：白英為茄科多年生蔓性半灌木植物白英Solanum lyratum Thunb.的全草。又名白毛藤、蜀羊泉、白草、千年不爛心等。白英全草含生物鹼。性味甘、苦，寒；無毒。入肝、胃經。功效清熱解毒，祛風利濕。藥理實驗：體外試驗，白英熱水提取物對JTC-26抑制率高達100%，而對正常細胞無影響；體內試驗，對小鼠S_{180}的抑制率為14.5%；白英、紅棗以1:1混合製成的煎劑對小鼠艾氏腹水癌及梭形細胞肉瘤的實體型及腹水型有抑制作用；白英的醇提取物對小鼠S_{180}有抑制作用，對WK_{256}有明顯抑制作用；白英對人體肺癌有抑制作用；白英、紅棗製劑對促進機體的抗體形成，以及球蛋白（尤其γ－球蛋白）的合成有一定作用，可以增強機體非特異性的免疫生物學反應。為本方君藥。豬苓為多孔菌科真菌豬苓Polyporus umbellatus (Pers) Fr.的菌核。又名豕零、豨苓等。含麥角甾醇、生物素、糖類、蛋白質。性味甘淡，平。入腎、膀胱、脾經。功效利水滲濕，助陽利氣。藥理實驗：豬苓水溶物對小鼠S_{180}的抑瘤率為100%；豬苓多糖(PGU-1)注射荷瘤小鼠，對S_{180}的抑制率為97.2%；用甲基甲蒽誘發小鼠肺癌－7423，用豬苓多糖注射，七天後腫瘤明顯縮小，四十一天後腫瘤完全消失佔50%，抑瘤率100%；豬苓提取物能增強肝、脾、腹腔巨噬細胞的吞噬活性，促進荷瘤動物脾臟抗體產生的細胞形成和患者血液淋巴細胞轉化率，提高瘤細胞內CAMP的含量，以促進腫瘤細胞逆轉；豬苓本身無毒性，對氨甲喋呤的致死毒性有保護作用；豬苓的熱水提取物對JTC-26抑制率為33.3%，對人體纖維細胞無抑制作用；豬苓的醇提取物有明顯利尿作用，並對金黃色葡萄球菌、大腸桿菌有抑制作用。苡仁、白朮補氣健脾，除濕利水。砂仁、蔻仁醒脾和胃，化濕止嘔，溫中行氣。半夏、杏仁化痰散結，降逆潤腸。黃芪補中益氣，托毒生肌。女貞子滋陰補腎。上述十藥共為本方臣藥組。陳皮理氣和胃為佐藥。生薑溫胃止嘔為使藥。

功效：健脾化濕，解毒防癌。

主治：胃部術後、萎縮性胃炎。

用法：水煎劑，每日一劑，分三次服用。

歌訣：

苡仁蔻仁杏砂仁，白英陳夏朮女貞。

黃芪豬苓增免疫，肺胃術後服之臻。

432號方 銀耳蟲草湯

組成：銀耳十克、蟲草十克、三七十克。

方解：銀耳為銀耳科植物銀耳Tremella fuciformis Berk.的白色子實體。又名白木耳、白耳子。含蛋白質10%、碳水化合物65%、無機鹽約4%，還含脂肪、粗纖維、硫、磷、鐵等。性味甘、淡、平。入肺、胃經。滋陰潤肺，養胃生津。藥理實驗：從銀耳中提取的多糖對小鼠S_{180}抑瘤率為35.4%；中國及日本產銀耳水提取物能分離出酸性異多糖和中性異多糖，抑瘤率在45-91.7%之間，以日本銀耳的多糖效果為優；銀耳多糖能提高小鼠腹腔巨噬細胞的吞噬功能，說明其抗癌是通過免疫系統起作用的；銀耳多糖能減輕鈷$_{60}$ γ射綫及環磷酰胺對小鼠和犬的放、化療反應，促進受損造血系統有明顯的康復作用；銀耳多糖在體外能使正常人淋巴細胞轉化，能提高白血病患者體內淋巴細胞轉化率。為本方君藥。蟲草為麥角菌科植物冬蟲夏草菌Hepialus armoricanus oberthür的子座及其寄生蝙蝠蛾科昆蟲蟲草蝙蝠蛾的幼蟲屍體的復合體。又名冬蟲夏草、夏草冬蟲。含脂肪、粗蛋白、粗纖維、蟲草酸(Cordycepic acid)、冬蟲夏草素等。性味甘、溫。入肺、腎經。補虛損，益精氣，化痰止咳。《藥性考》：「秘精益氣，專補命門。」藥理實驗：冬蟲草素有抑制細胞分裂及抗癌作用，對人鼻咽癌細胞（KB）的生長有抑制活性的作用；冬蟲夏草全體和菌絲都能提高小鼠腹腔巨噬細胞吞噬功能，抑制T淋巴細胞的排斥反應，具有非特異性刺激免疫反應，從而提高機體抗癌能力，可延長艾氏腹水癌小鼠的存活時間；體外試驗，蟲草的酒精浸出液1:4000－1:100000濃度對結核桿菌$H_{37}RU$有明顯抑菌作用。鑒於蟲草上述功用，本方選為臣藥。三七甘溫，入肝、胃經。活血止血，祛瘀止痛，為本方佐使藥。

功效：滋陰補虛，止血防癌。

主治：胃部術後、萎縮性胃炎。

用法：水煎劑，每日一劑，分三次服用。

歌訣：

銀耳蟲草配三七，胃病術後服之宜，

萎縮胃炎防惡變，藥膳常服效無疑。

433號方　防癌仙靈脾湯

組成：仙靈脾三十克、太子參三十克、黃芪十五克、菟絲子三十克、黃精十五克、川斷十五克、豬苓十五克、熟地十五克、山藥十五克、扁豆十五克、砂仁五克、麥芽三十克。

方解：仙靈脾為小蘗科多年生草本植物淫羊藿Epimedium grandiflorum Morr.和箭葉淫羊藿E. Sagittatum (S. et Z.) Maxim.或心葉淫羊藿E. brevicornum Maxim.的全草。又名淫羊藿、剛前、仙靈毗、牛角花。含淫羊藿甙 (Icariin)、揮發油、蠟醇、三十一烷、植物甾醇等。性味辛、甘、溫。入肝、腎經。補腎壯陽，祛風除濕。《本草備要》：「補命門，益精氣，堅筋骨，利小便。」藥理實驗：淫羊藿提取液有雄性激素樣作用；淫羊藿煎劑有抗菌、抗病毒作用。為本方君藥。黃芪、太子參補氣生津，托毒生肌。川斷、菟絲子、熟地、黃精補陽益精，滋陰益血，健脾益氣。豬苓滲濕利水。以上六藥合為本方臣藥組。扁豆、砂仁、山藥健脾化濕，和中養胃為佐藥。麥芽疏肝助消化為使藥。

功效：滋補肝腎，防癌。

主治：胃病術後（虛弱型）。

用法：水煎劑，每日一劑，分三次服用。

歌訣：

抗變防癌仙靈脾，黃精太子斷豬芪，

山藥地黃菟絲扁，砂仁麥芽消食積。

二十八、多發性胃腸息肉驗方選

㈠發病概況：

所謂胃腸道息肉，是指任何隆起於胃或腸黏膜表面的良性病變的總稱。從病理組織學上大致可分為腺瘤性息肉、炎性息肉、錯構瘤型息肉和增生性息肉等類型。其中腺瘤又可分為管狀腺瘤，絨毛狀腺瘤及混合腺瘤。發病部位以胃和大腸為多見，尤以直腸和乙狀結腸為甚。息肉可單發、散在或多發。大小可自直徑數毫米或數厘米不等，有蒂或無蒂。發病年齡二十歲以下少見，隨年齡增長而逐漸增多，男性稍多於女性。中國胃鏡和結腸鏡息肉檢出率約為0.77-8.75%。日本約為5%。根據臨床表現和病理報告發現，炎症性息肉、錯構瘤型息肉、增生性息肉癌變率較低，腺瘤性息肉癌變率較高，其中又以絨毛狀腺瘤最易發生癌變。據統計，胃炎性息肉惡變率為0-5%，腺瘤性息肉癌變率為25-50%，最高可達66.5%。而腸腺瘤性息肉惡變率高達56%以上。

美國明尼蘇達大學癌症檢查中心對一萬八千一百五十八名四十五歲以上的人群每年做一次乙狀結腸鏡檢查，發現腺瘤即予以摘除，二十五年以後，該組人群中乙狀結腸鏡檢查可及範圍的低位腸癌發生率比當地一般人群減少85%。其研究表明，檢查發現腺癌並予以摘除，可以有效的預防大多數腸癌的發生。另外，中國有人綜合九千六百五十九個切除的管狀腺瘤，其浸潤癌的發生率為3.98%，其中6.5%已有淋巴轉移。而綜合一千零四十九個切除的絨毛狀腺瘤，浸潤癌發生率為30%，混合性腺瘤癌變介於管狀腺瘤與絨毛狀腺瘤之間。

腺瘤癌變與其組織學類型，大小及其與腸黏膜的關係，外型有關。菜花型，廣基，直徑大於2cm的絨毛狀息肉其癌變率高，而直徑小於1cm的有蒂息肉的癌變率小於1%。

以上事實說明，胃腸道息肉可為其癌前病變，積極治療胃腸道息肉，對防止胃癌及腸癌的發生有非常重要的意義。

㈡檢查與診斷：

胃腸道息肉大多數無明顯自覺症狀，僅在鏡檢、鋇餐或鋇灌腸或屍體解剖中偶然發現，少數病人有黑便或便血，大便有黏液，偶有腹痛或大便後腫塊脫出肛門等表現。多發性息肉者，可在嘴唇、口腔黏膜、口旁、皮膚或手指等處有散在的腫黑斑，女性病人外陰也可見黑斑，併發宮頸息肉等。檢查無明顯陽性體徵。有時腹部有輕微壓痛。χ光鋇餐或鋇灌腸可顯示鋇劑充盈缺損，當鋇劑排除後，息肉表面仍可有薄層的鋇劑殘留，攝片可見息肉界限以及病變部位。鋇劑空氣灌腸造影，則息肉顯示為蜂窩狀存在。胃鏡、腸鏡檢查可見到息肉形態、大小及相關情況，對疑有惡變息肉可取活檢做病理檢查。

㈢治療：

西醫治療以手術摘除息肉。可電凝電切、電灼或激光、冷凍及微波等方法為主。中醫讓為本病屬「腸澼」、「赤痢」、「濕邪下注」、和「脾胃失調」等範疇。多由外感濕邪，內有積滯，蘊鬱化結，濕邪蘊結，腸澼下痢；大腸積滯，迫血妄行；脾虛氣滯，運轉失調；腸內積滯，轉化失職，臟腑功能紊亂等所致。治以清熱利濕，健脾化滯；清熱涼血，解毒化積；溫陽健脾，補腎固澀等法則。方選：

434號方 連柏抗息方

組成：黃柏十二克、黃連十二克、白頭翁二十五克、秦皮十二克、馬齒莧二十克、槐花二十克、側柏葉十五克、荊芥炭九克、枳殼九克。

方解：黃柏為芸香科落葉喬木植物黃檗（關黃柏）Phellodendron amurense Rupr. 和黃皮樹（川黃柏）P. Chinense Schneid. 除去栓皮的樹皮。又名檗皮、黃檗、黃波皮等。含小檗碱(Berberine)、藥根碱(Jatrorrhizine)、木蘭花碱(Magonflorine)、黃柏碱(Ohellodendrine)、N－甲基大麥芽碱(Candicine)、黃柏酮(Obacunone)、黃柏內酯(Obaculactone)、黃柏酮酸(Obacunonic acid)、7-脫氫豆甾醇(7-Dehydrostigmasterol)、β-谷甾醇(β-Sitosterol)等。性味苦、寒。入腎、膀胱、大腸經。清熱燥濕、瀉火解毒、退虛熱為其功效。《本經》：「主五臟腸胃中結氣熱，黃柏、腸痔，止瀉痢，陰陽蝕瘡。」藥理實驗：黃柏熱水提取物用總細胞容積法對小鼠S_{180}的抑制率為82%；體外對JTC-26抑制率在90%以上；黃柏中所含的生物碱的磷酸鹽對艾氏腹水癌有抑制作用；黃柏中所含小檗碱對痢疾桿菌、金黃色葡萄球菌、肺炎球菌、綠膿桿菌等抑制作用；黃柏煎劑或水浸劑對鈎端螺旋體有殺滅作用；黃柏對血小板有保護作用。黃連為毛茛科植物，藥用根莖，根鬚及葉。性味苦寒，入心、肝、胃、大腸經。清熱燥濕，瀉火解毒，並具良好的抗癌和抗菌消炎作用（詳見404號方）。白頭翁苦、寒。入大腸經。功效清熱，解毒，涼血，消瘀。為治痢要藥。以上三藥合用，黃連去中焦濕熱，黃柏瀉下焦火毒，白頭翁解濕毒，共呈解毒瀉熱、利濕消腫功效，為本方君藥組。秦皮、馬齒莧同為苦寒之品，清熱解毒，疏肝涼血。槐花性涼苦降，善清泄血分之熱而涼血止血。側柏葉性涼味澀，既能清熱涼血，又能收斂止血，消腫生肌。以上四藥合為本方臣藥組。荊芥炭止血消腫為佐藥。枳殼調中理氣，消脹除痞為使藥。

功效：瀉火解毒，除濕消腫，防癌。

主治：胃、腸道息肉；急、慢性痢疾。

用法：水煎劑，每日一劑，分三次溫服。

歌訣：

連柏抗息痢疾方，秦皮槐花側柏幫，

馬齒白頭荊芥殼，裡急後重服之康。

435號方　槐花飲

組成： 槐花二十克、側柏葉十五克、荊芥炭十克、蒼朮炭十克、地榆炭十克、當歸十克、三七粉六克、赤小豆十二克、枳殼十克。

方解： 槐花為豆科落葉喬木槐樹Sophora japonica L.的花蕾。又名槐米、槐蕊。含芸香甙(Rutin)、三萜皂甙、槐花米甲素、乙素和丙素以及鞣質。性味苦、涼。入肝、大腸經。功效清熱解毒、涼血止血。《本草正》：「涼大腸，殺疳蟲。治癰疽瘡毒、陰濕瘡癢、痔漏、解楊梅惡瘡，下疳伏毒。」藥理實驗：芸香甙對χ光照射有保護作用；日本學者認為槐花中所含的芸香甙對某些腫瘤有抑制作用；芸香甙和槲皮素能使毛細血管致密，抑制滲出，對毛細血管壁有保護作用，並有抗炎、抗潰瘍和解痙作用；芸香甙對細菌、真菌和病毒均有不同程度的抑制作用。芸香甙不易吸收。臨床用槐花治療各型痢疾收到效果。側柏葉性涼味澀，既能清熱涼血，又能收斂止血，去濕痺、生肌、與槐花合用以加強涼血止血功效，共為本方君藥。荊芥祛風解表，止血消癰。蒼朮芳香燥烈，燥濕健脾。地榆性寒苦降，味澀收斂，有涼血泄熱、收斂止血、解毒斂瘡功效。以上三藥均用其炭，以加強收斂之功，共為本方臣藥組。當歸補血潤腸，活血消腫。三七粉止血活血，化瘀定痛。為本方佐藥。赤小豆、枳殼利水消腫，除脹消痞為使藥。

功效：解毒消腫，止血防癌。

主治：胃、腸道息肉及潰瘍出血。

用法：水煎劑，每日一劑，分三次服用。

歌訣：

槐花解毒地榆炭，三七側柏防惡變。
蒼荊當歸赤小豆，枳殼利濕消腫脹。

436號方　健脾固腸方

組成：黨參十五克、白朮十克、甘草十克、白芍十克、當歸十克，仙鶴草二十克、肉桂六克、肉豆蔻六克、訶子皮十克、罌粟殼十克、木香十克。

方解：方中用黨參、白朮、甘草補氣健脾，除濕和胃，解毒瀉火。三藥經藥理實驗和臨床應用均被證實有抗腫瘤和增強機體抵抗力的作用（分別參見409和405號方）。為本方君藥組。白芍、當歸補血斂陰，活血止痛，涼血消癰。仙鶴草收斂止血，健脾。三藥共為本方臣藥組。肉桂溫中散寒，通經止痛，與具澀腸固脫，下行止痢的肉豆蔻、訶子皮、罌粟殼共為本方佐藥組。木香調中理氣為使藥。

本方由澀腸固脫名方「純陽真人養臟湯」加仙鶴草組成。原方具澀腸固脫，溫補脾腎之功。加入仙鶴草以收斂止血，解毒防癌。本方君臣佐使相伍，補氣健脾，則水濕得除，水腫得消；澀腸固脫，則泄痢得止；收斂則血自止，並有防癌作用。

功效：溫陽補腎，健脾固腸，解毒防癌。

主治：胃、腸息肉。

用法：水煎劑，每日一劑，分三次服用。

歌訣：

參歸朮草固腸方，仙鶴肉桂廣木香。

白芍訶蔻罌粟殼，止痛上痢溫脾鄉。

437號方　溫脾化濕湯

組成：淡附片十克、乾薑十克、炮薑十克、炒蒼朮十克、炒枳殼十克、華澄茄十克、炙甘草十克、生苡仁二十克、炒白芍十克、厚朴十克、青皮十克。

方解：淡附片為毛茛科多年生草本植物烏頭Aconitum Carmichatli Debx.子根的加工品。性味辛、熱。入心、腎、脾經。溫腎補脾，散寒止痛。藥理實驗表明，烏頭有良好的抗腫瘤作用（詳見358號方），乾薑為薑科植物薑的乾燥根莖。性味辛熱，能守能走，溫中回陽，溫肺化裡。能祛脾胃寒邪，助脾胃陽氣，凡脾胃寒證，無論是外寒內侵之實證，或陽氣不足之虛證均適用。炮薑由乾薑炮製而成，功效略弱於乾薑，守而不走，長於而溫中止瀉，溫經止血。二薑同附片同用，以加強回陽救逆功效。共為本方君藥組。蒼朮芳香化濁，燥濕健脾，方用炒品以加強補益功效。枳殼行氣寬中除脹，效力較猛，用其炒品以減緩藥力。華澄茄溫中止痛。生苡仁利水滲濕，清熱健脾。炙甘草補脾益氣，溫中緩急。以上五藥合為本方臣藥組。白芍養血滋陰，緩急止痛。厚朴理氣行氣，燥濕消積為佐藥。青皮辛散溫通，破氣消滯為使藥。

功效：溫陽化濕，理氣和中，防癌。

主治：胃、腸息肉（陽虛型）。

用法：水煎劑，每日一劑，分三次服用。

歌訣：

溫脾化濕朮附片，乾薑炮薑枳澄甜。
厚朴芍藥生苡米，青皮溫通叉辛散。

438號方　秦皮茵陳止痢方

組成：秦皮三十克、黃柏十克、茵陳二十克、白芷十克、茯苓三十克、藿香十五克。

方解：秦皮為木犀科植物，藥用莖皮。性味苦寒。清熱燥濕，解毒清肝。《湯液本草》：「主熱痢下重，下焦虛。」臨床用秦皮煎劑治療細菌性痢疾效果良好。黃柏為芸香科植物。含小蘗鹼、黃柏鹼等。性味苦寒，清熱燥濕，解毒瀉火。藥理實驗證明黃柏有抗癌，抗菌消炎作用（詳見434號方）。上述二藥共為本方君藥。茵陳為菊科多年生草本植物茵陳蒿Artemisia Capillaris Thunb.或濱蒿A.Scoparia Waldst. et Kitaib.的幼苗。又名因塵、馬先、絨蒿。含蒿屬香豆精(Scoparone)、綠原酸(Chlorogenic Acid)、咖啡酸(Caffeic Acid)、β-蒎烯(β-Pinene)、茵陳烯酮(Capillonc)、茵陳炔(Capillene)、茵陳素(Capillarin)等。性味苦，微寒。入脾、胃、膽、肝經。利濕清熱，退黃疸。《本草蒙筌》：「行滯，止痛，寬膈，化痰。」藥理實驗：茵陳水煎劑在試管內有抗艾氏腹水癌的作用，對接種艾氏腹水癌的小白鼠可延長其生命；茵陳熱水提取物對腹水型S_{180}抑制率為21.6%，乙醇提取物的抑制率為18.5%；茵陳有極強的抗致癌霉菌及致癌毒素的作用，對黃曲霉菌、黃曲霉菌素B_1及小梗囊胞菌素的抑制率均為100%；茵陳及同屬植物的揮發油在試管內對金黃色葡萄球菌、痢疾桿菌及人型結核桿菌有抑制作用；對$ECHO_{11}$病毒有抑制作用。白芷辛溫，祛風燥濕，消腫排膿，止痛，同茵陳共為本方臣藥。茯苓利水滲濕，健脾安神為佐藥。藿香芳香行散，化濁止嘔為使藥。

功效：清熱利濕，解毒防癌。

主治：腸息肉、痢疾、慢性結腸炎。

用法：水煎劑，每日一劑，分三次服用。

歌訣：
秦皮止痢腸潰瘍，白芷茯苓鮮藿香，
茵陳黃柏清濕熱，胃腸息肉法當良。

439號方　蠶沙化濕方

組成：蠶沙二十五克、茯苓十五克、烏豆衣九克、台烏藥九克、白芍十二克、黨參十五克、砂仁六克。

方解：蠶沙為蠶蛾科昆蟲家蠶Bombyx mori L.的蛾幼蟲的乾燥糞便。又名原蠶沙。含植物醇、β-谷甾醇、膽甾醇、氨基酸等。性味甘辛、溫。入肝、脾經。祛風除濕，活血定痛。《別錄》：「主腸鳴，熱中，消渴，風痺……」用於治療濕聚熱蒸，腹中癥結等。茯苓為多孔菌科真菌茯苓的菌核。性味甘淡，利水滲濕，健脾安神，並具抗癌作用（參見409號方）。二藥共為本方君藥。烏豆衣為豆科植物大豆的黑色種皮，又名稆豆衣。性味甘、平。入肝經。養血平肝，滋陰清熱。《本草綱目拾遺》：「壯筋骨，止盜汗，補腎治血，明目益精。」台烏藥辛開溫散，善於疏通氣機，順氣暢中，散寒止痛。還能溫腎固縮，與烏豆衣共為本方臣藥。白芍酸寒，養血柔肝，緩急止痛，平肝潛陽。黨參補中益氣，益胃生津，與白芍共為本方佐藥。砂仁化濕和中為使藥。

功效：利濕活血，溫腎散寒。

主治：胃、腸息肉。

用法：水煎劑，每日一劑，分三次服用。

歌訣：

蠶沙化濕穭豆衣，烏藥砂仁醫腸痺。

白芍黨參雲茯苓，脾胃調和氣少氣。

440號方　石脂葫蘆湯

組成：赤石脂六十克，乾薑三克、苡仁三克、葫蘆十二克。

方解：赤石脂為硅酸鹽類礦物多水高嶺土Halloysite的一種紅色塊狀體。又名赤符、紅高嶺、紅土、吃油脂等。主要含水化硅酸鋁，尚含相當多的氧化鐵、氧化錳等物質。性味甘澀、溫。入脾、胃、大腸經。澀腸止血，收濕生肌。《綱目》：「補心血，生肌肉，厚腸胃，除水濕，收脱肛。」治久瀉，久痢，便血，脱肛，潰瘍不斂。為本方君藥。乾薑辛熱，能祛脾胃寒邪，助脾胃陽氣，溫中散寒，去臟腑沉寒痼冷。為本方臣藥。苡仁甘淡微寒，健脾除痺，利水滲濕，清熱排膿，並且抗癌作用（藥理作用參見441號方）。為本方佐藥。葫蘆利水消腫為使藥。

功效：收濕止血，溫中散寒，利水消腫，防癌。

主治：胃、腸息肉、痢疾。

用法：水煎劑，每日一劑，分三次服用。

歌訣：

赤石脂為消炎方，溫胃健脾用乾薑。

益氣防變生苡米，葫蘆化濕又消脹。

441號方　苡仁四君湯

組成：薏苡仁四十克、人參十五克、茯苓十克、白朮十克、甘草十克、白扁豆十克、山藥十克、蓮子肉十克、縮砂仁十克、陳皮十克、桔梗十克。

方解：薏苡仁為禾木科多年生草本植物薏苡Coix Lachryma-jobi L.的成熟種仁。又名感米、起實、苡米、益米、菩提子等。含蛋白質、脂肪、碳水化合物、維生素、氨基酸、薏苡酯(Coixenolide)、薏苡素(Coixol)、三萜化合物等。性味甘、淡，微寒。入脾、胃、肺經。利水滲濕，健脾除痺，清熱排膿。《綱目》：「健脾益胃，補肺清熱，去風勝濕。」藥理實驗：薏苡仁含有丙酮和乙醇提取物對艾氏腹水癌有抑制作用；苡仁浸膏對吉田肉瘤有抑制作用；苡仁乙醇提取物能使腫瘤細胞漿產生變性，並使核分裂停止於中期；薏苡酯具有抗腫瘤作用，現已有人工合成品；薏苡仁對癌細胞有阻止成長及傷害作用；並具鎮靜作用，故為本方君藥。人參、茯苓、白朮、甘草為補氣健脾基本方「四君子湯」組方，方中人參補益脾胃之氣。白朮健脾除濕，促進脾胃運化。茯苓既能助人參、白朮補脾，又能滲濕利水。甘草調中益脾。四藥相互配伍應用，共呈補氣健脾之效，為本方臣藥組。白扁豆、山藥、蓮子肉健脾化濕，益氣養陰，固精止瀉，養心安神。砂仁、陳皮調中理氣，燥濕化痰。以上五藥合為本方佐藥組。桔梗開宣肺氣，排膿療癰為使藥。

功效：健脾除濕，補氣防癌。

主治：多發性腸息肉、痢疾。

用法：水煎劑，每日一劑，分三次服用。

歌訣：

補氣參苓朮草湯，苡仁桔梗治潰瘍。
山藥扁豆蓮子肉，陳皮砂仁化滯方。

442號方　澤瀉滲濕飲

組成：澤瀉三十克、茯苓二十五克、薑半夏十五克、蒼朮十五克、厚朴十克、牛夕十五克、陳皮十克、益母草三十克、苡仁三十克。

方解：澤瀉為澤瀉科多年生沼澤植物澤瀉Alisma orientale(Sam.)Juzep.的塊莖。又名水澤、澤芝、天禿等。含五種三萜類化合物，即澤瀉醇A(Alisol, A)、澤瀉醇B、乙酸澤瀉醇A脂(Alisol A monoacetate)、乙酸澤瀉醇B脂和表澤瀉醇A(Epialisol A)，另含揮發油、小量生物鹼、甾醇、樹脂、澱粉等。性味甘、淡，寒。入腎、膀胱經。滲濕利水，泄熱。《別錄》：「補虛損五勞，除五臟痞滿，起陰氣，止泄精，消渴，淋瀝，逐膀光，三焦停水。」藥理實驗：澤瀉的各種製劑均有不同程度的利尿作用。茯苓、苡仁均能利水滲濕，健脾益胃，二藥還有抗癌作用（參見409和441號方）。與澤瀉伍用，加強除濕功用，共為本方君藥組。半夏辛溫有毒，燥濕化痰，降逆止嘔，消痞散結，方用薑半夏以減緩毒性，厚朴、蒼朮燥濕健脾，行氣消積。三藥共為本方臣藥組。牛夕、益母草活血祛瘀，利尿消腫為佐藥。陳皮理氣調中為使藥。

功效：健脾利水，活血消腫，防癌。

主治：食道、胃、腸道息肉，痢疾。

用法：水煎劑，每日一劑，分三次服用。

歌訣：

澤瀉苡仁滲濕湯，陳夏厚朴茯苓蒼。

牛夕消腫益母草，胃腸息肉服之良。

443號方　地鱉抗息方

組成： 地鱉蟲二十克、海藻二十五克、蒼耳子十五克、知母十五克、百合三十克、沙參十五克、炒杜仲十五克、枸杞子十五克、柏子仁三十克、夜交藤二十克、生谷芽二十克、生甘草三克。

方解： 地鱉蟲又名䗪蟲。性味鹹寒有毒，功效破血逐瘀，通絡理傷。藥理實驗表明本品具有抗腫瘤作用（參見389號方）。蒼耳子辛溫，散風除濕。《本經》：「主惡肉死肌。」海藻鹹寒，化痰軟堅，利水消腫，並具抗癌作用（參見361號方）。以上三藥共為本方君藥組。知母、百合、沙參三藥滋陰潤燥，生津養胃為臣藥組。杜仲、枸杞子補肝腎，強筋骨。柏子仁、夜交藤養心安神。生谷芽消食和中，健脾開胃。五藥共為本方佐藥組。生甘草瀉火解毒、調和藥性為使藥。

功效： 滋陰益胃，解毒防癌。

主治： 多發性胃、腸息肉；胃、十二指腸潰瘍。

用法： 水煎劑，每日一劑，分三次服用。

歌訣：

胃腸息肉地鱉方，谷芽沙藻知母蒼。
枸杜甘草夜交藤，柏子百合療潰瘍。

二十九、病毒性肝炎和肝硬化驗方選

㈠發病概況：

病毒性肝炎是一類嚴重危害人類健康的常見傳染病。據有關資料報導，中國至少三分之一人口有過肝炎感染史，十分之一人口感染過B肝病毒。還有C型、D型和E型肝炎在中國的發病率也不低。

病毒性肝炎僅有10%發展成為慢性活動性肝炎，而慢性活動性肝炎中又有25%可發展為肝硬化，其中以B型肝炎為主，其次為C型肝炎。據統計，原發性肝癌患者中，約三分之一有慢性肝炎史，及90%的肝細胞肝癌患者有肝炎病毒感染。實驗材料證明：B型肝炎表面抗原陽性者患肝細胞癌的危險性為陰性人群的四十倍。據中國高發區人群既往調查資料證實，肝癌多，肝炎亦多，肝硬化也多。從臨床方面觀察，肝炎、肝硬化病人出現肝癌的相對危險性為對照組的十點七六倍。肝癌病人手術標本顯示，肝硬化比例為77.9%。而有不同程度肝炎的病變達到94.1%。

以上事實提示，病毒性肝炎、肝硬化與肝癌的密切關係，從而說明病毒性肝炎致肝硬化再轉變為肝癌這一途徑的可能性。因此，預防和治療病毒性肝炎、肝硬化，對於防治肝癌具有極其重要的意義。

㈡病毒性肝炎、肝硬化的檢查與診斷：

病毒性肝炎、肝硬化的臨床表現多為乏力、全身不適、體重減輕、食慾不振、噁心、腹脹腹瀉、上腹隱痛、頭昏、失眠等症狀。查體可見皮膚、鞏膜黃染、肝掌、蜘蛛痣、肝脾腫大。肝硬化後期可出現腹水、出血等徵象。實驗室檢查，肝功能不同程度的異常，AFP為陽性者應注意其惡變。B超、CT等影像檢查具有輔助診斷意義，必要時可進行肝穿活檢，明確診斷。

㈢治療：

西醫對本病的治療仍以保肝療法、免疫抑制劑、免疫刺激劑、抗病毒藥物的應用，對症治療以及注意休息和食物調養等。中國醫學認為病毒性肝炎屬於肝胃不和、氣滯血瘀、濕熱蘊結等病機變化。治宜平肝和胃，活血化瘀，清利濕熱，芳香化濁等法。轉變為肝硬化者，中醫認為屬肝腎陰虛，脾濕不化，癥瘕積聚等病機。治以滋補肝腎，健脾化濕，補氣活血，解毒化瘀等法則。方選：

444號方　補腎益肝方

組成： 生地三十克、山藥二十克、澤瀉十克、茯苓三十克、山萸十克、丹皮十克、丹參三十克、澤蘭十克、肉蓯蓉十克、女貞子二十克。

方解： 本方用六味地黃丸組成。以地黃、山藥、澤瀉、茯苓、山萸、丹皮為君藥組。其中茯苓不僅能利水滲濕、健脾，還具較強的抗癌作用，已被實驗和臨床所證實。（詳見胃炎409號方）改熟地黃為生地黃，加強了丹皮清熱解毒和滋陰涼血功效。山萸酸、溫，滋腎益肝；山藥補腎健脾，二藥共用，肝脾腎三臟並補。又丹皮配山萸以瀉肝火，茯苓配山藥淡滲脾濕。生地配澤瀉涼血瀉熱，六藥合用，調整劑量，補腎陽，益肝陰，健脾除濕，清熱涼血，共為本方君藥組。加入丹參、澤蘭同用，以活血祛瘀，養血安神，行水消腫，且丹參具有較強的抗癌作用，（參見胃炎392號方）故為本方臣藥。肉蓯蓉補腎壯陽，潤腸通便為佐藥。女貞子補益肝腎，滋陰清熱為使藥。

功效： 補腎益肝，活血化瘀，清熱防癌。

主治： 肝炎、肝硬化。

用法： 水煎劑，每日一劑，分三次內服。

歌訣：

六味地黄丸為君，澤蘭菝蓉與丹參，
肝腎失調為病本，補腎滋陰加女貞。

445號方　健脾益肝方

組成：薏苡仁三十克、炒白朮十五克、龍葵二十克、豬苓十五克、大腹皮子各十五克、瓜蔞仁十克、車前子十克、六一散十五克、桃仁十克。

方解：本方以薏苡仁和白朮為君藥。二藥均具除濕健脾和抗癌功效（抗癌試驗見前方）。但薏苡仁偏於淡滲利濕，品性微寒，能清利濕熱，白朮甘溫偏於燥濕利水，補氣健脾，方用炒品以加強補益之效。龍葵為茄科一年生草本植物龍葵（Solanumnigrum L.）又名苦菜、苦葵、天茄子、黑天天、地葫草等。含生物碱甙龍葵碱（Solanine）、澳洲茄碱（Solasonine）、澳洲茄邊碱（Solamargine）等多種生物碱，尚含皂甙，較多的維生素A和維生素C等。性味苦、寒，入肺、胃經。具清熱解毒，活血消腫功效。《綱目》有

「苗，消熱散血」的記載。藥理試驗：對接種艾氏腹水癌、淋巴性白血病-615、肉瘤-180、肉瘤-37等腫瘤細胞的小鼠投給本品，對上述病株均有抑制作用；動物體內試驗表明對白血病有抑制作用。龍葵提取物有抗炎作用，澳洲茄胺有考的松（荷爾蒙）樣的作用，降低血管通透性及透明質酸酶的活性。對動物過敏性、燒傷性、組織胺性休克有某些保護作用；澳洲茄鹼能降低血液凝固性。豬苓甘、淡、平。利水滲濕，清熱消腫。大腹皮子下氣寬中、行水，與豬苓、龍葵共為本方臣藥。六一散為滑石、甘草6:1配合而成，與車前子、瓜蔞仁合用，共呈清熱利濕，溫中和胃為本方佐藥組。桃仁活血祛瘀為本方使藥。

功效：健脾化濕，解毒防癌。

主治：肝炎、肝硬化。

用法：水煎劑，每日一劑，分三次內服。

歌訣：

健脾益肝薏仁米，白朮龍葵大腹皮，

桃仁瓜蔞車前子，利水滲濕豬六一。

446號方　柔肝軟堅方

組成：鱉甲十克、土鱉蟲十克、丹參三十克、莪朮十五克、桃仁十克、紅花十克、黨參十克、黛赭石二十克、黃芪二十克、鬱金十五克。

方解：鱉甲為鱉科動物鱉(Amyda Sinensis. Wiegmann)的背甲、鱉殼、團魚甲、鱉蓋子。含動物膠、角蛋白、碘質、維生素D等。性味鹹、平，入肝、脾經。具養陰清熱，平肝熄風，軟堅散結功效。《本經》：「主心腹癥瘕堅積。」《本草衍義補遺》：「補陰補氣。」藥理試驗：用美蘭法試驗對肝癌細胞敏感，對胃癌、急性淋巴性白血病細胞也有效。用細胞平板法，能抑制人體肝癌、胃癌細胞的呼吸。臨床用其治療肝癌、胃癌、肺癌見到同樣效果。日本民間以全鱉湯治療各種癌症有輔助作用。土鱉蟲又名地鱉蟲。破血逐瘀，解毒通絡。丹參活血化瘀，養血涼血，三藥同用，養陰補血，解毒防癌，共為本方君藥組。莪朮破血祛瘀，行氣止痛；桃仁、紅花活血通經；三藥合為本方臣藥組。黨參、黃芪補中益氣。黛赭石平肝潛陽，降逆止嘔，上藥合用相輔相承，取長補短，共為本方佐藥組。鬱金疏肝解鬱，利胆退黃為使藥。

功效：滋陰活血，解毒化瘀。

主治：肝炎、肝硬化。

用法：水煎劑，每日一劑，分三次內服。

歌訣：

柔肝軟堅鱉甲丹，桃仁紅花與土元，

莪朮黨參赭黃芪，鬱金為使且疏肝。

447號方　清肝化瘀湯

組成：白茅根十五克、茵陳三十克、丹皮十五克、丹參二十克、鬱金十五克、五味子十五克、雲苓十克、雞內金十克。

方解：白茅根為禾木科多年生草本植物的白茅Imperata cylindrica (L.) Beauv. var. major (Nees.) C.E. Hubb.的根莖。又名茅根、蘭根、茹根、地營、絲毛草根、茅草根等。含蔗糖、葡萄糖、甘露醇、少量果糖、草酸、蘋果酸、檸檬酸、澱粉，從本品分離出白頭翁素（Anemonin）、薏苡素（Coixol）、蘆竹素（Arundoin）、印白茅素（Cylindrin）

等。性味甘、寒。入肺、胃、膀胱經。具涼血止血，清熱利尿及防癌功效。《本經》：「主勞傷虛羸，補中益氣，除瘀血，血閉寒熱，利小便。」藥理實驗：噬菌體法實驗表現，本品有抗噬菌體作用，提示對腫瘤細胞有抑制活性的作用；正常兔口服白茅根煎劑有利尿作用。臨床用白茅根煎劑治療急性傳染性肝炎二十八例，臨床治愈二十一例，好轉七例。其主要症狀均在服藥後十天內消失，肝脾腫大在二十天左右消失，ALT在四十五天後有80%的患者降至正常。黃疸指數二十點一五天全轉歸正常，未見副作用；用其煎劑治療急性腎炎和同仙鶴草共治上消化道出血也取得一定療效。茵陳蒿苦、微寒。具清利濕熱，利胆退黃及防癌功效。（請參見438號方）。丹皮活血散瘀，涼血消腫。以上三藥共為本方君藥組。丹參、鬱金養血活血，行氣解鬱，祛瘀止痛；二藥合為本方臣藥。五味子收斂生津；雲苓利水滲濕；二藥合為本方佐藥。雞內金運脾消食為使藥。

功效：清熱利胆，活血化瘀，利濕防癌。

主治：肝炎、肝硬化。

用法：水煎劑，每日一劑，分三次服用。

歌訣：

清肝化瘀白茅根，丹皮丹參和茵陳，

茯苓鬱金五味子，舒肝和胃雞內金。

448號方　涼血益氣湯

組成：紫草二十克、太子參十二克、人參五克、北沙參十克、白朮十克、茯苓十克。

方解：紫草為紫草科多年生草本植物紫草Lithospermum erythrorizon sieb.et. Zucc.和新疆紫草Macrotomiaeuchroma (Royle.) Pauls.的根。又名紫丹、紫英。含乙酰紫草醌、紫草酯、紫草烷等。性味甘、寒。入心、肝經。具涼血活血，解毒透疹及防癌功效（參見375號方）。《醫林纂要》：「補心，緩肝，散瘀，活血。」臨床用紫草注射液治急性黃疸型肝炎、急性肝炎及肝硬化均取得較好療效，故本方以此為君藥。人參、太子參、北沙參補中益氣，滋陰和胃，防癌生津，合為本方臣藥組。白朮燥濕健脾為佐藥。茯苓利水滲濕為使藥。

功效：涼血益氣，除濕健脾，解毒防癌。

主治：急慢性肝炎、肝硬化等。

用法：水煎劑，每日一劑，分三次服用。

歌訣：

涼血解毒紫草根，人參沙參太子參，
白朮茯苓補中氣，肝胆疾患此方臻。

449號方　三鮮化瘀湯

組成：鮮虎杖二十克、鮮白馬骨十二克、虎刺十二克、鮮馬蘭十二克、石見穿十克、丹參十克、鬱金十克、桃仁九克、柴胡六克。

方解：虎杖為蓼科蓼屬多年生草本植物虎杖polygonum cuspidatum Sieb.et zucc.的根莖或根。又名陰陽蓮、大葉蛇總管、大活血、苦杖、紫金龍等。含羥基蒽醌約0.1–0.5%。主要為大黃素(Emodin)、大黃素甲醚(Emodin monomethyl ether)和大黃酚(chrysophanic acid, chlysophanol)以及蒽甙Ａ(Anthraglycoside. A.)、蒽甙Ｂ(Anthraglycoside B.)、還含3，4，5—三羥基芪—3—β—D—葡萄糖甙(polydatin)、另含鞣質和幾種多糖。性味甘、寒。入肝、胆、脾經。具清熱解毒，利濕化痰，活血定痛，破血通經及防癌功效。《別錄》：「主通利月水，破留血癥結。」藥理實驗：虎杖根熱水浸出物，小鼠體內試驗，對腹水型S_{180}抑制率達68%；體外試驗，熱水浸出物對JTC-26抑制率在90%以上；體外實驗，虎杖煎液(25%)對金黃色葡萄球菌、卡他球菌、甲、乙型鏈球菌、大腸桿菌、綠膿桿菌（瓊脂板控孔法）有抑制作用；其根高濃度煎劑對鈎端螺旋體有殺滅作用；用人胚腎原代單層上皮細胞組織培養，10%虎杖水煎液對流感亞洲甲型京科68-1株病毒、孤兒病毒($ECHO_{11}$)、單純疱疹病毒均有抑制作用。同法測定，2%煎液對腺病毒三型、脊髓灰白質炎Ⅱ型、腸道柯薩素A、B組、艾柯組、乙型腦炎京衛研一號、單純疱疹一株等七種有代表性的病毒株都有明顯的抑制作用。有效滴度分別為1:1600、1:400、1:2500、1:10240、>1:3200、1:51200。臨床用虎杖水煎劑或製成浸膏片治療急性黃疸型傳染性肝炎，據三百餘例的觀察，有效率在90%以上，治療率約在80%上下。平均治癒天數為三十四點七天（二百五十一例統計），症狀、體徵改善及肝功能恢復正常約七天，肝腫大平均二十三天復原，黃疸在十五至二十天消退，轉氨酶十五天降至正常。部分病例經三至十二個月隨訪，未見復發。還用虎杖煎劑和其他製劑、粉劑、糖漿、酒浸泡液等內服或外用，治療燒傷、急性闌尾炎、慢性骨髓炎、慢性氣管炎、關節炎及顆粒性粒細胞性減少症均有較好的療效。石見穿為唇形科一年生草

本植物紫參 (Salviachinsis Benth.) 的全草。又名月下紅、小紅參、石打穿、石大川、烏沙草等。全草含甾醇、三萜成分、氨基酸；根含蘇糖 (Stachyose)。性味苦、辛、平。入肝經。清熱解毒，活血化瘀，防癌止痛功效。《浙南本草新編》：「與丹參效用相似，常用於慢性肝炎、早期肝硬化，有活血祛瘀作用。」藥理實驗：動物體內實驗，石見穿對小鼠S_{180}有抑制作用；用豆芽法體外觀察，石見穿有抗癌活性的作用；石見穿尚有一定的抗菌消炎作用。臨床用石見穿加糯米稻草煎液治療急慢性肝炎二百零五例，治癒一百五十例，進步三十三例，無效二十二例。其中急性一百六十九例，治癒一百二十六例；慢性三十六例，治癒二十四例，平均治癒日數三十六天。故本方以上述二藥合為君藥。白馬骨又名六月雪、滿天星、雞骨頭草等。全草含甙類及鞣質。性味苦、辛，涼。入肝、脾經。具祛風利濕，清熱解毒功效。廣州部隊《常用中草藥手冊》：「舒肝解鬱，清熱利濕，消腫拔毒。治急、慢性肝炎，風濕腰腿痛，痛腫惡瘡，蛇傷。」《浙江民間常用草藥》：「平肝，利濕，健脾，止瀉。」虎刺又名刺虎、壽星草、蛇不過等。根含多種蒽醌類成份、虎刺素、虎刺醇、羥基虎刺素、去甲虎刺素等。性味苦、甘、平。具祛風利濕，活血消腫功效。廣州部隊《常用中草藥手冊》：「利尿消腫，活血散瘀，治療急慢性肝炎，肝脾腫大。」馬蘭又名紫菊。性味辛、涼。具清熱解毒，涼血利濕功效。《本草正義》：「馬蘭，最解熱毒，能專入血分，止血涼血，尤其特長。內服外敷，其用甚廣，亦清熱解毒之要品也。」故本方以上述三藥為臣藥組，以助君藥解毒活血之功。丹參、鬱金、桃仁活血袪瘀，養血涼血，利胆退黃，防癌解鬱，三藥合為本方佐藥組。柴胡疏肝解鬱，升舉陽氣為使藥。

功效：清熱解毒，利胆退黃，防癌袪瘀。

主治：急慢性肝炎、肝硬化等。

用法：水煎劑，每日一劑，分三次服用。

歌訣：

虎杖馬蘭白馬骨，三鮮化瘀用柴胡，

鬱桃丹參石見穿，虎刺內含虎刺素。

450號方　解毒降酶丸

組成：北五味子四百克、板蘭根二百克、紫丹參四百克、蜂蜜七百五十克。

方解：五味子為木蘭科多年生落葉木質藤本植物北五味子Schisandra Chinensis Bail和華中五味子Schisandra Sphenanthera Rehd.et Wils.的成熟果實。北五味子為傳統使用的正品。又名玄及、五梅子、莖藸等。果實含揮發油，其中有多量的倍半萜烯(Sesquicarene)、$β_2$–甜沒藥烯($β_2$–Bisabolene)等，尚含檸檬酸12%、蘋果酸10%、少量的酒石酸、單糖類及樹脂。種子含脂肪油約33%，其非皂甙部份含有強壯劑成份五味子素(Schizandrin)約0.12%、去氧五味子素(Deoxyschizandrin)及五味子醇等。另外，還含綠素、甾醇、維生素C、E等。性味酸、溫。入肺、腎、心經。具有斂肺、滋陰、生津、收汗、固精功效。《本草蒙筌》：「風寒咳嗽，南五味為奇，虛損勞傷，北五味最妙。」藥理實驗：北五味子與人參相似，具有「適應原」樣作用，能增強機體對非特異性刺激的防禦能力，適當劑量時，能延長大鼠的游泳時間。單用或與酸棗仁合用均能提高燙傷小鼠存活率，延長存活時間，二者配伍還能推遲小鼠燒傷休克的發生及延長存活時間，並能減輕小鼠燒傷局部的水腫；五味子能影響糖的代謝，促進肝糖元異生，加快肝糖元分解，使腦、肝及肌肉組織中果糖及葡萄糖的磷酸化過程加強可提高血糖及血乳酸的水平；在對兔的葡萄糖耐量試驗中，五味子提取物能改善機體對糖的利用；五味子能使幼鼠的胸腺萎縮，故有增強腎上腺皮質功能的作用；北五味子對人中樞系統能加強興奮過程，但弱於咖啡因，能改善人的智力活動，提高工作效率；五味子素對呼吸有興奮作用，北五味子對動物心臟有某些強心作用；對不正常的血壓者調整作用，對循環衰竭者，升高血壓作用頗為顯著；在帶有胆囊瘻管的犬身上，有促進胆汁分泌的作用；對痢疾、綠膿桿菌等有抗菌作用；五味子醇提取物可使人手指血管擴張。臨床用五味子煎劑治療黃疸型傳染性肝炎，觀察一百零二例，有效率為85.2%，其中治癒率佔76.4%，尤其對症狀隱匿，肝氣鬱結及肝脾不和三型效果較好。五味子粉對傳染性肝炎有效，明顯的降低谷丙轉氨酶的作用，且奏效快，無明顯副作用。低酶型（300u以下）平均服藥十點一天，基本治癒率為84.2%，高酶（500u以上）及中酶（300-500u）型服藥二十三點六天和二十五點二天，基本治愈率為71.4%和72%。另外，尚用五味子治療急性腸道感染、神經衰弱、克山病等。故本方以此為君藥。板蘭根為十字花科二年生草本植物菘藍、秀草大青、或爵本科多年生草本植物馬藍的根及根莖。又名靛青根、藍靛根、靛根。含靛甙、β-谷甾醇、靛紅 (Isatin)、板蘭根結晶乙 ($C_5H_7NO_3$)、板蘭根結晶丙 ($C_{26}H_{48}O_{16}$)、板蘭根結晶丁 ($C_{18}H_{30}O_{10}$)，又含植物性蛋白、樹脂、糖類和精氨酸、谷氨酸、酪氨酸、γ-氨基丁酸、纈氨酸、芥子甙，還含抗革蘭氏陽性和陰性細菌的抑菌物質及動力精 (Kinctin) 等。性味苦、寒。入肺、胃經。具清熱解毒，涼血功效。《遼寧常用中草藥手冊》：「治肝炎，腮腺炎。」藥理實驗：板蘭根水浸液對枯草桿菌、金黃色葡萄球菌、八聯球菌、大腸桿菌、傷寒桿菌、副傷寒甲型桿菌、痢疾桿菌、腸炎桿菌等都有抑制作用。1:100的板蘭板在試管內有殺滅鈎端螺旋體的作用；靛甙體外抗病毒作用不突出；臨床用板蘭根單味煎劑治療傳染性肝炎八例均獲效。症狀消失平均時間為八天，肝功能恢復為十五點七天，肝臟縮小為十三天，療效優於茵陳蒿湯對照組。還用於防治流行性腮腺炎、流行性B型肝炎、單純性疱疹、流行性腦脊髓膜炎、流行性腹瀉等。故為本方臣藥。紫丹參活血祛瘀，養血涼血，防癌消腫為佐藥。蜂蜜補中緩急，潤腸通便為使藥。

功效：清熱解毒，活血祛瘀，防癌消腫。

主治：急慢性肝炎、肝硬化。

用法：上藥晒乾共研細末，蜂蜜煉丸。每丸重十克，每日三次，每次一丸，溫開水送服。

歌訣：

解毒降酶紫丹參，北五味子板蘭根，
健脾保肝蜂王蜜，甲乙丙丁肝炎型。

451號方 二甲軟肝散

組成：穿山甲十克、大黃十六克、鱉甲十克。

方解：穿山甲為脊椎動物鯪鯉科穿山甲（食蟻鯪鯉）Manis pen tadacty la L的鱗片。又名川山甲、甲片、山甲、麒麟片、隨碱片、鯪鯉角等。主要成份為穿山甲碱等。性味鹹，微寒。入肝、胃經。具活血通經，消腫排膿，防癌功效。《醫學衷中參西錄》：「穿山甲，味淡性平，氣腥而竄，其走竄之性，無微不至，故能宣通臟腑，貫徹經絡，透達關竅，凡血凝血聚為病，皆能開之。能治癥瘕積聚，心腹疼痛。」藥理實驗：含穿山甲的銀甲丸（主要成份為銀花、穿山甲、蒲公英）有抗乳突狀癌細胞活性的作用；穿山甲有升高白細胞的作用，穿山甲碱有抗白血病細胞作用。臨床用於治療白血病有效。穿山甲粉止血效果良好，用於疝修補、闌尾切除、胃次全切除、骨瘤、脊椎骨折鋼板固定、截肢等三十七例手術，有三十六例獲得滿意的止血效果，只有一例直腸癌肉摘除後因不好壓迫，而效果不佳。本方以此為君藥。大黃為蓼科多年生草本植物掌葉大黃Rheum Palmatum L.、唐古特大黃R. tanguticum Maxim. ex Reg.或藥用大黃R. officinale Baill.的根和根莖。又名將軍、川軍、錦紋等。含大黃酚(Chrysophanol)、大黃素(Emo din)、蘆薈大黃素(Aloe-emodin, $C_{15}H_{10}O_2$)、大黃酸(Rhein, $C_{15}H_8O_6$)、大黃素甲醚(Physcion)、番瀉甙A、B(Sennoside A, B $C_{42}H_{38}O_{20}$)、番瀉甙C(Sennoside C, $C_{42}H_{40}O_{19}$)、大黃鞣酸(Rheum tannic acids)及相關物質沒食子酸、兒茶精、脂肪酸、草酸鈣、葡萄糖等。性味苦、寒。入肝、胃、心、脾、大腸經。具瀉下攻積，清熱瀉火，解毒防癌，活血祛瘀功效。《本經》：「下瘀血，血閉寒熱，破癥瘕積聚，留飲宿食，蕩滌腸胃，推陳致新，通利水谷，調中化食，安和五臟。」藥理實驗：藥用大黃的粗提取物皮下注射，對小鼠S_{37}有傷害能力；大黃的熱水提取物對小鼠S_{180}抑制率為48.8%；大黃素對艾氏腹水型癌細胞呼吸有明顯抑制作用，對這種癌細胞的某些氨基酸和糖代謝中間產物的氧化和脫氫也有很強的抑制作用；大黃素對小鼠黑色素瘤的抑制率為76%；大黃酸對艾氏腹水癌抑制率為15%，小鼠S180抑制率為21%；Rhcum tataricum及R. maximaviczii也能抑制動物腫瘤的生長；藥用大黃和掌葉大黃對多數革蘭氏陽性細菌和某些革蘭氏陰性細菌在試管中均有抗菌作用，對鏈球菌亦很敏感，對白喉、枯草、炭疽以及傷寒、副傷寒、痢疾桿菌亦有抑制作用；大黃煎劑和水、醇、醚浸液在試管中對若干常見的致病性真菌有抑制作用；大黃中所含番瀉甙有瀉下作用，而所含鞣質有收斂作用，故大黃大劑量時表現為瀉下作用，而小量時表現為收斂作用。本方以此為臣藥。鱉甲鹹寒，滋陰清熱，平肝潛陽，軟堅散結，為本方佐使藥。

功效：活血軟肝，解毒防癌。

主治：肝硬化、急慢性肝炎。

用法：以上三藥製後研末。每次二克，每日二次，溫開水送服。

歌訣：

穿山鱉甲二甲散，大黃破血纖維軟，
慢性肝炎肝硬化，服藥緩瀉量勿減。

452號方　貫眾清肝湯

組成：旱蓮草三十克、貫眾二十克、虎杖二十克、桑寄生二十克、桑椹子二十克、蠶沙十五克。

方解：旱蓮草為菊科一年生草本植物鱧腸Eclipta prostrata L.的全草。又名墨旱蓮、鱧腸、金陵草、墨斗草等。含皂甙1.32%、烟碱約0.08%、鞣質、維生素A、鱧腸素

(Ecliptine)、多種噻吩化合物等。性味甘、酸，寒。入肝、腎經。補腎益陰，涼血止血。《本草備要》：「補腎止血。」藥理實驗：體外、體內實驗均證明旱蓮草有抑制腫瘤細胞生長的作用。貫眾為鱗毛蕨科多年生草本植物粗莖鱗毛蕨Dryopteris Crassirhizoma Nakai.蹄蓋蕨科多年生草本植物蛾眉蕨 Lunathyrium acrostichoides (SW.) Ching.烏毛蕨科多年生草本植物羊芽狗脊Wodwardia unigemmata (Makino) Nakai，紫萁科多年生草本植物紫萁Osmunda Japohica Thunb.的根莖及葉柄基部。又名貫節、白頭、貫中、貫鐘、伯芹、伯藥、貫仲、管仲等。主要成份為綿馬素(Filmarone)、揮發油、綿馬鞣質、脂肪、樹脂、三萜化合物羊齒烯(Ferhene)等。性味苦，微寒。入肝、脾經。具清熱解毒，涼血止血，殺蟲功效。藥理實驗：貫眾對流感病毒甲型PR_8、亞洲甲型(57-4)、乙型(Les)、丙型(1233)、丁型（仙台）在雞胚試驗上有較強的抑制作用；用人胚腎原代單層細胞的組織培養上，證明貫眾對四百七十九號腺病毒三型、七十二號脊髓灰質炎Ⅱ型、四十四號愛可九型、柯薩奇A9型、柯薩奇B5型、乙型腦炎（京衛研一株）、一百四十號單純疱疹等七種有代表性病毒株有較強的抗病毒作用；貫眾有抑菌作用；另外，貫眾還有抗真和殺蟲作用。與旱蓮草共為本方君藥。虎杖活血定痛，清熱利濕，解毒抗癌（詳見449號方）作用，為本方臣藥。桑寄生、桑椹子補益肝腎，滋陰生津為佐藥。蠶沙祛風除濕，和胃化濁為使藥。

功效：清熱解毒，補陰益肝，防癌。

主治：肝硬化、急慢性肝炎（肝腎陰虛型）。

用法：水煎劑，每日一劑，分三次服用。二個月為一療程。

歌訣：

貫眾清肝用虎杖，旱蓮草配寄生桑，

滋補肝腎桑椹子，和胃化濁晚蠶沙。

453號方　牛角舒肝片

組成：水牛角粉五十克、柴胡十五克、丹參十五克、黃芪十五克、茯苓十五克、甘草十五克。

方解：水牛角粉為牛科動物水牛Bubalus bubalis L.的頭角加工而成。含胆甾醇、氨基酸、肽類、胍基衍生物、蛋白質等。性味苦、鹹、寒。入肝、腎經。具清熱解毒，涼血止血功效。藥理實驗：水牛角提取物靜脈注射給家兔，可使淋巴細胞升高，注射二十四至四十八小時，白細胞則顯著升高；家兔注射黃牛角煎劑可使凝血時間縮短，血小板數增加；水牛角對大鼠有明顯的鎮靜作用。為本方君藥。柴胡為傘形科植物，藥用其根。性味苦辛，微寒。入肝、胆經。功效疏肝解鬱，升舉陽氣。臨床用柴胡治肝炎和預防肝癌有良好效果。丹參為唇形科植物，又名紫丹參。含丹參酮等成份。性味苦，微寒。入肝、心、心包經。功效活血祛瘀，涼血消癰，養血安神。經藥理實驗和臨床應用證明丹參還有良好的抗腫瘤作用（詳見329號方）。二藥合為本方臣藥。黃芪補氣升陽，益衛固表，托毒生肌，利水退腫。茯苓利水滲濕，健脾安神。二藥共為本方佐藥。甘草解毒瀉火，健脾和胃為使藥。

功效：清熱解毒，疏肝健脾，防癌。

主治：肝硬化、肝炎。

製法：上藥烘乾研成細末，製成片劑，每片含生藥零點四五克。

用法：每次十片，每日三次，連服六個月。

歌訣：

水牛角粉善舒肝，柴胡茯苓甘草丹。
黃芪補氣增免疫，服藥期間減食鹽。

454號方　五味降酶散

組成：五味子二百克、白僵蠶一百克、蟬衣五十克。

方解：五味子酸溫，具斂肺滋腎，生津止渴，斂汗澀精，寧心安神功效。藥理實驗及臨床應用均已證實五味子有較強的抗病毒和降血中轉氨酶作用（詳見肝炎450號方），故為本方君藥。白僵蠶息風止痙，祛風止痛，解毒散結，並有抗癌功效（詳見甲狀腺388號方），為本方臣藥。蟬衣為蟬科昆虫黑蚱（蟬）Cryptoympanaatrata Fabr羽化時的蛻殼。又名蟬蛻、蟬退、枯蟬、唧唧皮、知了皮、金牛兒等，性味甘寒，入肺、肝經。具散風透疹，宣肺定痙，清熱解毒，抗癌功效。《本草求真》：「蟬蛻味甘氣寒，主治肺經風。」抗癌藥理：對JTC-26抑制率為100%，同時對人正常的纖維坯細胞也有抑制作用，其抑制率為50%，但臨床應用證明，開始確有抑制正常細胞作用，但用藥五個月後，這種抑制正常細胞作用可消失。蟬蛻散流浸膏、煎劑對注射破傷風毒素的小鼠有抗驚厥作用和鎮靜作用。並能推遲小鼠的死亡時間。臨床用蟬蛻治療風疹、疔瘡腫毒、破傷風、瘰癧等症，均見療效。故本方用之為佐使藥。

功效：解毒散結，降酶防癌。

主治：急慢性肝炎、肝硬化。

用法：上藥共研細末，每次十克，每日二次，三十天為一療程。

歌訣：

五味降酶重五味，僵蠶蟬蛻量減倍，
食用藥膳豆製品，禁用煙酒忌咖啡。

455號方　壯陽溫肝方

組成：枸杞子三十克、淫羊霍三十克、黃芪四十克、黃精四十克、紫河車三十克、白朮二十克、丹參二十克、女貞子四十克。

方解：本方以枸杞子、淫羊霍為君藥。枸杞子為茄科落葉灌木植物寧夏枸杞Lycinm barbarum L.和枸杞成熟果實。又名苟起子、甜菜子、杞子、紅青椒、紅耳墜、地骨子等。含胡蘿蔔素、硫胺素、核黃素、菸酸抗壞血酸、β-谷甾醇、亞油酸。日本產枸杞子含玉蜀黍黃素（Zeaxanthin）、甜菜碱（Betaine）和一種硫胺素抑制物。果皮含酸漿果紅素(physalien)。性味甘、平,入肝、腎、肺經。具滋補肝腎,明目潤肺功效。《本草經集註》:「補益精氣,強盛陰道。」藥理實驗:枸杞子中所含甜菜鹼有抗脂肪肝的作用。寧夏枸杞子的水浸液對四氯化碳毒害的小鼠有抑制脂肪在肝細胞內沉積,促進肝細胞新生的作用。水提取物的抗脂肪肝作用還表現在防止四氯化碳引起的肝功能紊亂。淫羊藿又名仙靈脾,性味辛、甘、溫,具有補腎壯陽,祛風除濕功效。藥理實驗證明,淫羊藿具有雄激素樣作用和抗病毒、抗細菌作用(參見殘胃433號方)。本方用枸杞子、淫羊藿同用,既補肝又補腎,既補陰又補陽,達肝腎陰陽同補之功。黃芪、白朮補中益氣,燥濕健脾,且二藥均具抗癌功效;黃精、紫河車補血養陰,四藥合用,以助君藥補益之功,為本方臣藥組。丹參活血祛瘀,涼血消腫,養血安神為佐藥,女貞子滋陰清熱為使藥。

功效:滋補肝腎,柔肝活血,防癌。

主治:肝炎、早期肝硬化。

用法:水煎劑,每月一劑,分三次內服。

歌訣:

肝腎陽虛氣不足,羊藿枸杞芪白朮,

黃精紫河女貞子,丹參化瘀肝氣舒。

456號方　消肝健脾湯

組成：馬鞭草三十克、半枝蓮四十克、黃芪三十克、白朮十五克、茯苓十五克、赤芍十克、丹皮十克、丹參二十克、佛手六克。

方解：馬鞭草為馬鞭草科多年生草本植物馬鞭草Verbenao Ficinalis L.的全草或帶根全草。又名鳳頸草、狗牙草、苦練草、蜻蜓草、田鳥草、野荊芥、紅藤草等。含馬鞭草甙（Verbenalin即Cornin山茶萸甙）鞣質、揮發油、水蘇糖(Stachyose)腺甙(Aaenosine)和β-胡蘿蔔素。另外發現該植物含強心甙。性味苦、涼，入肝、脾經。具有清熱解毒，活血散瘀，利水消腫功效。《本草拾遺》：「主癥癖血瘕、久瘧、破血。」藥理實驗：馬鞭草水及醇提取物對家兔結膜囊內塗芥子油引起的炎症有消炎止痛作用，馬鞭草中提取的馬鞭草寧(Verbenin)也是一種甙。有促進家兔血液凝固的作用。體外試驗，馬鞭草水煎劑在31mg/ml濃度時能殺死波蒙那群鈎端螺旋體。臨床用馬鞭草煎劑治療八十例傳染性肝炎，七十七例痊癒，二例顯效，一例無效。黃疸消失平均十五天，各種消化系統症狀三至十二天消失。肝腫大七十二例於十四至三十五天消失。八例未消失，七十九例肝功及轉氨酶在十至三十天內恢復正常。用馬鞭草甘草煎劑預防傳染性肝炎，在流行期間對七十四例有可能感染者進行觀察，四個月內未見一人發病，而對照組三十五人中有三人發病。另外，還用馬鞭草煎劑或粉、丸劑治療絲蟲病、血吸蟲病、瘧疾、白喉等見到一定效果。半枝蓮含生物碱、黃酮甙、酚類和甾體成份。性味辛、平。清熱解毒，散瘀止血。藥理實驗和臨床應用均已證明半枝蓮有較好的抗癌作用（參見352號方）。本方以上述二藥為君藥。黃芪、白朮、茯苓補中益氣，健脾除濕為臣藥。赤芍、丹參、丹皮活血散瘀，清熱涼血為佐藥。佛手舒肝理氣，調中和胃為使藥。

功效：清熱解毒，健脾除濕，防癌。

主治：急慢性肝炎、早期肝硬化。

用法：水煎劑，每日一劑，分三次內服。

歌訣：

清肝健脾用馬鞭，黃芪白朮半枝蓮，

茯苓佛手赤芍藥，清血化瘀用二丹。

457號方　溫肝散結方

組成：淡附片二十克、乾薑三克、吳茱萸肉十克、乾蟾蜍十五克、商陸九克、黨參二十克、淮山藥三十克、茯苓十二克、澤瀉十克、車前子二十克、雞內金二十克。

方解：淡附片、乾薑、吳茱萸均為辛熱之品。附片回陽救逆，補火助陽，散寒止痛。乾薑溫中回陽，溫肺化飲。吳萸疏肝下氣，散寒止痛，燥濕。以上三藥合用，共呈溫中散寒，疏肝理氣，降逆和中之效，為本方君藥組。乾蟾蜍為蟾蜍科動物中華大蟾蜍Bufo bufo gargarizans cantor和黑眶蟾蜍Bufo melanostictus Schneider等的乾燥全體。又名蝦蟆、蚵蚾、癩蝦蟆、石蚌、癩格寶等。含蟾蜍毒素、華蟾蜍毒素、華蟾蜍素、華蟾蜍次素、甾體、蟾蜍鹼等。性味辛、涼；有毒。入心、肝、脾、胃經。有破癥結，行水濕，化毒，殺蟲，定痛功效。《本草正》：「消癖氣積聚，破堅癥腫脹。」藥理實驗：體外試驗，蟾蜍的水溶液對JTC-26抑制率達90%以上；蟾蜍醇和水提取物用美藍法試驗，對人卵巢癌、肝癌、胃癌細胞有抑制作用；全蟾的提取物在體外能抑制人的卵巢腺癌、顴上下頜未分化癌、間皮癌、胃癌、脾肉瘤、肝癌等腫瘤細胞的呼吸；蟾蜍皮及其提取物對小鼠S_{180}、兔B.P瘤、小鼠U_{14}，腹水型肝癌的生長有抑制作用，並能延長患精原細胞瘤、腹水癌和肝癌小鼠的生存期，在試管內對白血病細胞亦有抑制作用；蟾蜍還可抑制Hela細胞生長，抑制人肝癌細胞和白血病細胞的呼吸；用噬菌體法篩選，蟾酥有誘導噬菌體的作用，提示其有抗癌活性的作用；蟾皮中的強心甙和甙心對Hela-S_3腫瘤細胞有抑制作用，烏木甙對艾氏腹水癌細胞有抑制作用；蟾皮的胰蛋白酶水解液對小鼠實體瘤有抑制作用；蟾蜍有升高白細胞、抗輻射及增強機體網狀內皮系統的功能的作用。商陸苦、寒；有毒。入肺、腎、大腸經。瀉下利水，消腫散結。《別錄》：「療胸中邪氣，水腫，痿痹，腹滿洪直，疏五臟，散水氣。」黨參補中益氣，生津養血。山藥益氣養陰，補脾肺腎，與前述二藥共為本方臣藥。茯苓、澤瀉、車前子利水滲濕，健脾，泄熱為佐藥。雞內金運脾消食為使藥。

功效： 溫中散寒，解毒散結，利水滲濕，防癌。

主治： 肝硬化、肝炎腹水。

用法： 水煎劑，每日一劑，分三次服用。

歌訣：

溫肝散結薑附片，商陸吳萸澤乾蟾，
黨參茯苓懷山藥，重用內金與車前。

458號方　柴胡降酶湯

組成：柴胡十五克、黨參十克、生薑十克、半夏十克、甘草十克、黃芩十五克、大棗十克、五味子二十克、紫草二十克、訶子十克。

方解：本方以小柴胡湯配方柴胡、黨參、生薑、半夏、甘草、黃芩、大棗加味組成。其中柴胡疏肝解鬱，升舉陽氣，宣暢氣血。藥理實驗表明，柴胡煎劑口服給藥，對傷寒疫苗引起的兔肝功能障礙，有顯著的改善作用，對酒精引起的肝功能障礙亦有效。黃芩清泄膽腑濕熱，瀉火解毒。生薑、半夏燥濕運脾，流通津液，和中止嘔。人參、大棗、甘草補中益氣，溫中和胃。七藥並用，邪氣濕濁上下分消。日本大阪市立大學醫學部第三內科和大阪社會醫療中心組成的研究小組證實，中藥製劑小柴胡湯能預防肝癌，據稱，給易癌變的肝硬化患者服用小柴胡湯，在五年內對肝臟進行定期檢查發現，肝癌的發病率為10%，與沒有服用中藥的患者組相比，肝癌發病率下降了$\frac{1}{2}$左右。故上述七藥共為本方君藥組。五味子酸澀，生津止瀉，寧心安神。臨床證明五味子有良好的降低血轉氨酶作用（參見450號方）。為本方臣藥。紫草涼血活血，解毒為佐藥。訶子下氣消脹為使藥。

功效：疏肝清熱，生津活血，防癌。

主治：急慢性肝炎、肝硬化。

用法：水煎劑，每日一劑，分三次服用。

歌訣：

柴胡降酶仲景方，加入五味訶子嚐，

酸甘化陰清肝熱，再用紫草將血涼。

三十、乳腺良性腫瘤

㈠發病概況：

乳腺良性腫瘤發病率甚高，約佔全部乳腺疾病的50%。主要包括乳腺導管內乳頭狀瘤、乳腺增生病。後者根據其臨床特點、組織學改變，又可分為單純乳腺腺病增生（包括腺小葉等不規則和腺上皮輕度增生）、乳腺纖維增生、乳腺囊性增生病等類型。臨床以纖維腺瘤為最多，約佔良性腫瘤的四分之三，其次是乳管內乳頭狀瘤，約為良性腫瘤的五分之一。一般認為，乳腺良性腫瘤患者發生乳腺癌的機會較正常人為高。臨床統計學資料表明，在乳腺小葉增生、乳腺囊性增生病患者中，乳腺癌的發病率高於正常婦女一至二倍。作為癌前病變的報導，國內外有所差異，美國資料認為乳管內乳頭狀瘤為癌前病變，大約30%的病人在以後的同側乳房中發生浸潤癌。中國資料證實乳腺囊性增生病是致癌因素，在有乳腺囊性增生病變的婦女中，乳腺癌的發病率為一般婦女的二倍。其癌變率的報導很不一致。有人認為1-2%可癌變，有人認為3-10%，也有人報導，高達20-30%者。另外，乳管內乳頭瘤癌變率中國報告為6-8%。因此，積極治療乳腺良性病變，對於防止乳腺癌有一定意義。

㈡乳腺良性腫瘤的檢查與診斷：

乳房腫塊是乳房腫瘤共有的現象，根據其病變性質的不同又有所差異。在良性乳腺腫瘤中，以乳腺小葉增生較常見，好發於二十至五十歲（平均三十歲）的女性，以小葉數目增加、小葉內管泡增多、小葉增大為主。纖維腺瘤好發年齡為十五至三十九歲（平均二十歲），多在乳房外上象限，75%為單發，也有多發者。乳管內乳頭狀瘤平均發病年齡為四十歲，沒有明顯的腫塊，常伴有乳頭血性溢液。乳腺囊性增生病則好發於四十歲以後的婦女，腫塊常為多發性，呈大小不一的結節狀，質韌而不硬，可伴有乳頭黃綠色或棕色及血性溢液。

乳腺良性腫瘤根據其臨床表現，大多數可以做出診斷，必要時可χ光攝片以輔助檢查或取病理活檢、局部穿刺進行細胞脱落學檢查，方可確診。

㈢治療：

西醫對本病多以對症治療，以口服10%碘化鉀；丙酸睾丸酮肌注。若腫塊局限逐漸變硬可行局部切除或單側乳腺切除術等。中國醫學認為本病屬於「乳癖」、「嬭乳」、「乳癧」等範疇。由於肝氣不舒，肝鬱氣滯；脾陽不振，痰濕不化；肝鬱化火，毒熱蘊結；氣血兩虛，肝脾不調；或氣滯血瘀，痰凝毒聚而致。治宜疏肝解鬱，理氣散結；溫化脾陽，化痰利濕；化瘀舒肝，瀉火解毒；調理肝脾，補氣養血以及活血化瘀，消積破結。方選：

459號方　舒肝解鬱湯

組成： 柴胡十二克、瓜蔞五克、絲瓜絡十克、白芍十五克、赤芍十五克、元胡十克、丹參二十克、天冬二十五克。

方解： 本方以柴胡、瓜蔞為君藥。柴胡為傘形科植物北柴胡和南柴胡的全草或根。含揮發油、柴胡醇、脂類和甾醇類。性味苦、辛，微寒。入肝、胆、三焦經。具疏肝解鬱，升舉陽氣之功效。《藥品化義》：「柴胡，性輕清，主升散，味微苦，主疏肝……凡三焦胆熱或潮熱胆痺，或兩脇刺痛，用柴胡以疏肝胆之氣，諸症患愈。」瓜蔞為葫蘆科植物栝樓和雙邊栝樓的成熟果實。又名栝樓。主要成份為三萜皂甙、有機酸、樹脂、糖類及脂肪油等。性味甘，寒。入肺、胃、大腸經。具清肺化痰、利氣寬胸、潤腸通便、防癌功效。《重慶堂隨筆》：「栝樓實潤燥開結，蕩熱滌痰，夫人知之；而不知其舒肝鬱，潤肝燥，平肝逆，緩肝急之功有獨擅也。」經藥理實驗和臨床應用已證明其有抗癌作用（見377號方）。二藥同用共呈疏肝解鬱、化痰散結之功。白芍養血斂陰，柔肝止痛，平抑肝陽為本方臣藥。赤芍、元胡、丹參活血祛瘀，行氣止痛，涼血消腫；絲瓜絡通經活絡，清熱化痰；四藥合用，活血，行氣，通絡，止痛為本方佐藥組。天冬滋陰潤燥，防癌散結；為本方使藥。

功效：疏肝理氣，活血化瘀，防癌散結。

主治：乳腺腺病增生（肝鬱氣滯型）。

用法：水煎劑，每日一劑，分三次服用。

歌訣：

舒肝解鬱抗增生，瓜蔞瓜絡上天冬，
赤白芍藥當歸配，元胡活血且止疼。

460號方　化瘀散結湯

組成：王不留行十五克、水蛭十克、桃仁十克、紅花十克、莪朮十克、川芎十克、乳香十克、沒藥十克、艾葉十克、血餘炭十克、天冬二十克。

方解：王不留行為石竹科一年生或越年生草本植物麥藍菜Vaccaria Segetalis (Neck.) Garcke的成熟種子。又名留行子、王不留、禁宮花、麥藍子等。含王不留行甙

(Vacsegoside, $C_{75}H_{118}O_{40}$)、由棉根皂甙元 (Gypsogenin)、葡萄糖醛酸、阿拉伯糖、岩藻糖、鼠李糖等。皂甙水解可得王不留行次甙 (Vaccaroside, $C_{36}H_{54}O_4$)，又含異肥皂草甙 (Isosaponarin)、生物碱、香豆素類化合物、棉子糖、澱粉、脂肪、蛋白質等。性味苦、平。入肝、胃經。具活血消腫，通經下乳功效。《別錄》：「治癰疽惡瘡瘻乳。」藥理實驗：體內試驗，王不留行對小鼠Ec癌株及人體肺癌細胞有抑制作用；水煎劑對大鼠離體子宮有收縮作用，乙醇浸液作用尤強，且對小鼠實驗性疼痛有鎮痛作用；王不留行有抗凝血作用。臨床用於治療乳腺腫瘤、軟組織腫瘤、肝癌、膀胱癌等。故本方以此為君藥。水蛭、桃仁、紅花、莪朮、川芎、乳香、沒藥共呈破血袪瘀、消腫散結，活血通經以及抗腫瘤功效（參見前方），合為本方臣藥組。艾葉溫經止痛，散寒止血；血餘炭止血散瘀，補陰利尿，為本方佐藥對。天冬清肺降火，滋陰潤燥為使藥。

功效：化瘀散結，防癌消腫。

主治：乳腺纖維增生病（血瘀型）。

用法：水煎劑，每日一劑，分三次服用。

歌訣：

王不留行散結湯，水蛭桃紅沒乳香，
川芎莪朮血餘炭，天冬艾葉防腫瘍。

461號方 通經散結湯

組成：炒麥芽四十克、穿山甲十克、椿根皮十五克、女貞子三十克、旱蓮草十五克、蒲公英十五克、青皮十克、炒山楂十五克、山藥十五克、石蓮子十五克、瓜蔞十五克、益母草十五克。

方解：麥芽為禾木科一年生草本植物大麥Hordeum Vulgare L.的成熟果實經發芽乾燥而成。又名大毛蘖、大麥毛、大麥芽等。含澱粉酶、轉化糖酶、維生素B、脂肪、磷脂、糊精、麥芽糖、葡萄糖等。性味甘，微溫。入脾、胃、肝經。具消食和中、下氣回乳功效。《醫學衷中參西錄》：「大麥芽，能入脾胃，消化一切飲食積聚，雖為脾胃藥，而實善舒肝氣，故又善於催生。至婦人乳汁為血所化，因其善於消化，微兼破血之性，故又善回乳。」臨床用麥芽治乳汁不通、慢性肝炎均獲效。穿山甲鹹，微寒。活血通經，下乳，消腫排膿，並具抗腫瘤作用（詳見451號方），故本方以二藥為君藥。椿根皮為苦木科落葉喬木植物臭椿Alantnus altissima (Mill.) Swingle.的根部或乾部的內皮。又名樗白皮、臭椿皮、苦椿皮、鳳眼草等。含苦楝素 (Mersosin)、臭椿酮 (Ailanthone, $C_{20}H_{24}O_7$)、苦木素 (Quassin)、乙酰苦內酯 (Acetylamarolide, $C_{22}H_{30}O_7$)、苦內酯（Amarolide, $C_{20}H_{28}O_6$）、鞣質等。性味苦、澀，寒。入胃、大腸經。具清熱燥濕、澀腸殺蟲、防癌止血功效。《醫林纂要》：「泄肺逆，燥脾濕，去血中濕熱。」藥理實驗：動物實驗，對小鼠S_{180}、S_{37}、L_{16}及Hela細胞均有抑制作用；有抗菌及殺蟲作用；有止血作用：臨床用於治療腸癌、宮頸癌、細菌性痢疾、潰瘍病獲效。女貞子、旱蓮草為二至丸組方。女貞子甘、苦，涼；滋腎養肝。旱蓮草甘、酸，寒。養陰益精，涼血止血。二藥合用，補腎養肝。蒲公英清熱利濕，解毒散結；青皮疏肝理氣，散結消滯；山楂活血散瘀。以上七藥合用，攻補兼施，故為本方臣藥組。山藥益氣養陰；石蓮子又名苦石蓮。散瘀止痛，清熱，去濕；瓜蔞利氣寬胸。以上三藥合為本方佐藥組。益母草活血祛瘀，利尿消腫為使藥。

功效：通絡散結，解毒防癌。

主治：乳腺增生病（毒阻經絡型）。

用法：水煎劑，每日一劑，分三次服用。

歌訣：

通絡散結穿山甲，椿根青皮炒麥芽，
二至山藥坤瓜蔞，化瘀軟堅炒山楂。

462號方 溫經散結湯

組成：桂枝十克、茯苓三十克、陳皮十克、半夏十克、蒼朮十克、山楂十克、天冬十五克、山梔十克、連翹十五克、香附十五克。

方解：本方用桂枝、茯苓溫經活血，祛瘀利水為君藥。桂枝辛溫，以通血脈而消瘀血，溫陽氣而助氣化。茯苓利水滲濕，祛痰散結，二藥共用，通經行血，水去痰行，共呈祛瘀消癥之效。陳皮、半夏、蒼朮理氣調中，燥濕化痰；山楂活血散瘀；天冬滋陰潤燥。臨床用天冬製成天冬素片，治療乳腺小葉增生病有一定療效；以上五藥合用助君藥祛痰散結、溫經活血之功，為本方臣藥組。山梔、連翹清熱解毒，消腫散結為佐藥。香附疏肝理氣，調經止痛為使藥。

功效：溫經活血，燥濕化痰。

主治：乳腺囊性增生病（寒凝痰阻型）

用法：水煎劑，每日一劑，分三次服用。

歌訣：

溫經散結桂枝湯，陳夏山楂天冬蒼，
梔子連翹清肝熱，活血調經香附香。

463號方 調經散結湯

組成：當歸二十五克、乳香三十克、沒藥三十克、穿山甲十克、甘草三十克、香附三十克、木瓜八個。

方解：當歸甘、辛、溫，具補血活血、止痛潤腸功效。為婦科調經之要藥。臨床用其治療慢性盆腔炎、月經病獲良效。故為本方君藥。乳香活血止痛，消腫生肌。乳香功擅活血伸筋，沒藥偏於散血化瘀，二藥相須為用，以增強其活血止痛功效，與穿山甲通經行散，消滯散結合為本方臣藥組。甘草補脾益氣、緩急止痛，香附疏肝理氣、調經止痛，二藥合為本方佐藥。木瓜舒經活絡為使藥。

功效：調經散結，祛瘀止痛。

主治：乳腺纖維瘤（伴月經不調症）、乳腺增生病等。

用法：上藥共為粗末，每次取六十克，水煎去渣，加入黃酒五十克為宜，每晚飯後服用，每日一次。

歌訣：

當歸調經散結湯，甘草沒藥配乳香，
木瓜香附穿山甲，乳腺增生服之良。

464號方　抗增軟堅湯

組成：天冬三十克、海藻三十克、昆布三十克、象貝母十五克，煅牡蠣十五克、柴胡十二克、香附十二克、陳皮十克、絲瓜絡十克、瓜蔞三十克、當歸十二克、乳香十二克、雞內金十五克。

方解：天冬治療乳腺病療效已被肯定。一般對良性乳房腫瘤，尤其是乳腺小葉增生，不論腫塊大小、奏效迅速，且大多數可獲治癒。有報導，五十二例乳腺小葉增生和纖維腺瘤患者，治療後三十例臨床痊癒，十六例顯效，五例有效，一例無效。對乳腺癌也有近期效果，表現為藥後腫塊縮小、質地變軟等。其藥理實驗參見412號方，現天冬已製成片劑、針劑等廣泛應用於臨床，故為本方君藥。海藻、昆布、象貝母、煅牡蠣清熱化痰，軟堅散結，並具防癌作用（藥理實驗參見361號方、380號方、378號方），為本方臣藥組。柴胡疏肝解鬱；香附、陳皮疏肝理氣；絲瓜絡、瓜蔞通經活絡，利氣寬胸；當歸、乳香活血祛瘀，調經止痛。以上七藥合為本方佐藥組。雞內金化堅化瘀為使藥。

功效：抗增軟堅，防癌散結。

主治：乳腺增生病變（痰濕瘀阻型）。

用法：水煎劑，每日一劑，分三次服用。

歌訣：

抗增軟堅藻冬湯，昆布牡蠣貝乳香，
瓜蔞瓜絡柴陳皮，內金香附全歸當。

465號方　理氣散結湯

組成：橘葉九克、青皮五克、川楝子九克、香附九克、柴胡六克、象貝母六克、瓜蔞十克、當歸九克、白朮六克。

方解：橘葉為芸香科植物福橘Citrus tangerina Hort et. Tanaka或朱橘C. erythrosa Tanaka等多種橘類的葉。又名橘子葉。含維生素及多種碳水化合物、揮發油等。性味苦、辛、平。入肝經。具疏肝行氣，化瘀消腫功效。《本草經疏》：「橘葉，能散陽明厥陰經滯氣，婦人妒乳，內外吹，乳癌，乳癰，用之皆效，以諸證皆二經所生之病也。」故本方用之與理氣行氣、疏肝解鬱，調經止痛的青皮、川楝子、香附、柴胡共為君藥組。象貝母、瓜蔞清熱化痰、利氣寬胸，二藥共為本方臣藥。當歸補血調經為佐藥。白朮燥濕化痰，補氣健脾為使藥。

功效：理氣散結，疏肝解鬱。

主治：氣滯型乳腺增生性病變。

用法：水煎劑，每日一劑，分三次服用。

歌訣：

理氣散結橘葉湯，青皮白朮貝母象，

當歸瓜蔞川楝子，柴胡香附舒肝方。

466號方　留行散結膏

組成：穿山甲三十克、王不留行三十克、血竭十克、木鱉子十八克、土貝母二十克、昆布三十克、白花蛇舌草二十克、莪朮十八克、赤芍二十克、乳香十克、沒藥十克、絲瓜絡十五克。

方解：穿山甲、王不留行為活血通經，下乳要藥。《本草綱目》記載有「諺曰穿山甲、王不留，婦人食了乳長流。」之說。本方以之為君藥。血竭甘、鹹，平。入心、肝經。外用止血生肌斂瘡，內服活血散瘀止痛。《綱目》：「散滯血諸痛，婦人血氣，小兒瘈瘲。」用以治療瘰癧、腹中血塊、惡瘡不癒、傷損筋骨等。木鱉子苦、微甘、溫，有毒。入肝、脾、胃經。消腫散結，祛毒。《本草經疏》：「木鱉子為散血熱，除癰毒之要藥。夫結腫惡瘡、粉刺黑乾、黑曾、肛門腫痛、婦人乳癰等證均血熱所致。」用以治療諸毒、瘡瘍、瘰癧、小兒丹瘤、疥癬等。土貝母苦、涼。具散結毒，消癰腫及防癌作用（詳見384號方）。用其煎劑治療乳腺癌獲效。昆布消癭軟堅；白花蛇舌草清熱解毒，利濕消癰，以上五藥共為本方臣藥組。莪朮破血祛瘀；赤芍涼血祛瘀；乳香、沒藥活血祛瘀，為本方佐藥組。絲瓜絡通經活絡為使藥。

功效：活血通經，軟堅散結。

主治：增生性乳腺病、乳腺腺瘤等。

用法：除乳香、沒藥外，餘藥入麻油內煎熬至藥枯，去渣濾淨，加入黃丹充份攪勻，熬至滴水成珠，不拈手為度，再加入乳香、沒藥、血竭攪勻為膏，然後倒入涼水中浸泡，十五天後取出，隔水烊化，推於布上備用。將藥膏烘熱，撕開藥布貼於腫塊或疼痛部位。每七天換藥一次，三次為一療程，療程間停藥三至五天。

歌訣：

穿山王不留行膏，血竭木鱉沒乳香，
土貝絲瓜昆莪芎，白花蛇草抗瘤方。

467號方　大公英消瘤方

組成：豬殃殃十五克、蒲公英四十克、白花蛇舌草二十五克、當歸三十克、柴胡十五克、醋香附十五克、炒穿山甲十五克、壁虎十五克、浙貝母十五克、天花粉十五克、甘草六克。

方解：豬殃殃為茜草科植物豬殃殃Galium Spuriuu L. var. echinospermon (Wallr.) Hayek的全草。又名細葉茜草、拉拉藤、活血草等。全草含甙類化合物：車葉草甙(asperulosiside, $C_{18}H_{22}O_{11}$)、茜根定——櫻草糖甙、偽紫色素甙(galiosin, $C_{26}H_{26}O_{16}$)及二甲

萘——吡喃 (dimethylna phthopyran, $C_{15}H_{14}O$) 等。性味辛、苦，涼。入脾、心、小腸經。具清熱解毒，利尿消腫，防癌功效。《中藥大辭典》：「清熱解毒，活血通經。」藥理實驗：體內試驗，本品對小鼠S_{180}及白血病細胞有抑制作用；體外美藍試管法，本品有抑制腫瘤細胞生長的作用；所含車葉草甙有降低家兔血壓的作用。臨床用以治療乳腺癌、白血病、肝癌獲效。故本方用之與清熱解毒、利濕消癰和防癌功效的蒲公英、白花蛇舌草（二藥分別在419號方、362號方詳述）共為本方君藥組。當歸補血活血，調經止痛。柴胡、香附疏肝行氣。穿山甲通經下乳。壁虎別名天龍、守宮。散結止痛，浙貝母化痰散結；上述六藥，合為本方臣藥組。天花粉清熱生津，消腫排膿為佐藥。甘草調和諸藥為本方使藥。

功效：疏肝行氣，解毒散結。

主治：乳腺增生病、乳痛症。

用法：水煎劑，每日一劑，分三次服用。

歌訣：

公英蛇草消瘤方，紫草浙貝豬殃殃，

穿山壁虎天花粉，調經香附全歸當。

468號方　三根湯

組成：蛇葡萄根六十克、獼猴桃根六十克、山荷葉根十克、蒲公英三十克、生南星十克。

方解：本方以三根為君。其中蛇葡萄根為葡萄科木質藤本植物蛇葡萄Ampelopsis brevipe dunculata (Maxim.) Trautv.的根或根皮。又名山葡萄根、野葡萄根、蛇白蘞等。含黃酮甙、酚類、氨基酸及糖類。性味甘、平，無毒。入胃、膀胱經。具利尿消腫，涼血止血。《江西草藥》：「舒筋活血，消腫解毒。」藥理實驗：動物實驗對小鼠S_{180}有抑制作用；能顯著地引起家兔靜脈收縮，有止血作用。臨床用於治療胃腸及泌尿系統腫瘤以及潰瘍病、黃疸、瘡瘍腫毒、外傷出血等。獼猴桃根為獼猴桃科藤本植物獼猴桃Actinidia Chinensis Planch.的根或根皮。又名藤梨根、陽桃根、金犁根、狐狸桃根等。主要含獼猴桃碱(Actinidine; $C_{10}H_{13}N$)、維生素C等。性味酸、澀，涼。入胃、膀胱經。具清熱解毒，活血消腫，祛風利濕，防癌功效。《浙江民間常用中草藥》：「健脾，活血，催乳，消炎。」藥理實驗：動物實驗對S_{180}、U_{14}有抑制作用，尤對消化系統的實驗性動物腫瘤作用比較明顯；體外用噬菌體法試驗有抗噬菌體作用。山荷葉根為小檗科多年生草本植物八角蓮 Dysosma Pleiantha (Hanca) Woods.的根或根莖。又名八角蓮、獨角蓮、獨葉一枝花、六角蓮、八角盤等。含抗癌成份鬼臼毒素 (Poaophyllotoxin) 和脱氧鬼臼毒素 (Deoxypodop hyllotoxin)。尚分離出黃耆甙 (Astragalin)、金絲桃甙 (Hyperin)、槲皮素 (Quercetin)、山奈酚 (Kaempfero) 和β-谷甾醇等。性味苦、辛，平，有毒。入肺經。具清熱解毒，化痰散結，祛瘀消腫及防癌功效。《福建民間草藥》：「散結祛瘀，消瘻解毒。」藥理實驗：鬼臼毒素能抑制細胞中期的有絲分裂；鬼臼毒素的衍生物鬼臼酸－2乙酸肼已作為抗癌藥用於臨床；鬼臼毒素對WK256、腹水吉田肉瘤、KB、U_{14}、S_{37}等有明顯的抑制作用，但毒性較強；從根中提出的結晶物質對家兔小腸及腎血管有輕度的收縮作用。臨床用於乳腺癌、宮頸癌、胃腸癌等有一定療效。民間用山荷葉根搗爛局部敷於乳癰、乳腺增生有一定效果。以上述三根合為本方君藥組。蒲公英清熱利濕，解毒消癰為臣藥。生南星燥濕化痰為佐藥。橘葉舒經活絡為使藥。

功效：清熱解毒，利濕散結，活血化瘀。

主治：乳腺囊性增生症、乳腺增生等。

用法：水煎劑，每日一劑，分三次服用。

歌訣：

三根草藥具野生，配上橘葉生南星，

獼猴山荷蛇葡根，消癰散腫蒲公英。

三十一、子宮頸糜爛驗方選

㈠發病概況：

隨着細胞學技術的不斷進展，經長期研究對子宮頸癌發展過程有了更進一步的了解。子宮頸再發生癌變前都要經歷一癌前階段，即非典型增生階段或叫鱗狀上皮不典型增生。不典型增生是由鱗狀上皮的未成熟基底細胞增生或柱狀上皮下的儲備細胞所產生的新細胞發生「質變」的轉化過程。這個過程在以後的發展中可以有三種不同的轉歸或結局。第一種停止發生，恢復正常的生長和分化成熟程序，將不典型細胞逐漸推到淺表層而脱落。第二種保持原狀、生長、成長和脱落速度達到平衡，不典型增生細胞一方面不斷形成，一方面又不斷分化成熟並脱落。第三種繼續發展擴張，不典型細胞不斷增生與增加，把正常上皮向上推移，正常上皮漸漸脱落後，不典型增生細胞佔據上皮全層，進而發生癌變。據統計，如不治療10-15%輕、中度和75%重度不典型增生將轉變為癌。

子宮頸糜爛時，鱗柱交界移行至子宮頸陰道部，糜爛表面柱狀上皮受陰道酸性的影響，又在炎症的刺激下，柱狀上皮下面的儲備細胞就逐漸增生。增生活躍的儲備細胞不但具有分化為柱狀細胞和鱗狀細胞的雙向分化能力，也可向不典型鱗狀細胞方向增生。

不典型增生的鱗狀細胞在某些外來致癌物質刺激下或誘發因素繼續存在時，有可能繼續發展為癌，調查資料表明，患子宮頸糜爛婦女的子宮頸癌發病率比無子宮頸糜爛婦女高二至七倍。子宮頸重度糜爛者子宮頸癌發病率比中度糜爛者高九倍。另一統計數據說明，子宮頸癌病人同時患有中度或重度子宮頸糜爛者佔 62%，健康人 12%，因此，子宮頸糜爛可能是誘發子宮頸癌的一個重要因素。

㈡子宮頸糜爛的檢查與診斷

子宮頸糜爛主要表現為陰道分泌物增多，有血絲或呈血性。根據病情行陰道鏡檢查，子宮頸刮片或取活檢可做出診斷。

㈢治療：

西醫對子宮頸糜爛治療主要是局部用藥，抗菌消炎，也可電熨、冷凍及雷射治療。中醫認為本病屬於「帶下」範圍。由於肝鬱氣滯，沖任失調；肝經濕熱，蘊結下焦；脾腎陽虛，濕濁下注；肝腎陰虛，濕毒未淨等所致。治以舒肝散結，調理沖任；清肝解毒，祛瘀散結；溫補脾腎，解毒利濕；健脾補腎，滋陰清熱；方選：

460號方　兒茶修糜散

組成：兒茶二十五克、苦參二十五克、黃柏二十五克、枯礬二十克、翻白草三十克、冰片五克。

方解：兒茶又名孩兒茶、兒茶膏。主要含兒茶鞣酸、兒茶精、槲皮素等。性味苦、澀，涼。歸肺經。具有收濕斂瘡、生肌止血功效。經藥理實驗和臨床應用已證明其有抗癌以及抗菌抗病毒作用（詳見420號方），故為本方君藥。苦參為豆科多年生落葉亞灌木植物苦參Sophora Flaovescehs Ait.的根。又名苦骨、川參、鳳凰爪、牛參。含多種生物碱：d—苦參碱(d-Matrine)、d—氧化苦參碱(d-Oxymatrine)、槐花醇(d-Sophoranol, 5-Hyaroxymatrine)、l—臭豆碱(l-Anagyrine)、l—甲基金雀花碱(l-Methylcytisine)、l—穿葉贋靛碱(l-Baptifoline)、異黃腐醇、3、4、5—三羥—7—甲氧—8—異戊烯基黃酮、8—異戊烯基山奈酚等。性味苦、寒。入心、肝、胃、大腸、膀胱經。具有清熱燥濕、祛風殺蟲、利尿防癌功效。《本草經》：「主心腹結氣，癥瘕積聚，黃疸，溺有餘瀝，逐水，消癰腫，補中，明目止淚。」藥理實驗：苦參總碱及生物碱單體（苦參碱、氧化苦參碱、脱氧苦參碱）對小鼠S_{180}抑製率約為35%：以苦參中生物碱單體不同的比例組合而成的抑瘕碱，劑量在一百一十三毫克／公斤體重時，對小鼠S_{180}抑制率為61.38%，比總碱提高323.5%。比絲裂霉素的活性還高。抑瘕碱對S_{37}、U_{14}的抑制率均在40%以上；以苦參、香葉天竺葵為原料製備的苦參薄荷油對動物移植性腫瘤和人體胃癌細胞有直接抑制作用；苦參煎劑在試管中1:100濃度對結核杆菌有抑制作用；8%煎劑，1:3水浸劑在體外對某些常見的皮膚真菌有不同程度的抑制作用；醇浸膏在體外尚有抗滴蟲作用，其強度弱於黃連，而與蛇床子相近。苦參煎碱及其中所含的苦參碱給家兔口服或注射均可產生利尿作用。臨床用以治療宮頸癌、膀胱癌、大腸癌及藍氏賈第鞭毛蟲、人腸滴蟲、滴蟲性陰道炎、血吸蟲性腹水、急性傳染性肝炎、細菌性痢疾、慢性支氣管炎等獲效。故本方以共與具清熱燥濕、瀉火解毒和防腫瘤功效的黃柏（參閱475號方）共為方中臣藥。枯礬又名明礬、白礬。性味酸、寒。具解毒殺蟲、燥濕止癢、止血止瀉、清熱消痰功效。翻白草清熱解毒，止血消腫，二藥合為本方佐藥。冰片清熱止痛，防腐止癢為使藥。

功效：清熱燥濕，收斂止血，解毒抗癌。

主治：子宮頸糜爛、子宮頸炎、子宮頸息肉。

製法：上藥洗淨烘乾，共為細末，過二百目篩後加冰片密封保存。同時以香油調成糊狀。

用法：上藥方法，先用乾棉球清拭陰道後，再將帶綫棉球蘸已調好的藥糊，放在糜爛面上，二十四小時後自行將藥棉球取出。每二天上藥一次，十次為一療程。

歌訣：

收斂修糜兒茶散，苦參黃柏粉枯礬；
冰片配伍翻白草，宮頸糜爛用之驗。

470號方　枯礬散

組成：枯礬一百克、五倍子一百克、萆薢二十克、銀花一百克、甘草一百克、兒茶一百克。

方解：枯礬為明礬石Alunite.的提煉品。又名白礬、明礬、羽澤、理石等。主要化學成分為硫酸鋁鉀[KAl(804)$_2$·12H$_2$O]。性味酸、寒。入肺、肝、脾、胃、大腸經。具有解毒殺蟲，燥濕止癢，清熱消痰功效。藥理實驗：日本大阪中醫研究所體外試驗，明礬的熱水浸出物以500ug/ml給藥，對JTC-26抑制率高達90%以上，枯礬對JTC-26的抑制率為70-90%；試管法對金黃色葡萄球菌和變形桿菌有抑制細菌作用；低碟、平板法對大腸桿菌、綠膿桿菌、炭疽桿菌、弗氏志賀氏痢疾桿菌、傷寒桿菌、副傷寒桿菌、變形桿菌以及葡萄球菌、白色念珠菌等亦有明顯的抑制效果，對綠色鏈球菌、溶血性鏈球菌、肺炎球菌、白喉桿菌作用最強，對牛型布氏桿菌、百日咳桿菌、腦膜炎球菌作用次之，高濃度明礬液對人型($H_{37}RV$)及牛型結核桿菌也有抑制作用；10%明礬液在試管內以培養液與藥液之比為1:1，有明顯抗陰道滴蟲作用。明礬具收斂作用，對白帶過多、潰瘍、出血有效。臨床用於子宮頸糜爛、內痔、脱肛、子宮脱垂、燒傷、頭癬、傳染性肝炎、胃、十二指腸潰瘍等均見良好效果。故本方以此為君藥。五倍子酸、澀，寒。具有良好的消腫、收濕、斂瘡、止血（本品已在胃潰瘍420號方中有詳述）功效。為本方臣藥。銀花、甘草清熱解毒，萆薢利濕而分清去濁為佐藥。兒茶收濕斂瘡，生肌止血為使藥。

功效：解毒燥濕，收濕斂瘡，生肌止血。

主治：子宮頸糜爛、子宮頸炎等。

用法：上藥乾燥後，粉碎過一百號篩製成粉劑，放入消毒瓶中，上藥前用乾棉球清擦陰道及宮頸，再用帶綫棉球蘸上藥粉放在糜爛面上，二十四小時後將棉球取出。每二天上藥一次，五次為一療程。

歌訣：

枯礬散中用兒茶，甘草萆薢金銀花，
修復黏膜五倍子，冲洗清潔患處撒。

471號方 紅藤除濕湯

組成：紅藤三十五克、生蒲黃十二克、連翹十五克、大青葉十二克、蒲公英二十四克、紫花地丁三十克、銀花十五克、升麻十五克、茵陳十二克、椿根皮十二克、琥珀末十二克、桔梗十二克。

方解：本方以紅藤清熱解毒，活血止痛；生蒲黃收斂止血，行血祛瘀；連翹清熱解毒，消癰散結為君藥組。又以共具清熱解毒作用的大青葉、蒲公英、紫花地丁、銀花為臣藥組以助紅藤、連翹的解毒除濕之功。升麻升舉陽氣；茵陳清熱利濕；椿根皮燥濕，殺蟲；琥珀末活血散瘀，止血生肌為佐藥。桔梗排膿療癰為使藥。

功效：清熱解毒，燥濕殺蟲，防癌止血。

主治：子宮頸糜爛、子宮內膜炎、盆腔炎、陰道炎等。

用法：上藥共研細末，煉蜜為丸，此藥為一周量，也可水煎服。

歌訣：

銀翹紅藤除濕湯，公英青葉茵蒲黃，
椿根琥珀升桔梗，紫花地丁解毒方。

472號方　艾葉調經湯

組成：艾葉二十克、海螵蛸三十克、山藥五十克、白朮十克、黨參三十克、甘草十克。

方解：艾葉為菊科多年生藤木狀草本植物艾Artemisia Wrgyi Levl. et Vant.的葉花。又名艾、艾蒿、灸草、草蓬等。含揮發油。成份為水芹烯(Phellanarene)、畢澄茄烯

(Cadinene)、側柏醇(Thujyl Alcohol)等。性味苦、辛，溫。入肝、脾、腎經。具理氣血，逐寒濕，溫經止痛，止血安胎功效。《本草正義》：「艾葉，能通十二經，而尤為肝脾腎之藥，善於溫中，逐冷，除濕，行血中之氣，氣中之滯，凡婦人血氣寒滯者，最宜用之。」藥理實驗：用豆芽法篩選，證明艾葉有抗腫瘤活性的作用；用噬菌體法篩選抗腫瘤藥物，艾葉有抗噬菌體的作用；野艾對Hela細胞有抑制效果，並對多種移植性腫瘤有抑制作用；野艾水煎劑對試管內金黃色葡萄球菌、γ－溶血性鏈球菌、肺炎雙球菌、白喉桿菌、宋內氏痢疾桿菌、傷寒及副傷寒桿菌也有一定的抑制作用；野艾水浸膏對家兔及豚鼠離體子宮有較強的興奮作用；艾葉水浸液可降低小鼠毛細血管通透性(Locheh氏法)，給兔灌服可促進血液凝固和解熱作用（溫製法），大鼠大量內服有顯著的利尿作用。海螵蛸又名烏賊骨。含碳酸鈣、殼角質、黏液質等。性味鹹、澀，微溫。入肝、腎經。具收斂止血，固精止帶，製酸止痛，收濕斂瘡功效。《本經》：「主女子赤白漏下經汁，血閉，陰蝕腫痛，寒熱癥瘕，無子。」且經藥理實驗和臨床應用證明海螵蛸有防治腫瘤及收斂止血，製酸作用（見417號方）。故上述二藥為本方君藥。山藥甘、平。入脾、肺、腎經。補腎固澀，益氣養陰為臣藥。黨參、白朮補中益氣，健脾除濕，生津養血為佐藥。甘草瀉火解毒，調和藥性為使藥。

功效：補中益氣，溫陽止帶，固腎收澀。
主治：子宮頸糜爛、陰道炎、子宮內膜炎等。
用法：水煎劑，每日一劑，煎藥液二百毫升，分三次服用。
歌訣：
艾葉調經用山藥，黨參白朮海螵蛸，
和中解毒生甘草，內服外用洗陰道。

473號方　四子養陰湯

組成：沙苑子十五克、枸杞子十五克、菟絲子十五克、女貞子十五克、烏賊骨二十克、棗樹皮十克、黃柏十克、扁豆十克、煅牡蠣三十克、生地黃十五克。
方解：沙苑子為豆科一年生草本植物黃芪Astragalus Complamatus R. Br的成熟種子。又名潼蒺藜、沙苑蒺藜、夏黃草等。性味甘、溫。入肝、腎經。具補腎固精，養肝明目之功。《本草從新》：「補腎強陰，益精明目。治帶下，痔漏，陽痿，性能固精。」枸杞子甘、平，入肝、腎、肺經。滋補肝腎，滋陰潤肺，明目。菟絲子辛、甘，平。入肝、腎經。補陽益陰。固精縮尿，明目止瀉；女貞子甘、苦，涼。補益肝腎，清熱明目。上述四藥合用補肝腎，養腎陰，調攝化帶，為本方君藥組。烏賊骨鹹、澀，微溫。收斂止血，固精止帶，製酸止痛，收濕斂瘡，並且有較好的抗腫瘤和抗菌消炎作用（詳見417號方）。棗樹皮性溫，無毒。收斂止瀉，祛痰鎮咳，消炎止血。黃柏苦，寒。清熱燥濕，瀉火解毒，且尤擅長清下焦濕熱。扁豆健脾化濕。四藥合用收斂祛濕，為本方臣藥組。煅牡蠣軟堅散結，收斂固澀為佐藥。生地清熱涼血，養陰生津為使藥。

功效：補腎養肝，收斂固澀，防癌止帶。

主治：子宮頸炎、子宮頸糜爛、陰道炎等。

用法：水煎劑，每日一劑，分三次服用。

歌訣：

女沙枸菟四子湯，黃柏扁豆生地黃，

棗樹根皮烏賊骨，煅制牡蠣斂濕方。

474號方　二白攻毒散

組成：白礬三十克、白砒三克。

方解：白礬又名明礬、枯礬。主要成分為$KAl(SO_4)_2 \cdot 12H_2O$。具解毒殺蟲、燥濕止癢、止血止瀉、清熱消痰、抗菌消炎以及抗腫瘤功效（參見470號方）。白砒為砷礦中的砷華Arsenolite礦石的加工品。又名砒石、信石、砒霜，人言等。主要成分為三氧化二砷或名亞砷酐(Arsenous Oxide, Arsenous Acid Anhydride, AS_2O_3)。白色，八面體狀結晶。性味辛、大熱，有大毒。入肺、肝經。外用蝕瘡去腐，內服祛痰平喘。《綱目》：「除鼻勾喘，積痢，爛肉，蝕瘀腐，瘰癧。」藥理實驗：砒為原生質素，有使活體細胞崩解、潰滅作用，對惡性腫瘤細胞有殺滅作用。用於治療皮膚癌、瘰癧、五痔、鼠瘻、瘧疾等。本方用之同白礬合用，以毒攻毒，去腐生新。

功效：解毒燥濕，去腐生新，生肌止血。

主治：子宮頸糜爛、皮膚潰瘍、陰道炎等。

用法：二藥等量，先放白砒於瓦缸中，次以白礬末入之，用火煅至青烟盡，白烟起，取出研末，局部外用，每次十至二十克，每二日一次。

歌訣：

百砒白礬攻毒散，殺蟲解毒又消炎，
研末外用削腐肉，祛瘀生新修糜爛。

475號方　三黃治爛散

組成：黃柏十克、黃連十克、生軍六克、煅爐甘石二十克、枯礬十克、煅石膏二十克、冰片三克。

方解：黃柏為芸香科落葉喬木植物黃蘗（關黃柏）Pheuodendron Dmurense Rupr.和黃皮樹（川黃柏）P. Chinense Schneid.除去栓皮的樹皮。又名檗木、檗皮、黃檗。含小檗碱(Berberine)、藥根碱(Jatrorrhizine)、木蘭花碱(Magnoflorine)、黃柏碱(Phellodendrine)、N—甲基大麥芽碱(Candicine)、掌葉防已碱(Palmatine)、蝙蝠葛碱(Menisperine)等生物碱；另含黃柏酮(Obacunone)、黃柏內酯(Obaculactone)、黃柏酮酸(Obacunonicucid)、β-谷甾醇(β-Sitosterol)等。性味苦、寒。入腎、膀胱、大腸經。具清

熱解毒、瀉火燥濕、退虛熱功效。《本經》：「主五臟腸胃中結氣熱，黃疸，腸痔，止泄利，女子漏下赤白，陰陽蝕瘡。」藥理實驗：黃柏熱水提取物，同總細胞容積法對S_{180}的抑制率為82%；體外對JTC-26抑制率在90%以上；小檗碱的磷酸鹽對艾氏腹水癌有抑制作用。黃柏抗菌有效成分為小檗碱，體外試驗對金黃色葡萄球菌、肺炎球菌、白喉桿菌、草綠色鏈球菌、痢疾桿菌等均有效，其抗菌作用較黃連強一倍，在試管中，黃柏煎劑或浸劑對於常見的致病性真菌有不同程度的抑菌作用，其水煎劑還能殺死鉤端螺旋體，在體外對陰道滴蟲也有作用。黃柏有保護血小板作用等。故本方用之同具有清熱燥濕，瀉火解毒，活血祛瘀以及良好抗菌消炎作用的黃連、大黃（此二藥參見404號方及451號方），共為本方君藥。三黃合用，清熱燥濕，抗菌消炎，防癌。爐甘石甘，平，收濕生肌；石膏清熱收斂；二藥為本方臣藥。枯礬解毒殺蟲，燥濕止癢，清熱止血，為佐藥。冰片清熱止痛為使藥。

功效：清熱燥濕，收斂生肌，止血止癢。

主治：子宮頸糜爛、子宮頸炎、陰道炎等。

用法：上藥各等量，冰片少許共細末，局部外用，每二日一次。

歌訣：

黃連黃柏大黃散，煅爐甘石配枯礬，
清熱收斂煅石膏，消炎止痛用冰片。

476號方 溫腎健脾湯

組成：附子十克、乾薑六克、白朮十二克、茯苓十二克、白芍十克。

方解：本方以附子溫腎助陽，溫陽逐寒，為君藥。乾薑溫陽除裡寒，以助附子伸發陽氣為臣藥。茯苓、白朮補氣健脾，利水滲濕為佐藥。白芍補血斂陰，緩急止痛，又能利小便，故為使藥。附子、乾薑、白朮、茯苓、芍藥為溫陽利水的「真武湯」配方。諸藥相伍，溫中有散，利中有化，脾腎雙補。且方中附子、白朮、茯苓經藥理實驗和臨床應用均已證明有較好的抗腫瘤作用，本方為脾腎陽虛，赤白帶下的有效之劑。

功效：溫腎補陽，健脾滲濕，防癌止痛。

主治：子宮頸糜爛、子宮頸炎、子宮內膜炎等。

用法：水煎劑，每日一劑，分三次服用。

歌訣：
附子溫腎健脾湯，白朮白芍老乾薑，
健脾利濕雲茯苓，宮頸糜爛扶正方。

477號方　安神健脾方

組成：茯神二十克、天麻二十克、黨參十克、白朮十克、茯苓十克、當歸身十克、半夏九克、砂仁五克、木香五克。

方解：茯神為多孔科真菌茯苓Poria Cocos (Schw.) Wolf.的菌核，帶有松根的白色部份。又名抱木神。含β-茯苓聚糖(β-Pachyman)、三萜類化合物、蛋白質、甾醇、氨基酸等。性味甘、淡，平。入心、脾經。具寧心、安神、利水功效。天麻為蘭科多年生寄生草本植物天麻Gastrodia Elata Bl.的根莖。又名離母、赤箭、神草、合離。含香蒙蘭醇(Vanillyl Alcohol)、香爽蘭醛(Vanillin)、維生素A類物質、微量生物碱、黏液質等。性味甘、平。入肝經。具息風定驚、平肝潛陽功效。《別錄》：「消癰腫，下支滿，下出，疝。」藥理實驗：注射天麻水煎劑一支／公斤，可以提高電擊痙攣的數值，有效的制止癲癇樣發作；小鼠熱板法試驗，天麻煎劑有一定的止痛作用。故本方以上述二藥為君藥。黨參補中益氣，生津養血；白朮、茯苓燥濕健脾，且三藥均有抗癌作用，故為本方臣藥。當歸補血活血，調經止痛。半夏燥濕化痰；砂仁化濕和胃為佐藥。木香行氣止痛，解毒消腫為使藥。本方君臣佐使並用，安神健脾，利濕消腫，活血行氣。

功效：安神健脾，活血行氣。

主治：子宮頸糜爛、子宮頸炎、陰道炎、外陰炎等。

用法：水煎劑，每日一劑，分三次內服。

歌訣：

安神健脾茯苓神，天麻白朮明黨參，
半夏砂仁廣木香，養血柔肝當歸身。

478號方　八正宮頸爛方

組成：木通二十克、車前子五十克、萹蓄十克、大黃十克、滑石三十克、瞿麥十克、梔子十克、甘草十克。

方解：木通為馬兜鈴科藤木植物木通馬兜鈴Aristolochia Manshuriensis Kom.或毛莨科常綠攀援性灌木小木通Clematis Armandii Franch.及同屬綉球藤C. Montana Buch.-Ham.的藤莖。又名通草、萬年藤、丁父等。含木通甙(Akebin)，木通甙水解得常春藤皂甙元(Hederagenin)，齊墩果酸(Oleanolic Acid)、葡萄糖與鼠李糖，又含鉀0.254%。性味苦、寒。入心、小腸、膀胱經。具有利水通淋，泄熱通脈功效。《食療本草》：「煮飲之，通婦人血氣，又除寒熱不通之氣，消鼠瘻，金瘡……。」藥理實驗：木通熱水提取液，經減壓蒸餾，製得的乾燥粉末，以五百微克／毫升在體外對JTC-26抑制率為90%以上；同樣劑量其果實（八月扎）的抑制率為50-70%；木通的乙醇提取物對小鼠S_{180}（腹水型）體內實驗，抑制率為4.4%，而熱水浸出液為21.5%；家兔在嚴密控制進水量的情況下，每日灌服酊劑零點五克／公斤，連續五天，有非常明顯的利尿作用，其煎劑亦出現利尿作用；木通水浸劑或煎劑初步體外試驗對多種致病性真菌有不同程度的抑制作用。瞿麥為石竹科多年生草木植物瞿麥Dianthus Superbus L. 和石竹D. Chinensis L.的帶花全草。又名巨句麥、大蘭、剪絨花、竹節草。瞿麥含粗蛋白質、粗纖維、維生素A及少量的生物鹼。石竹花含丁香油酚(Eugenl)、苯乙醇(Phenylethylalcohol)、苯甲酸苄酯(Benzyl Benzoate)、水楊酸苄酯(Benzyl Salicylate)、水楊酸甲酯(Methyl Salicylate)等。全草含皂甙、糖類、維生素。根含皂甙。性味苦、寒。入心、小腸、膀胱經。具清熱利水、破血通經功效。《本草經疏》：「瞿麥苦辛，能破血，陰寒而降，能通利下竅而行小便，故主關格諸癃，結小便不通，用於小腸熱甚者。寒能散熱，辛能散結，故決癰腫。」藥理實驗：瞿麥子熱水提取物體對JTC-26體外實驗，抑制率為90%以上；瞿麥根熱水提取物對JTC-26抑制率為100%，對JTC-$Helas_3$等也有抑制作用，但對正常細胞也有抑制性，其抑制率為66.7%；瞿麥根熱水提取物體內實驗，對S_{180}抑制率為35.9%（在同批試驗的二十四種中藥中，活性僅次於仙鶴草）；同科植物石竹根乙醇製劑，藥敏試驗對人體賁門癌及膀胱癌細胞有抑制作用；瞿麥對家兔、麻醉和不麻醉的犬都有一定的利尿作用，其煎劑對腸道有明顯的興奮作用，並對血吸蟲有殺滅作用。同木通共為本方君藥。大黃苦、寒，降泄，不僅能清泄濕熱，而且能活血祛瘀，解毒攻積。梔子苦、寒。能清熱利濕，瀉火解毒，涼血止血；與大黃共為本方臣藥。車前子甘、寒、滑利。不僅能利水通淋，清肝經肺經鬱熱，化痰散結，而且經藥物實驗證明車前子有良好的調整內分泌紊亂的作用。萹蓄利水通淋，殺蟲止癢；滑石性寒而滑；寒能清熱，滑能利竅，不僅能清利膀胱濕熱，還能收澀固斂，與車前子、萹蓄共為本方佐藥組。甘草瀉火解毒，調和諸藥為使藥。

功效：清熱利濕，涼血止血，解毒防癌。

主治：子宮頸糜爛、子宮內膜炎、陰道炎、月經不調等內分泌紊亂、泌尿系感染者。

用法：水煎劑，每日一劑，分三次服用。

歌訣：

宮頸糜爛重車前，萹蓄大黃滑石研，

草稍瞿麥兼梔子，木通為君防惡變。

三十二、葡萄胎驗方選

㈠發病概況：

中國葡萄胎的發病率文獻報導不多，多數報導是根據醫院的分娩數或妊娠數與收治的葡萄胎數的比率計算的，約為73-124:1。一九七九年中國絨毛膜癌合作組調查了二十三個省市、自治區和農村、工廠、機關及城市居民共二百餘萬，年齡三十至六十歲的婦女，發生葡萄胎者共五百八十六人次，這些婦女的妊娠次數為七百五十六萬一千八百七十九次，平均發生率為290／10萬，以孕次計為0.78%，妊娠次數與葡萄胎數之比為1290:1。國外各家報導不一。關於重複葡萄胎的發生率，文獻報導較少，石塚報導的二千九百零六例葡萄胎中，有三十二例重複葡萄胎，佔葡萄胎的1.1%。Matalon報導的四百七十七例中有九例(1.88%)，文獻上最高記錄為Essenmoller所報導的一例，一生中發生過十八次葡萄胎。葡萄胎發病年齡以二十至四十歲婦女最高，偶爾見於絕經期甚至絕經以後。

葡萄胎並非惡性腫瘤，但其與滋養細胞腫瘤的關係密切，其惡變率各家報告不一，

Hertig 一九四七年報告二百例，惡變十九例，惡變率為18.5%。Chun 一九六四年報告二百六十五例，惡變二十七例，惡變率為10.0%。Tow 一九六六年報告四百例，惡變五十四例，惡變率為13.5%。Goldstein 一九七〇年報告一百一十四例，惡變二十三例，惡變率為20.0%。日本伊藤、川島一九七四年分別報告一百九十三例和二千九百一十八例，惡變十一例和二百八十例，其惡變率分別為5.7%和9.7%。中國夏宗馥一九七九年報告二百二十例，惡變二十九例，其惡變率為14.3%。朱人烈一九八〇年報告三百二十七例，惡變四十六例，惡變率為14.0%。另外有報導說，侵蝕性葡萄胎全部由此轉變而來。絨毛膜癌中的50%亦由葡萄胎惡變而來。因此，葡萄胎可例為癌前病變，積極治療葡萄胎對防止惡性葡萄胎及絨毛膜癌的發生具有重要意義。

㈡葡萄胎的檢查與診斷

葡萄胎與正常妊娠相同，早期有一個停經時間，四至三十七周不等，平均為十二周，以後即有不規則的陰道出血，量多少不等，偶爾從流出的血液中有水泡組織，可伴有腹痛，腹部增大以及雙側卵巢增大等表現。B超能顯示葡萄胎水泡側壁的圖象，且沒有正常的胎體象。χ光檢查無骨骼影、羊膜腔造影，可見大小不等的圓形充盈缺損，形如蜂窩狀的陰影。另外，絨毛膜促性腺激素(HCG)水平明顯升高等。根據其臨床表現和各種輔助檢查即能做出診斷。

㈢治療：

葡萄胎一經確診，原則上應立即處理。西醫對本病的治療主要為清除葡萄胎組織，常用引產法或吸刮術及鉗刮術。必要時可行經腹剖宮吸刮術或子宮切除術。另外可以預防性化療及對症治療。中醫認為本病屬於「癥積」範疇，民間稱之為「怪胎」。多由脾腎陽虛，痰濕內蘊；脾虛濕濁，瘀毒下注；肝鬱氣結，氣滯血瘀；肝腎雙虧，水濕內停或氣血雙虧，瘀血內阻等所致。治以溫補脾腎，化痰除濕；補中益氣，利水滲濕；疏肝理氣，活血化瘀；氣血雙補，解毒清熱等法。方選：

479號方　雄黃抗葡散

組成：雄黃二克、砒石三毫克、麝香六十毫克、三七粉三克。

方解：雄黃為砷的結晶礦石雄黃Realgar的加工品。又名明雄黃、雄精、腰黃。主要成分為硫化砷(AsS)，並含少量其它重金屬。性味辛、苦，溫。入心、肺、胃經。具解毒、殺蟲、祛風、燥濕之功能。《別錄》：「其主寒熱，鼠瘻、惡瘡、疽痔、死肌、疥蟲、䘌瘡諸症。」藥理實驗：體內實驗，有抗動物腫瘤活性的作用；雄黃熱水浸出物體外試驗，對JTC-26抑制率達90%以上；雄黃水浸液(1:2)在試管內對多種皮膚真菌有不同程度的抑制作用，百分之一的濃度於黃豆固體培養基上試驗，對人型、牛型結核桿菌及恥垢桿菌有抑制生長作用；艾葉、菖蒲、雄黃合劑烟熏二至四小時，對金黃色葡萄球菌、變形桿菌、綠膿桿菌均有殺菌作用；用含雄黃的合劑餵養小鼠，有抗血吸蟲作用。臨床用雄黃治療帶狀疱疹、翼狀胬肉、流行性腮腺炎獲效。故為本方君藥。砒石又名信石、人言、砒霜等。有劇毒。含三氧化二砷(As_2O_3)。外用蝕瘡祛腐，內服祛痰平喘。經藥理和臨床應用，已證實具有解毒抗癌作用（參見474號方），為本方臣藥。三七粉化瘀止血，活血定痛為佐藥。麝香活血散結，並具催生下胎，通竅之功，為本方使藥。

功效：解毒燥濕，活血化瘀，防癌止血。

主治：葡萄胎、宮內膜炎等。

用法：上藥研末，一次冲服。

歌訣：

砒石雄黃抗葡方，景天三七配麝香，
以毒攻毒消葡胎，因人而異量適當。

480號方　鬼箭抗葡方

組成：鬼箭羽十五克、桃仁三十克、紅花十克、元胡十二克、艾葉十克。

方解：鬼箭羽為衛矛科落葉灌木植物衛矛Euonymus Alatus (Thunb) Sieb. 的具翅狀物的枝條或翅狀附屬物。又名衛矛、神箭、六月凌、雁翎茶等。含表無羈萜醇(Epifriedelanol)、無羈萜醇(Friedelin)、槲皮素(Ouercetin)、衛矛醇(Dulcitol)、乙草酸等。性味苦、寒。入肺經。具破血、通經、殺蟲功效。《本經逢源》：「鬼箭專散惡血，崩中下血之治。……今日治賊風歷節諸痺，婦人產後血暈，血結聚於胸中，或偏於脇肋少腹者，四物倍歸，加鬼箭羽、紅花、玄胡索煎服。以其性專破血，力能墮胎。」

藥理實驗：衛矛煎劑中提取的草酰乙酸鈉對正常或四氧嘧啶性糖尿病的家兔有降血糖、尿糖及增加體重的作用，對犬的實驗也證明了上述作用。大鼠口服5-10mg／天，四十天後可引起低血糖及胰島細胞增殖。胰β-細胞增生、胰γ-細胞萎縮，說明草酰乙酸鈉能刺激β-細胞，調整不正常的代謝過程，加強胰島素的分泌。故為本方君藥。桃仁、紅花活血祛瘀，通便通經。且紅花經藥理實驗和臨床應用均已證實有抗癌作用，二藥合用以加強其祛瘀功效，為本方臣藥組。元胡以疏肝行氣解鬱，活血祛瘀止痛為佐藥。艾葉溫經散寒，止血止痛為使藥。

功效：破血祛瘀，通經散寒，防癌止痛。

主治：葡萄胎、子宮內膜炎、子宮頸糜爛。

用法：水煎劑，每日一劑，分三次服用。

歌訣：

衛矛科屬鬼箭羽，專破惡血效力奇，
活血止痛延胡索，艾葉善調內分泌。

481號方　天花粉湯

組成：天花粉三十克。

方解：天花粉為葫蘆科多年宿根草質藤本植物括蔞Tricho Santhes Ririlowii Maxim.的乾燥塊根。又名括蔞根、白藥、天瓜粉、瑞雪等。含澱粉、皂甙、天花粉蛋白、瓜氨酸、精氨酸、谷氨酸、天冬氨酸等多種氨基酸。性味苦，微甘，寒。入肺、胃經。具生津止渴，降火潤燥，消腫排膿，防癌之功效。《別錄》：「除腸胃中痼熱，八疸身面黃、唇乾、口燥、短氣。通月水，止小便利。」藥理實驗：天花粉的有效成分為天花粉蛋白，其抗癌機理為天花粉蛋白在體內外均能直接作用於胎盤的滋養葉細胞，具有專一性，且對已分化的合體細胞嚴重變性壞死，使最不易變性的膠原纖維亦發生變性，它幾乎只引起滋養葉細胞變性壞死，而對體內其他細胞影響極小，能干擾細胞呼吸和無氧酵解。天花粉製劑對U_{14}、S_{180}、Ec和艾氏腹水癌細胞有抑制作用，對JTC-26抑制率達90%以上，並可抑制絨毛膜促性腺激素(HCG)。天花粉製劑對絨毛膜上皮癌的治癒率達50%，對惡性葡萄胎治愈達100%。此製劑對肝、腎無副作用，能提升白細胞。天花粉蛋白對妊娠的小鼠及狗均能殺死胎仔，具中程引產作用。天花粉製劑用於引產，對中期妊娠、死胎、過期流產的引產具有療效高、方法簡便、出血少優點。用天花粉製劑與化療、手術等治療惡性葡萄胎、絨毛膜上皮癌四十八例，其中七例為單用天花粉製劑治癒者。近期治愈四十七例，治癒率為97.7%。用天花粉製劑治療葡萄胎、絨毛膜上皮癌已被實驗和臨床所公認。

功效：解毒消腫，清熱生津，防癌。

主治：葡萄胎、子宮內膜炎、絨毛膜上皮癌等。

用法：水煎劑，每日一劑，分三次服用。

歌訣：

天花粉屬葫蘆科，內含皂甙氨基酸，
滋陰潤燥且引產，治療良惡葡萄胎。

482號方　十全加味抗葡方

組成：黨參二十克、白朮十克、茯苓三十克、甘草六克、莪朮十克、半枝蓮二十克、黃芪十五克、桂枝十五克、熟地十五克、當歸十克、白芍十克、川芎十克。

方解：方中黨參甘、平，補中益氣，生津養血；白朮苦、溫，健脾燥濕；茯苓甘、淡，滲濕健脾。朮、苓合用，健脾除濕之功更強，促進運化。又甘草甘、溫，調中；四藥合用，共奏健脾益氣之功。黨參、白朮、茯苓、甘草不僅具補益功效，經實驗和臨床應用還證實其有較好的抗癌及抗菌消炎作用，故本方用此為君藥組。莪朮辛、散、苦泄。溫通行滯，既能破血袪瘀，又能行滯止痛，還有較強的消積破癥之力及抗癌作用。半枝蓮辛、涼。清熱解毒，化瘀消腫，利尿。實驗證明有抗癌作用。本方以上述二藥共為臣藥。又助君藥增強其防癌、抗癌之功。黃芪補氣升陽，托毒生肌，利水退腫；桂枝溫經通陽，溫化水濕，二藥為本方佐藥。熟地補血；當歸活血養血；川芎入血分理血中之氣；芍藥斂陰養血；四藥合用補血而不滯血，行血而不破血，補中有散，散中有收，共有補血調血之功，而為本方使藥。本方為十全大補湯加味而成，不僅氣血雙補，而且補中有攻，破而不散，共奏扶正驅邪之效。

功效：氣血雙補，扶正防癌。

主治：葡萄胎、子宮內膜炎、子宮頸糜爛等。

用法：水煎劑，每日一劑，分三次服用。

歌訣：

四君當歸與黃芪，莪朮桂枝配熟地，
白芍川芎半枝蓮，主治葡胎宮頸糜。

483號方　參桂抗葡驗方

組成：紅參二十克、桂圓肉二十克。

方解：紅參為五加科多年生草本植物人參Panax ginseng C.A. Mey的根經蒸熟晒乾或烘乾而成。含人參皂甙、人參醇、以及各種氨基酸、肽類。其功效為大補元氣，補脾益肺，生津止渴，安神益智。藥理實驗參見354號方。其性偏溫。主要適用於氣弱陽虛者。桂圓肉為無患子科常綠喬木龍眼樹Euphoria Longan (Lour) Stend.的成熟果肉。又名龍眼肉、益智。含葡萄糖、酒石酸、腺嘌呤、膽碱、蛋白質、脂肪等。性味甘、溫。入心、脾經。具補心脾，益氣血，安心神功效。《泉州本草》：「壯陽益氣，補脾腎，治婦人產後浮腫，氣虛水腫，脾虛瀉泄。」經藥理實驗證明，龍眼肉1:2水浸劑在試管內對奧杜盎氏小芽胞癬菌有抑制作用。臨床用桂圓肉治療氣血虛弱，產後虛弱水濕停聚。本方用紅參、桂圓肉治葡萄胎，取其補氣補血，扶正培本以達驅邪之功效。

功效：氣血雙補，扶正驅邪，防癌。

主治：葡萄胎、子宮內膜炎。

用法：煎湯間服。

歌訣：

扶正驅邪抗葡方，紅參桂圓配伍良，
機體虛弱患此症，凌晨空腹服熱湯。

484號方　雷丸抗葡方

組成：雷丸三十克、生軍三克、桃仁二十克、紅花二十克、冬葵子十克、麝香零點三克（另包冲服）。

方解：雷丸為多孔菌科雷丸菌Polyporus Mylittae Cook. et. Mass.的菌核。又名雷

矢、雷實、竹苓、木連子等。主要成分為雷丸素（為一種酶蛋白）。性味苦、寒，有小毒。入胃、大腸經。具消積殺蟲功效。《本經》：「殺三蟲，逐毒氣，胃中熱。」藥理實驗證明，雷丸素為一種酶蛋白，在pH值為八時作用最強，能分解蛋白質，在酸性溶液中無效。且加熱40℃左右失活。臨床用雷丸治療絛蟲、鉤蟲、蟯蟲病獲效。其作用機理即為雷丸素對蛋白質的分解作用，故為本方君藥。生軍瀉下攻積，清熱瀉火，活血祛瘀，防癌解毒。桃仁、紅花活血祛瘀，通經通便。三藥共用，以協助雷丸殺蟲排泄之功。為本方臣藥組。冬葵子利水通淋，下乳，潤腸。《本草綱目》：「通大便，利水氣，滑胎，治痢。」故為本方佐藥。麝香開竅，辟穢，通經散瘀，具催生下胎作用，故為本方使藥。

功效：解毒利水，活血祛瘀。

主治：葡萄胎、子宮內膜炎。

用法：水煎劑，每日一劑，分三次服用。

歌訣：

殺蟲雷丸抗葡方，桃仁紅花生大黃，

通淋滑胎冬葵子，辟穢下胎用麝香。

485號方　抗葡桂枝茯苓方

組成：桂枝十五克、茯苓三十克、丹參十五克、赤芍十五克、桃仁十五克、生軍十二克、天冬二十克、地鱉蟲十二克、甘草十二克。

方解：桂枝為樟科植物肉桂Cinnamomum Cassiapresl.的嫩枝。性味辛、甘，溫。入心、肺、膀胱經。具溫經通陽，下氣利水，補中行瘀等功效。茯苓為多孔菌科真菌茯苓Poriacocos (Schw) Wolf.的菌核。含β-茯苓聚糖、茯苓酸、膽鹼、腺嘌呤等物質。具利水滲濕，健脾補氣功效。經實驗證明，茯苓有較好的抗癌防癌作用（參見409號方），本方重用茯苓以加強其利水滲濕之功，與桂枝同用，以運脾化濕，溫陽利水，共為本方君藥。丹參、赤芍、桃仁活血祛瘀，通經活絡；生軍攻積消滯，清熱解毒，此四藥均具抗癌作用，已被藥理實驗所證實，故為本方臣藥組。天冬滋補腎陰，地鱉蟲破血逐瘀為佐藥。甘草緩急止痛，調和諸藥，為使藥。

功效：祛瘀消癥，防癌健脾。

主治：葡萄胎、子宮內膜炎、子宮肌瘤等。

用法：水煎劑，每日一劑，煎藥液二百毫升，分三次內服。

歌訣：

抗葡桂枝茯苓方，丹參赤芍桃大黃，
甘草天冬地鱉蟲，破血逐瘀效力強。

三十三、卵巢良性腫瘤驗方選

㈠發病概況：

卵巢良性腫瘤是婦科常見疾病之一，患病率大約為婦科疾病的13.9%，其中包括漿液性囊腺瘤，約佔卵巢良性腫瘤的25%；黏液性囊腺瘤，約佔卵巢良性腫瘤的20%；成熟畸胎瘤或稱皮樣囊腫，佔全部卵巢腫瘤的10-25%；良性纖維上皮瘤；良性卵泡膜細胞瘤；卵巢纖維瘤，約佔全部卵巢腫瘤的1-5%；卵巢瘤樣病變等。大約三分之二的良性腫瘤發生在二十至四十四歲年齡段。據組織病理學報告，卵巢惡性腫瘤多由其良性腫瘤轉變而來，漿液性囊腺瘤約有45-50%可轉變為漿液性囊腺癌，黏液性囊腺瘤有5-12%可繼發惡變為黏液性囊腺癌，成熟囊性畸胎瘤惡變率約為2-4%，良性卵泡膜細胞瘤可演變為惡性卵泡膜細胞瘤，良性纖維上皮瘤、卵巢纖維瘤、卵巢瘤樣病變亦有發生惡變者。因此，治療卵巢良性腫瘤，阻止其發生發展為卵巢癌具有重要意義。

㈡檢查與診斷

卵巢良性腫瘤早期常無明顯自覺症狀，約30%的患者在婦科檢查或有併發症時偶然發現，隨着腫瘤的增大，可出現腹脹、腹部包塊、月經變化或因腫瘤較大引起相應的壓迫症狀等表現。查體可觸及腫塊，並具有囊性感，輕度壓痛。B超檢查了解腫瘤的位置、大小及與子宮的關係，區別囊性或實性、良性或惡性。下腹部X光平片，鋇劑腸道造影、腹膜後充氣造影、電子計算機體層掃描等檢查可做為輔助診斷依據。行後穹隆穿刺作細胞學檢查等可以確定診斷。

㈢治療：

西醫手術切除是治療本病的唯一方法。輔以對症支持療法。中醫認為本病屬「疝」、「癥瘕」、「月經不調」等範 ，由於脾腎陽虛，痰濕瘀阻；氣陰兩虛，濕邪暗侵，久戀入絡，脈絡阻塞，氣滯血瘀，日久成積；陰虛內熱，毒熱蘊結等所致，治宜溫腎健脾，除濕化痰；補中益氣，活血化瘀；行氣活血，軟堅散結等法則，方選：

486號方　墓頭回方

組成：墓頭回二十克、葫蘆茶十五克、半枝蓮三十克、半夏十克、海螵蛸十克，當歸十克、川芎十克、黃芪十五克、黨參十五克、酒炒白芍六克。

方解：墓頭回為敗醬科多年生草本植物異葉敗醬Patrinia Heterophylla. Bunge及糙葉敗醬P.Scabra Bunge.的根。又名墓頭灰。含揮發油類物質。性味辛、苦，微寒。入心、肝經。具清熱燥濕，消腫止血，止帶及截瘧防癌功效。《山西中藥志》：「斂肝燥濕，止血，治婦人髖疽，赤白帶下。」藥理實驗，用美蘭試管法和伊紅染色法，體外及體內細胞形態法均表明墓頭回提取物對艾氏腹水癌瘤細胞有破壞作用；墓頭回對小鼠艾氏實體型腹水癌有明顯的治療作用，腹腔注射抑制率分別為82%、72%；皮下給藥抑制率達64%。局部注射治療可致小鼠實體型腹水癌局部腫瘤逐漸變硬變乾，從根部脫落，潰瘍面逐漸修復而治癒。墓頭回水提液瘤內注射，對S_{180}抑瘤率達62.5%，用透鏡觀察到腹腔注射，對S_{180}有直接殺傷作用。臨床用以治療肝癌、宮頸癌、白血病等獲效。葫蘆茶為豆科半灌木植物葫蘆茶Desmodium Triguetrum (L.) Dc.的全草。又名牛蟲草、百勞舌、含劍草、螳螂草、釗板茶等。含鞣質、二氧化硅(SiO_2)、氧化鉀(K_2O)。性味苦、澀，涼。具清熱利濕，消滯殺蟲功效。廣州部隊《常用中草藥》手冊：「清熱解暑，利水消滯，殺蟲防腐；煎水治腎炎水腫、黃疸肝炎、腸炎腹瀉。」用治產後瘀血痛，月經病，癰毒，妊娠嘔吐等。臨床用於鈎蟲病有效。本方用此藥同墓頭回共為君藥，加強利水除濕之功。半枝蓮解毒消腫，防癌；半夏燥濕化痰；海螵蛸固精止帶；當歸補血活血；川芎活血行氣，諸藥合用，補而不滯，攻而不瀉；以上五藥共為本方臣藥組。黃芪補氣升陽，托毒生肌，利水退腫；黨參補中益氣，養血生津；二藥合為本方佐藥。白芍養血調經，酒炒白芍增強其補益之功，為本方使藥。

功效：燥濕消腫，解毒防癌。

主治：卵巢囊腫以及各種良性卵巢腫瘤。

用法：水煎劑，每日一劑，分三次服用。

歌訣：

墓頭回方葫蘆茶，當歸川芎黨半夏，

黃芪烏賊半枝蓮，卵巢囊腫效不差。

487號方　青蒿消腫湯

組成：青蒿十五克、地骨皮十克、鱉甲二十四克、丹皮十克、丹參十五克、赤芍十克、桃仁十克、紅花十克，延胡索十克、五靈脂十克、生地十二克、制香附十克。

方解：青蒿為菊科一年生草本植物青蒿Artemi Sia Apiaceahanle和黃花蒿A. Annua L.的全草。又名草蒿、方潰、三庚草等。含苦味質、揮發油、青蒿鹹(Abrotanine)，和維生素A等。性味苦、辛，寒。入肝、膽、腎經。具清熱解暑，涼血截瘧，除蒸防癌功效。《本草拾遺》：「主婦人血氣，腹內滿，及冷熱久痢。」《本經》：「主疥瘙痂癢，惡瘡，殺虱，治留熱在骨間，明目。」藥理實驗：青蒿煎劑製品1500ug/ml在體外對JTC-26抑制率為70-90%；水浸液(1:3)在試管內對某些皮膚真菌有抑制作用；乙醇提取物在試管內對鈎端螺旋體有抑制作用。地骨皮為茄科落葉灌木植物枸杞Lycium Chinense Will.的根皮。又名杞皮、枸杞根皮、紅榴根皮、甜齒牙根等。含桂皮酸和多種酚類化合物質、甜菜鹹(Betaine)、β-谷甾醇、亞油酸、亞麻酸、三十一酸和抑制硫胺素活性的物質。性味甘、淡，寒。入肺、腎經。具涼血退蒸，清泄肺熱功效。王好古《湯液本草》：「瀉腎火，降肺中伏火，去胞中火，退熱，補正氣。」《綱目》：「去下焦肝腎虛熱。」藥理實驗證明地骨皮對人工發熱家兔有顯著退熱作用。本方用上述二藥與滋陰潛陽，軟堅散結並有防癌作用的鱉甲和清熱涼血，活血散瘀的丹皮共為本方君藥組。上述四藥為青蒿鱉甲湯去苦寒之品知母而得。雖多用於滋陰透熱以除虛熱，但青蒿、地骨皮、鱉甲均入肝、腎經，前人常以治婦人病。丹參、赤芍涼血祛瘀；桃仁、紅花活血化瘀；元胡、五靈脂活血行氣，化瘀止痛。以上六藥合為本方臣藥組。生地涼血止血為佐藥。制香附疏肝理氣，調經止痛為使藥。

功效：清熱涼血，活血化瘀，防癌止痛。

主治：卵巢良性腫瘤。

用法：水煎劑，每日一劑，分三次服用。

歌訣：

青蒿鱉甲骨丹皮，丹參桃紅芍生地，

香附靈脂延胡索，卵巢囊腫漸消去。

488號方　荔橘消囊方

組成：橘核十克、荔枝核十克、川楝子十克、香附十克、山楂十克、小茴香六克、吳茱萸六克、澤瀉十克、黃柏十克。

方解：橘核為芸香科常綠小喬木植物福橘Citrus Tangerina Hort. et Tanaka或朱橘C.erythrosa Tanaka.等多種橘類的種子。又名橘子仁、橘子核、橘米、橘仁等。含脂肪油、蛋白質、黃柏內酯(Limonin, Obaculactone)和鬧米林(Nomilin)。性味苦、平。入肝、腎經。具行氣散結止痛功效。《本草滙言》：「橘核，疏肝，散逆氣，下寒疝之要也……又婦人瘕疝，小腹攻疼，腰胯重滯，氣逆淋帶等痰，以一兩，白水煎服立定，蓋取，苦溫入肝而疏逆氣之功也。」荔枝核為無患子科常綠喬木植物荔枝樹Litchi Chinensis Sonn.的種子。含皂甙、鞣質、γ-甘氨酸[γ-(Methylenecyclo-Propycine)]。性味甘、澀，溫。入肝、腎經。具溫中理氣止痛，祛寒散滯功效，《本草綱目》：「行散滯氣。治癩疝氣痛，婦人血氣刺痛。」本品常與橘核、小茴香、吳茱萸配伍應用，如疝氣內消丸治疝痛、睾丸腫痛等。故本方以上述二藥為君藥。川楝子、香附疏肝解鬱，調經止痛，理氣；山楂入血分以活血散瘀消腫，且具良好防癌作用。三藥合用，氣血雙補，為本方臣藥組。小茴香、吳茱萸溫腎散寒，疏肝解鬱，理氣止痛；合澤瀉利水滲濕，泄濕熱為佐藥。黃柏清瀉下焦濕熱，解毒防癌為使藥。

功效：理氣活血，散寒止痛，防癌散結。

主治：卵巢良性腫瘤、疝氣等。

用法：水煎劑，每日一劑，分三次服用。

歌訣：

荔橘川楝消囊方，山楂香附小茴香，

黃柏澤瀉吳茱萸，卵巢腫瘤此方嚐。

489號方　敗醬茜草湯

組成：敗醬草二十克、椿根白皮三十克、茜草三十克、王不留行十二克、柴胡九克、制香附九克、鬱金十二克、元胡十二克。

方解：敗醬草為敗醬科草本植物黃花敗醬Patrinia Scabiosaefolia Fisch.或白花敗醬P.

Villosa Juss.的 帶根莖和根的全草。含揮發油和多種皂甙、鞣質、碳水化合物及微量生物鹼。性味辛、苦，微寒。入腎、大腸、肝經。具清熱解毒，消腫排膿，祛瘀止痛功效。《日華子本草》：「治血氣心腹痛，破癥結，產前後諸疾，催生，落胞，血運，排膿，補瘻，鼻洪吐血，赤白帶下，丹毒，瘡痍疥癬。」經藥理實驗和臨床應用，已證實敗醬草還具較好的抗癌作用（詳見416號方）。椿根白皮為芸木科植物臭椿的根或乾的內皮。含苦楝素、臭梧酮、苦內酯等。性味苦、澀，寒。入胃、大腸經。具清熱燥濕，殺蟲止血，防癌功效（參見461號方）。《現代實用中藥》：「內服治婦人子宮出血及產後出血、子宮炎、腸炎、腸出血……等，有消痰，制泌，止血之功。」故本方以上述二藥為君藥。茜草為茜草科多年生蔓生草本植物茜草Rubia Cordifolia L.的根。又名血見愁、過山龍、活血丹、滿江紅、紅茜根、土丹參等。含紫茜素(Purpurin)、茜素(Alizarin)、偽紫茜素(Pseudopurpurin)、茜草色素(Munjistin)。性味苦，寒。入肝、心經。具行血止血，通經活絡，祛痰防癌功效。杜文燮《藥鑒》：「功專治血，治跌扑癰毒，癥瘕，經閉，崩中帶下，便血，痔漏，蟲傷。」藥理實驗：茜草根中分離出的兩種環六肽已酰化合物，對淋巴細胞性白血病–388有顯著抑制活性的作用和較高的治療比值。這種肽類對B_{16}黑色素瘤、淋巴細胞白血病–1210 (L_{1210})、克隆–38、Lewis肺癌、艾氏實體瘤均有明顯的抑制其活性的作用。體外試驗：茜草根熱水浸液對JTC-26抑制率在90%以上。體內試驗：茜草根的甲醇提取物對小鼠S_{180}（腹水型）抑制率為80%，熱水浸出液為13%。茜草煎劑產婦口服有加強子宮收縮的作用。茜草浸液能擴張蛙足蹼血管，並能縮短家兔的血液凝固時間，推測其有止血作用。茜草根煎劑在試管內對金黃色葡萄球菌、肺炎球菌等有抑制作用，並對小鼠有祛痰作用。故本方用之與善於活血通經，利水除濕的王不留行共為本方臣藥組。柴胡、鬱金、香附疏肝解鬱，升舉陽氣，活血行氣，調經止痛為佐藥。黃柏清利下焦濕熱，為本方使藥。

功效：解毒除濕，活血消積，防癌止痛。

主治：卵巢良性腫瘤、子宮肌瘤、子宮內膜炎等。

用法：水煎劑，每日一劑，分三次服用。

歌訣：

敗醬茜草治囊腫，柴胡香附王不留，

元胡鬱金椿根皮，解毒化瘀此方通。

490號方　益母破瘀湯

組成：益母草三十克、龍葵三十克、三棱十克、莪朮十克、生水蛭十克、黨參十五克、黃芪十五克、瞿麥十克。

方解：益母草為唇形科一年生或二年生草本植物益母草Leonurus Heterophyllus Sweet.的全草。又名蓷、茺蔚、坤草、月母草、紅花艾、負擔等。含益母草碱(Leonurine)、水蘇碱(Stachyarine)、益母草定(Leonuridine)、益母草寧(Leonurinine)等多種生物碱。另含苯甲酸、多量氯化鉀、月桂酸(Lauric Acid)、亞麻酸、油酸、甾醇、維生素A、芸香甙等黃酮類。還含精氨酸、水蘇糖(Stachyose)等。性味辛、苦，微寒。入心、肝、膀胱經。具活血祛瘀，調經利尿，消腫防癌功效。《本草綱目》：「活血破血，調經解毒。治胎漏產難，胎衣不下，血暈，血風，血痛，崩中漏下，尿血，瀉血，疳痢痔疾，打扑內損瘀血，大小便不通。」藥理實驗：益母草熱水浸出物對S_{180}抑制率為78%（有較高的抗癌活性作用），且小鼠體重有增加。益母草對子宮有直接興奮作用，其各種製劑已廣泛應用於臨床。龍葵為茄科植物龍葵的全草。含龍葵碱、茄邊碱、茄解碱、皂甙元等。性味苦，寒。具清熱解毒，活血消腫功效。《本草正義》：「龍葵，可服可敷，以清熱通利為用，故並治跌扑血瘀，尤為外科退熱消腫之良品也。」經藥理和臨床應用均已證實龍葵具有防癌、抗炎、止血作用（詳見445號方）。故本方以上述二藥為君藥。三棱、莪朮均能破血祛瘀，行氣止痛。而三棱專於破血祛瘀；莪朮擅於行氣止痛；二藥合用，氣血雙治。水蛭破血逐瘀，與前二藥共用以增強其消瘀散結之功。故三藥共為本方臣藥組。黨參補中益氣，生津養血；黃芪補氣升陽，托里生肌，利水退腫。二藥同用，不僅補氣養血，又可緩君臣攻泄之功，而以防傷正，故為本方佐藥。瞿麥清熱利水，通經為使藥。

功效：破血散結，解毒防癌。

主治：卵巢良性腫瘤。

用法：水煎劑，每日一劑，分三次服用。

歌訣：

益母水蛭善破瘀，三棱莪朮佐黨芪，
瞿麥龍葵祛痰濕，解毒清熱防變異。

491號方　地錦消瘤湯

組成：地錦草四十克、王不留行十二克、敗醬草二十克、椿根白皮二十克、紅棗十克、茜草三十克、半夏十克、黨參十克、茯苓十五克、陳皮十克、白朮十五克、山藥十五克。

方解：地錦草為大戟科一年生草本植物地錦草Euphorbiahumifusa Willd.的全草。又名地聯、夜光、草血竭、血風草、仙桃草等。含黃酮類（槲皮素等）、沒食子酸、內消旋肌醇、鞣質。性味苦、辛，平。入肝、胃、大腸經。具清熱解毒，止血活血，利濕通乳功效。《綱目》：「主癰腫惡瘡，金刃扑損出血，血痢，下血，崩中，能散血止血，利小便。」藥理實驗表明地錦草鮮汁、煎劑以及水煎濃縮乙醇提取液對多種致病性球菌及桿菌有明顯的抑制作用。地錦草煎劑對中小咯血有止血效果。臨床用其煎劑治療菌痢、腸炎及其他腸道傳染病均獲較好效果。敗醬草清熱解毒，消癰排膿，祛瘀止痛；王不留行活血通經，下乳利尿，並具防癌功效，參見前方。椿根白皮清熱燥濕，殺蟲止血，防癌；四藥合用，解毒，燥濕，祛瘀，止痛，故為本方君藥組。紅棗補中益氣，養血安神，且有良好的抗癌作用，同時又使腫瘤細胞逆轉作用（詳見427號方）；黨參補中益氣，生津養血；茜草通經活絡，行血止血，祛痰防癌；半夏燥濕化痰，消痞散結。四藥合用，補氣補血，活血行血，除濕散結。共為本方臣藥組。茯苓、白朮、陳皮補氣健脾，除濕利水，理氣調中，為本方佐藥組。山藥補腎固澀，補氣養陰，為本方使藥。

功效：清熱解毒，活血散瘀，防癌除濕。

主治：卵巢良性腫瘤、子宮內膜炎、子宮肌瘤等。

用法：水煎劑，每日一劑，分三次服用。

歌訣：

敗醬地錦消痞湯，陳夏朮棗茯苓黨，

山藥椿皮王不留，燥濕化痰縮腫囊。

492號方　消癥劉寄奴方

組成：劉寄奴三十克、赤芍二十克、全當歸二十克、夏枯草十五克、黃藥子十克、半枝蓮二十克、紅藤二十克、敗醬草二十克、大生地十五克、白芍十克、雞內金十克、生甘草六克。

方解：劉寄奴為菊科多年生直立草本植物奇蒿Artemisia Anomala S. Moore.的全草。又名化食丹、金寄奴、烏藤菜、九里光、白花尾、九牛草、斑棗子、苦連婆等。含金色揮發油。性味苦、溫。入心、脾經。具破血通經，散瘀消腫，止痛，斂瘡功效。《日華子本草》：「主心腹痛，下氣，水脹，血氣，通婦人經脈，癥結。」用以治血氣脹滿、產後惡露不盡、腹中有瘀血、赤白下痢、霍亂等。赤芍苦，微寒，能祛瘀行滯，與當歸同用以活血通經。當歸甘、辛，溫。能補血活血，善調經止痛，為婦科調經要藥。本方用以同前述二藥共為君藥組。夏枯草、黃藥子、半枝蓮、紅藤、敗醬草均為苦、寒，清熱解毒之品。而夏枯草不僅能清熱散結，還能祛肝風，行經絡。黃藥子涼血止血，散結消癭。半枝蓮利濕消腫。敗醬草祛瘀消癰。紅藤活血止痛。上述五藥均經藥理實驗和臨床應用已證實具有抗腫瘤作用，參閱前方。為本方臣藥組。生地清熱涼血，養陰生津；白芍養血調經，斂陰止痛，雞內金化堅消石，固精止遺為佐藥組。生甘草清熱解毒，調和諸藥為使藥。

功效：活血化瘀，軟堅散結，防癌止血。

主治：卵巢良性腫瘤、子宮肌瘤等。

用法：水煎劑，每日一劑，煎藥液二百五十毫升，分三次服用。

歌訣：

黃藥消癥劉寄奴，草地歸芍敗夏枯，

內金紅藤半枝蓮，削堅化腫又解毒。

三十四、色素沉着性皮膚病變驗方選

㈠發病概況：

色素沉着性皮膚病變主要包括先天性黑色素細胞痣、後天異常黑色素痣亦稱發育不良痣、霍金森(Hutchinson)氏黑色素沉着斑。先天性黑色素細胞痣為一良性黑色素斑塊，可分為皮內痣、交界痣和混合痣。皮內痣很少惡變，交界痣細胞位於基底細胞層，並向表皮下延伸，色素較深，其痣細胞易受外傷或感染等因素的激惹而發生惡變。而混合痣的惡變率低於交界痣。發育不良痣為後天獲得性皮膚色素沉着病變，約80-90%具常染色體家族性，20-30%為散發。霍金森氏色素沉着斑為典型的老年性色素斑塊，呈淡棕色、黑色或藍色，好發於顏面部。

據美國近幾年的流行病學研究和病理資料分析，大約有60%的黑色素瘤來自於色素沉着性皮膚良性病變。20-40%由發育不良性黑色素痣所轉化，15%由霍金森氏色素沉着斑所致。易受摩擦部位的先天性黑色素細胞痣惡變的終生危險為6%。在95%的黑色素瘤病人和家族性發育不良痣的患者中，其黑色素病變的邊緣尚可看到殘存的發育不良痣，這一事實說明發育不良痣是黑色素瘤的主要癌前病變。

目前黑色素瘤的治療效果並不理想，除外科手術切除病灶外，尚未發現任何單用免疫治療或化療或二者聯合應用能夠有效的改善病人的預後。且黑色素瘤細胞抗放療，化療效果不明顯且短暫，還具有嚴重的毒副作用，毫無疑問，黑色素瘤的最好治療就是預防治療。

㈡檢查與診斷

先天性黑色素痣是出生就有的含痣細胞的病變，顏色均勻，圓形，邊界清楚，扁平或略高於皮面，一般小於6mm，全身散在。發育不良痣為黑色、棕色、紅色、桃紅色等不同顏色的混合。色素沉着不均勻，邊緣不規則，可有凹口或伸向周圍皮膚，一般大於6mm，常多於一百個，背部最常見。霍金森氏色素沉着斑多為老年患者，好發於顏面部，淡棕色、黑色或藍色，不高出皮面，斑塊一般較大，也有小者。

上述三種色素沉着性皮膚病變根據其病程、臨床表現，診斷並不難。必要時，可手術取活檢或針吸活檢以確定診斷。

㈢治療：

西醫對色素沉着性皮膚病變主要為手術切除病變組織，也可用冷凍、雷射和口服維生素等治療。中醫認為色素病變有善惡之分。本病屬善，為血滯，由孫絡之血凝滯而成。治宜疏散寒濕，溫通經絡，活血化瘀，行氣化滯以及清熱解毒等。方選：

493號方　桑皮逍遙散

組成：桑白皮三十克、柴胡二十克、薄荷十五克、當歸十克、赤芍十克、茯苓十五克、白朮十五克、佛手花十克。

方解：桑白皮為桑科小喬木桑樹Morus Alba L.的根皮。又名桑皮、桑根皮、白桑皮。含傘形花內酯、東莨菪素、黃酮成分。桑根皮素(Morusin)、桑素(Mulberrin)、桑色烯(Mulberrochromene)、環桑素(Cyclomulberrin)、環桑色烯(Cyclomul, Berrochromene)、鞣質、黏液素，尚含有類似乙酰膽鹼的降壓成分。性味甘、寒。入肺經。具瀉肺平喘，行水利尿，防癌消腫功效。《藥品化義》：「桑皮散熱，主治喘滿咳嗽，熱痰唾血，借此滲之散之，以利肺氣，諸証自愈。故云瀉肺之餘，非桑皮不可。以此治皮裡膜外水氣，浮腫及肌膚邪熱，浮風燥癢，悉能去之。」又《玉楸藥解》：「桑皮汁滅黑痣惡肉，敷金瘡，化積塊。」藥理實驗：動物體內試驗，桑白皮熱水提取物對小鼠腹水型S_{180}抑制率達51.8%；體外試驗，熱水提取物對JTC-26抑制率為70-90%；桑白皮煎劑對小鼠及家兔均有利尿作用，並對兔耳血管有擴張作用；桑白皮提取物對小鼠有鎮靜作用。並且在狗身上已初步證明，桑白皮綫縫合傷口，傷口無需拆綫。柴胡辛、苦，微寒。具和解退熱，疏肝解鬱，升舉陽氣功效。因柴胡長於疏解半表半裡之邪，善升舉清陽之氣，以宣暢氣血，推陳致新。薄荷清輕宣散，輕揚升浮，能疏表散邪。上述三藥共為本方君藥組。當歸補血活血，並能破惡血，養新血，散寒祛瘀。赤芍能清血分鬱熱，祛瘀行滯。同當歸合用補而不滯，溫而不燥，共為本方臣藥。茯苓、白朮補氣健脾，利水滲濕為佐藥。佛手花行氣化滯，燥濕化痰為本方使藥。

功效：宣暢氣血，疏表散邪，防癌化瘀。

主治：皮膚色素病變（黑色素痣、發育不良痣、霍金森氏色素斑）。

用法：水煎劑，每日一劑，分三次服用。

歌訣：

色素病變性質惡，逍遙散中重薄荷，
柴苓歸芍佛手花，桑皮白朮表裡和。

494號方　銀花連翹飲

組成：銀花五十克、連翹四十克。

方解：銀花為忍冬科多年生半常綠纏繞性木質藤本植物忍冬Lonicera Japonica Thunb.的花蕾。又名金銀花、忍冬花、鷺鷥花、蘇花、雙花、二寶花等。含樨草素(Luteolin)、肌醇(Inositol)及皂甙、鞣質等。性味甘，寒。入肺、胃、大腸經。具清熱解毒，防癌消腫功效。《重慶堂隨筆》：「清絡中風火濕熱，解溫疫穢惡濁邪，息肝膽浮越風陽，治痙厥癲癇諸症。」藥理實驗：用平板法體外篩選，金銀花對腹水癌細胞有抑制作用；用噬菌體法篩選，金銀花有抗噬菌體的作用，提示有抗腫瘤的作用；體內實驗，金銀花醇提取物對小鼠S_{180}抑制率為22.2%；金銀花合劑（含豬苓、茯苓、人參、芡實、珍珠等）對癌細胞無直接作用，但能減輕患者肝臟中過氧化氫酶及降低膽鹼酯酶的活性；金銀花在體外對傷寒、副傷寒桿菌、大腸桿菌、變形桿菌、葡萄球菌、鏈球菌等多種細菌均有抑制作用，對人型結核桿菌有抑制作用，其煎劑在體外能延緩呼吸道病毒對細胞的病變作用。銀翹合劑在體外對PR_3株流感病毒有減活作用。故為本方君藥。連翹為樨科落葉灌木植物連翹Torsythia Suspensa (Thunb.) Vahl.的果實。又名旱蓮子、大翹子、空殼等。含連翹酚、甾醇化合物$C_{49}H_{74.80}O_6$、皂甙、黃酮醇甙類、馬苔樹脂醇甙(Matairesinoside)、齊墩果酸(Oleanolic Acid)。性味苦、微寒。入肺、心、膽經。具清熱解毒，消腫散結，防癌功效。李杲：「連翹，十二經瘡藥中不可無，乃結者散之之義。散諸經血結氣聚，消腫。」藥理實驗：連翹濃縮煎劑在體外對中制傷寒桿菌、大腸桿菌、痢疾桿菌、葡萄球菌、鏈球菌、結核桿菌、星形奴卡氏菌、鈎端螺旋體等亦有抑制作用。因其含齊墩果糖，故有強心、利尿作用，故本方以此為臣藥。以助銀花解毒散結之功。

功效：清熱解毒，防癌散結。

主治：皮膚黑色素瘤、色素病變及皮膚潰瘍等。

用法：濃煎代茶飲，每日一劑，分次服。

歌訣：

銀花屬於忍冬科，解瘟辟穢除濕濁，
連翹清血散毒熱，敗毒解毒除邪惡。

495號方 熟地鹿角湯

組成：熟地三十克、鹿角霜十克、麻黃六克、桂枝十克，炮薑炭六克、白芥子六克、甘草五克。

方解：熟地為玄參科多年生草本植物地黃Rehmannia Glutinosa (Gaertn.) Libosch. 或懷慶地黃R.Glutinosa Libosch. F. Hueichingonsis (Chao Ct Schih) Hsiao.的根莖，經加工蒸曬而成。又名熟地黃。性味甘、微溫。入肝、腎經。具滋陰補血，益精填髓功效。《綱目》：「填骨髓，長肌肉，生精血，補血臟，通血脈，利耳目。」鹿角霜為脊椎科動物鹿科梅花鹿Carvusnippoh Temmincr 或馬鹿C. Elapnus L.等雄鹿頭上已成長的骨化的角熬膏後所存殘渣。又名鹿角白霜。性味鹹、溫。入肝、腎經。具補腎助陽，收斂止血功效。熟地與之相伍，則鹿角霜得補陰的熟地而有充足的物質基礎，供其生化，熟地得補陽的鹿角霜才有生化之機，亦即陽無陰無以生，陰無陽無以化。故二藥為本方君藥。麻黃辛、微苦，溫。入肺、膀胱經。能發汗利尿，本方用以開泄腠理毛竅，宣通陽氣。桂枝辛、甘，溫。入心、肺、膀胱經。溫通血脈，和營通滯。薑炭溫肌肉，且桂枝、薑炭均能入營血，以溫散寒凝。故三藥共為本方臣藥組。以湊君藥補而不滯之效。白芥子善祛皮裡膜外之痰，宣通腠理，故為方中佐藥。甘草解毒祛痰，調和諸藥為使藥。

功效：和陽通滯，補益防癌。

主治：陽虛寒凝血滯皮膚色素病變。

用法：水煎劑，每日一劑，分三次服用。

歌訣：

熟地鹿角製成霜，桂枝甘草配麻黃，

溫肺化痰白芥子，寒凝毒聚用炮薑。

496號方　雄礬散

組成：雄黃十克、礬石十克、烏梅十克、茯苓十克、三七十克。

方解：雄黃為含二硫化二砷(AS_2S_2)的結晶礦石。性味辛、苦，溫。入心、肝、腎經。具解毒殺蟲，祛風燥溫功效和防癌抗菌消炎作用（參見479號方）。為本方君藥。礬石為明礬石的提煉品，主要成分為$KAl(SO_4)_2 \cdot 12H_2O$。性味酸、寒。具解毒殺蟲，燥濕止癢，清熱消痰功效。經藥理實驗和臨床應用，還具防癌及抗菌消炎作用（參見470號方）。故為本方臣藥。烏梅含三萜、酒石酸、β-谷甾醇、氰甙類、脂肪油等。性味酸、平。入肝、脾、大腸經。酸澀收斂，外敷能消瘡毒，治胬肉外突。《本經》：「下氣，安心，除偏枯不仁，死肌，去青黑痣，蝕惡肉。」藥理實驗表明，烏梅有抗腫瘤作用（參見369號方）。故為本方佐藥。茯苓利水滲濕為使藥。

功效：解毒燥濕，防癌殺蟲。

主治：黑色素瘤、黑色素痣。

用法：上藥等分共研細末，過七號篩，混勻備用。在患處常規消毒後外敷，每日換藥一次，出血時加三七粉。

歌訣：

雄黃解毒並殺蟲，皮膚濕毒顯其功，

佐以礬石苓烏梅，三七化瘀效力通。

497號方　蛇莓化痣湯

組成：蛇莓六十克、白花蛇舌草六十克、葛根二十克、黑木耳三十克、橘絡十二克。

方解：蛇莓為薔薇科多年生草本植物蛇莓Duchesnea Indica (Andr.) Focke.的全草。又名地莓、雞冠果、三點紅、龍吐珠、三爪花、蛇八瓣等。含亞油酸、β-谷甾醇等，性味甘、苦，寒；有毒。入肝、胃經。具清熱解毒，散瘀消腫，防癌功效。《生草藥性備要》：「消腫止痛，祛瘀生新。」藥理實驗：體外用大腸桿菌、紫外光照射後，蛇莓有抗細胞突變的作用；對艾氏腹水癌及S_{180}有抑制作用；體外JTC-26抑制率為90%以上；對多數桿菌和球菌有抑制作用。臨床用以治療白喉、急性穿孔性闌尾炎及各種腫瘤獲效，故為本方君藥。白花蛇舌草清熱解毒，利濕消腫，配葛根以解肌發表，開腠理，升發清陽，為本方臣藥。黑木耳甘、平。入胃、大腸經。涼血活血、止血、利五臟、宣腸胃、排毒氣，為佐藥。橘絡宣通經絡，行氣化痰為使藥。

功效：解毒祛瘀，活血通絡。

主治：黑色素瘤、皮膚黑色素病變。

用法：水煎劑，每日一劑，分三次服用。

歌訣：

蛇莓蛇草化痣湯，葛根解毒升清陽，
木耳養血增免疫，橘絡引經化痣良。

498號方　龍蠶湯

組成：地龍二十克、僵蠶十克、川烏十克、草烏十克、乳香六克、沒藥六克、南星十克、絲瓜絡十克、紅花六克。

方解：地龍為巨蚓科環節動物參環毛蚓Pheretima Aspergilum (E. perrier) 和高蚯蚓Allolobophora Caliginosa (Savigny) Trapezoides (Art. Deges) 的乾屍。又名蚯蚓。豎蠶、蜷端、丘螾、蟲蟮、土龍等。含蚯蚓解熱鹼(Lumbrofebrine)、蚯蚓素(Lumbrifin)、蚯蚓霉素(Terrestro-lum-Arolysin)。廣地龍含6–羥基嘌呤(Hypoxanthine)、丙氨酸、纈氨酸、亮氨酸、苯丙氨酸、酪氨酸、賴氨酸等氨基酸以及黃嘌呤(Xanthine)、腺嘌呤(Adenine)、

鳥嘌呤(Guanine)、膽鹼(Choline)、胍(Guanidine)等。性味鹹，寒。入肝、脾、肺、膀胱經。具清熱息風，平喘，通絡，利尿，防癌功效。藥理實驗：地龍提取物在美藍法中，對人結腸癌、肝癌細胞有效，還能誘導噬菌體的產生；地龍熱水提取物對家兔、大鼠有解熱、鎮靜和抗驚厥作用。僵蠶又名白僵蠶、天蟲。含草酸銨等。性味鹹、辛，平。入肝、肺經。具息風止痙，祛風止痛，解毒散結及防癌作用（參見388號方）。《本草綱目》：「散風痰結核、瘰癧、頭風、皮膚風瘡、丹毒作癢……。」故本方用以同地龍共為君藥。川烏、草烏溫經散寒，祛風除濕為臣藥。乳香、沒藥活血止痛，消腫生肌。《本草綱目》：「散血消腫，定痛生肌。乳香活血，沒藥散血，皆能止痛，消腫，生肌，故二藥每每相兼而用。」故為本方佐藥對。南星祛風化痰，消腫散結；絲瓜絡清熱化痰，通經活絡；紅花活血祛瘀通經。對血滯所致色暗斑疹效果為佳。以上三藥合為方中使藥。

功效：溫經散寒，解毒化瘀，防癌通絡。

主治：黑色素瘤、皮膚色素病變等。

用法：水煎劑，每日一劑，分三次服用。

歌訣：

地龍僵蠶清血毒，乳沒南星川草烏，
瓜絡紅花清血滯，皮裡惡斑一併除。

499號方　芪蜜飲

組成：生黃芪一千克、蜂蜜一千克。

方解：黃芪為豆科植物黃芪Astragalus Membranaceus (Fisch.) Bge. 或蒙古黃芪A. Membranceus Bge. Var. Mongholicus (Bge.)Hsiao的乾燥根。又名北耆、綿黃芪。含蔗糖、葡萄糖醛酸、黏液質、苦味素、膽鹼、β-谷甾醇等。性味甘、微溫。入脾、肺經。具補氣升陽，益衛固表，托毒生肌，利水退腫功效。《本草備要》：「生用固表，無汗能發，有汗能止，溫分肉，實腠理，瀉陰火，解肌熱。生血、生肌、排膿內托，瘡癰聖藥。」經藥理實驗和臨床應用均已證實黃芪能增強機體免疫功能和良好的抗腫瘤作用（詳見364號方）。蜂蜜為蜜蜂科中華蜜蜂Apiscerana Fabricius或意大利蜂A.mellifera L.

在蜂巢中釀成的糖類物質。又名石蜜、石飴、食蜜、蜂糖、蜜糖等。含果糖和葡萄糖約70%，尚含少量蔗糖、麥芽糖、糊精、樹膠及含氮化合物、有機酸、揮發油、色素、蠟、膽鹼、尼克酸、維生素類生物素等。性味甘、平。入脾、肺、大腸經。具補中、潤燥、止痛、解毒、防癌功效。《綱目》：「和營衛，潤臟腑，通三焦，調脾胃。」《東北動物藥》：「王漿含多種生物活性物質……，有一定程度的抗癌和抗菌作用。」《常見藥用動物》：「能促進蛋白質合成，促進生長發育，降低血中膽固醇，使組織耗氧量增加，增強組織對糖的氧化，能促進肝、腎、神經及造血組織的細胞再生作用，和促進內分泌活化，還能提高機體抵抗力和對惡劣環境的耐受力。」藥理實驗：王漿的醚溶性部分W—羥基—4²—癸烯酸具有強烈抑制移植性白血病，6C3HED淋巴癌、乳腺癌及多種腹水型艾氏癌等癌細胞生長的作用，可使患癌的家鼠能夠活一年，而對照組僅活二天；意大利蜂幼蟲漿口服或注射，能使艾氏腹水癌小鼠壽命延長，腹水出現較遲，癌細胞發育有退行性變化。臨床用於治療過敏性皮炎、濕疹、慢性潰瘍、貧血、凍傷、燒傷等各種癌瘤患者均有較好的效果。故本藥同黃芪合用達氣血雙補，扶正驅邪，攻補兼施之效。

功效：補氣補血，扶正驅邪，防癌。

主治：皮膚色素病變、皮膚黏膜慢性潰瘍等。

用法：將黃芪加水煎煮，濃縮至一千毫升，兑入蜂蜜備用。每日三次，每次二十毫升，口服。

歌訣：

黃芪性溫增免疫，托瘡解毒且補氣，
養血補氣並潤燥，潤膚生肌蜂王蜜。

三十五、皮膚角化病驗方選

(一)發病概況：

皮膚角化病又稱日光性角化病或稱老年性角化病。其組織病理可分為肥厚型、萎縮型、原位癌樣型。肥厚型為表皮明顯角化過度，部分有角化不全，棘層肥厚與萎縮交替，整個棘細胞層排列紊亂，并有異型細胞核分裂象較多見，且不典型。萎縮型表現為表皮萎縮，基底層出現不典型細胞外還可見到棘突鬆解的角化不良細胞。原位癌樣型為表皮增厚，表皮和真皮界限清楚，表皮細胞排列紊亂，並有不典型細胞，但不累及末端毛囊和毛囊漏斗外毛根鞘。本病多見於中年以上男性，好發於面部、手背及前臂等曝光部位。據臨床觀察大約90%的皮膚癌發生在頭部、頸部、面部、手背、腳踝等膝露處，且常繼發於老年性角化病、慢性潰瘍及疤痕等基礎上。淺膚色的老年人，長期受日光照射，可發生日光性皮炎、皮膚萎縮而且乾燥，出現色素沉着，角化過度的斑塊。這種病人多可發生皮膚癌，且大多數為基底細胞癌。由此可以看出，長時間的日光曝晒可致皮膚角化病，而角化病既為皮膚癌的癌前病變。因此，積極預防角化病的發生和發展，對預防皮膚癌的發生將有重要意義。

㈡檢查與診斷：

本病多發於中年以上男性，常發生在頭、面、頸、手背、腳踝等長期暴露接觸日光的部位。主要表現為針頭到黃豆大小的紅斑或斑塊，覆以黏着甚緊的棕黃或帶黑色鱗屑，不易剝離，如用力去除容易出血，病程較慢，無自覺症狀，若損害迅速擴大呈疣狀或結節狀甚至破潰產生潰瘍等，則提示有惡變為鱗癌的可能性。必要時可取活檢以確診。

㈢治療：

西醫治療本病多採取手術局部切除或放射療法，也可用冷凍、雷射治療或外用5-Fu軟膏等，酌情選用。

中醫認為本病是由於風毒燥熱之邪久羈留戀，內耗陰血，奪精灼液；肝血枯燥，難榮於外；肺氣失調，皮毛不潤、以及濕毒不化，結於皮膚而致。治以疏風散瘀，活血潤燥；清熱涼血，祛濕解毒以及補肝益腎，調營養衛等法則。方選：

500號方　蛇床止癢湯

組成：蛇床子四十克、苦參三十克、花椒五克、地膚子三十克、黃柏十五克、當歸二十克、甘草十克、白癬皮三十克。

方解：蛇床子為傘形科一年生草本植物蛇床Cniclium monnieri (L.) Cusson.的果實。又名蛇米、蛇粟、氣果、雙腎子、野茴香等。含揮發油，主要為蒎烯 (L-pinene)、莰烯 (L-Camphene)、異戊酸龍腦酯 (Bornyl isovalevate)、異龍腦 (Isoborneol)。又含甲氧基歐芹芬 (osthole)、蛇床明素 (Cnidimine，即Edultin)、異虎耳草素 (Isopimpinelline)、及當歸酸酯 (Columbianadin)、乙酸酯 (O-Aeetylcolumbianetin)、佛手柑內酯、二氫山芹醇 (Dihydroorooselol, Columbianetin) 和異戊酸酯、蛇床定 (Cnidiadin) 等，性味辛、苦，溫。入腎經。具溫腎助陽，祛風散寒，燥濕殺蟲，防癌功效。《藥性論》：「治男子、女子虛，濕痺、毒風、頑痺，去男子腰痛。浴男子陰，去風冷。主大風身癢，煎湯浴之瘥。」藥理實驗：蛇床子乙醇提取物皮下注射，對小白鼠有雌雄性激素樣作用；其水煎劑對陰道滴蟲有極弱的殺滅作用，對孑子有殺滅作用，對雞胚培養的新城病毒，能延長雞胚生命六小時。臨床用蛇床子煎劑治療急性滲出性皮膚病三百八十例，五至十天後滲出物明顯減少，炎症消退。其粉末治嬰兒濕疹（糜爛期）十五例，大多在用藥第二天出現滲出減少，以後結痂而癒。用蛇床子煎劑或其片劑、膏劑治療過敏性皮炎、手足癬及滴蟲性陰道炎均獲良好的效果。故本方以之同苦參、花椒共為君藥組。苦參為豆科植物苦參的根。含多種生物碱、黃酮類。性味苦、寒。入心、肝、胃、大腸經。具清熱燥濕，祛風殺蟲，防癌利尿功效。《滇南本草》：「涼血、解熱毒、疥癩、膿窠瘡毒。療皮膚瘙癢，血風癬瘡、頑皮白屑、腸風下血、便血。消風、消腫毒、痰毒。」經藥理實驗和臨床應用還證明苦參有較好的抗菌消炎和抗癌作用（參見469號方）。花椒為芸香科灌木或小喬木植物花椒 (Zanthoxylumbungeanum Maxim.) 的果皮。又名大椒、秦椒、蜀椒、南椒、蓎藙、陸拔等。含揮發油，主要成分為牡兒醇 (Geraniol)、檸檬烯 (Limonene)、枯醇 (Cumic alcohol) 等。性味辛、溫，有毒。入脾、肺、腎經。具溫中散寒，解毒除濕，殺蟲止痛，止癢功效。《本經》：「主風邪氣，溫中，除寒痺，逐骨節皮膚死肌，下氣。」用以治冷氣心痛，寒濕腳氣，腎風囊癢，婦人陰癢不可忍，手腳心風毒腫等症。上述三藥合用共呈溫經除濕，止癢，殺蟲之功。地膚子為藜科一年生草本植物地膚Kochia Scoparia (L.) Schrad.的成熟果實。性味苦、寒。入膀胱經。有清熱利濕，止癢作用。《本草原始》：「去皮膚中積熱，除皮膚外濕癢。」用於皮膚濕瘡、瘙癢。常同清熱解毒、燥濕瀉火、除濕止癢之黃柏、白癬皮共用；亦可與苦參、蛇床子等煎湯外洗。故同黃柏合為本方臣藥，以助君藥祛風除濕、止癢之功。當歸活血祛瘀，並有其散寒除濕、潤皮膚功效，為本方佐藥。甘草瀉火解毒，調和諸藥，為方中使藥。

功效：清熱解毒，除濕止癢，防癌化瘀。

主治：老年性皮膚角化症、皮膚濕疹等。

用法：上方用水煎三次，每次加水約三百毫升，取煎汁二百毫升，第一、三次藥液傾入盆內加溫水適量洗澡，第二次藥液分三次內服，每日一劑。

歌訣：

皮膚角化蛇床湯，苦參花椒黃柏當，
甘草伍用地膚子，癬皮止癢效力強。

501號方　路路通浴

組成：路路通六十克、百部十五克、穿山龍三十克、蒼朮六十克、枯礬十五克、艾葉十五克。

方解：路路通為金縷梅科落葉喬木植物楓香Liquidambar formoana Hanee.的果實。又名楓實、楓本上球、楓香果、狼目、九空子等。性味苦、平。《綱目拾遺》：「通行十二經。」具祛風通絡，利水除濕功效。《中藥志》：「通經利水，除濕熱痺痛。」廣州部隊《常用中草藥手冊》：「祛風除濕，行氣活血，治風濕腰痛，心胃氣痛，少乳，濕疹，皮炎。」藥理實驗：用60%的楓香酒精溶劑外用，能防止鈎蚴侵入小鼠皮膚，其防護效力同其濃度成正比。用以治癬、風濕病、蕁麻疹等有效，故為本方君藥。百部為百部科多年生草本植物直立百部Stemona sessilifoia (Miq) Tranch. et sav.蔓生百部S.japonica (Bl.) Miq或雙葉百部S.tuberosa Lour.的乾燥塊根。又名嗽藥、百條根、野天門冬、百奶、九叢根、一窩虎、牛虱鬼等。含百部碱 (Stemonine)、百部定碱 (Stemonidine)、異百部定碱 (Isostemoniaine)、原百部碱 (Protostemonine)、百部寧碱 (Paipunine)、華百部碱 (Sinostemonine) 等，尚含糖、脂類、蛋白質、乙酸、甲酸、蘋果酸、琥珀酸、草酸等。性味甘、苦、微溫。入肺經。具溫潤肺氣，滅虱殺蟲功效。廣州部隊《常用中草藥手冊》：「治百日咳、肺結核、支氣管炎、皮炎、濕疹、蕁麻疹、腳癬、阿米巴痢疾等。」藥理實驗：體外試驗百部煎劑及酒精浸液對肺炎球菌、乙型溶血型鏈球菌、傷寒桿菌、大腸桿菌及人型結核桿菌等多種致病性的真菌有不同程度的抑制作用；水煎液對某些致病性皮膚真菌有抑制作用，能延長培養新城病毒的雞胚的壽命；水浸液及乙醇浸液對蚊蠅幼蟲、頭虱、衣虱及臭蟲有殺滅作用。臨床用百部酒精溶液治療癬症獲療效。穿山龍甘、苦，溫。具活血舒筋，消食利水，祛痰消腫功效。與百部共為本方臣藥，蒼朮芳香、辛，溫，祛風除濕；枯礬解毒殺蟲，燥濕止癢，並有防癌作用；以上二藥為本方佐藥。艾葉溫通血脈為使藥。

功效：解毒殺蟲，活血通經，防癌除濕。

主治：老年性皮膚角化病、皮膚濕疹等。

用法：上藥加水一千至一千五百毫升，煮沸二十分鐘濾汁，先熏後洗，每日一劑，每劑可用二至三次，每次三十分鐘。

歌訣：

皮膚角化路路通，百部蒼朮穿山龍，
枯礬艾葉除濕毒，老斑惡變外浴用。

502號方　消風潤膚湯

組成： 防風十克、生地十克、熟地十五克、當歸十五克、天冬十克、麥冬十克、制首烏十五克、黃精十克、山藥十五克、蟬衣六克、炙甘草六克。

方解： 防風為傘形科多年生草本植物防風Saposhnikovia dioaricata (Turcz.) Schischk.的根。又名茴草、屏風、風肉、百枝等。含揮發油、甘露醇、苦味甙等。性味辛、甘，微溫。入脾、肝、膀胱經。具祛風發表，勝濕，止痛，解痙功效。《本草滙言》：「主諸風周身不遂……，用防風辛溫輕散，潤澤不燥，能發邪從毛竅出。」李杲：「防風，治一切盡痛，隨所引而至，乃風藥中潤劑也。」藥理實驗證明，防風榨出液在體外試驗對綠膿桿菌及金黃色葡萄球菌有一定抗菌作用；煎劑還有解熱鎮痛作用。用以治白虎風、風瘡疥癬、風膚瘙癢、隱疹等獲效。生地苦、寒，具清熱涼血，養陰生津功效。能消血熱斑疹。熟地、當歸補血活血、養血滋陰。以上四藥合用發散而不傷正，補益而不戀邪，故為本方君藥組。天冬、麥冬滋陰潤燥，清熱生津，且天冬有良好的抗癌、防癌作用（參見412號方）。首烏補益精血，配防風治遍身瘡癢獲效。故同二冬共為本方臣藥組。黃精、山藥補腎益氣，滋陰益精為佐藥。蟬衣宣散風熱，開宣肺氣；炙甘草補中益氣，調和諸藥，為本方使藥。

功效：補血滋陰，祛風潤膚。

主治：老年性皮膚角化症、皮膚癬症、皮膚濕疹等。

用法：水煎劑，每日一劑，分三次服用。

歌訣：

消風潤膚用防風，當歸山藥二地冬，
首烏蟬衣炙甘草，補氣托瘡用黃精。

503號方　長卿抗角湯

組成：徐長卿四十克、地膚子二十克、鬼箭羽三十克、地榆二十克、槐花二十克、黃芪三十克、生地三十克、熟地三十克、生苡米三十克、當歸二十克。

方解：徐長卿為蘿摩科多年生草本植物徐長卿Cynanchum Paniculatum (Bge.) Kitag.的根及根莖。又名別仙蹤、鬼督郵、料刁竹、釣魚竿、逍遙竹、一枝箭、英雄草等。含牡丹酚(Paeonol)、醋酸、桂皮酸、黃酮甙、糖類、氨基酸等。性味辛、溫。入肝、胃經。具祛風止癢，活血解毒，利水消腫，止咳止痛，防癌功效。《吉林中草藥》：「利尿，強壯，鎮靜止痛，驅寒散瘀，解毒，通絡和血。」藥理實驗：用噬菌體法檢驗表明，徐長卿有抗腫瘤活性作用，以L615白血病篩選，徐長卿有抑制白血病細胞的作用；徐長卿水煎劑在試管內對金黃色葡萄球菌、痢疾桿菌等有抑制作用。臨床用徐長卿水煎液內服(也可外洗)治療濕疹、蕁痳疹、接觸性皮炎、頑癬、帶狀疱疹、皮膚病共三十六例，痊癒二十四例，顯效八例，無效四例。尚用於各種手術痛、癌性痛等有明顯的鎮痛作用。地膚子苦、寒。入膀胱經。具清熱利濕，利尿，止癢功效。《本草原始》：「去皮膚中積熱，除皮膚外濕癢。」盧復說：「地膚之功，上治頭而聰耳明目，下入膀胱而利水去尢，外去皮膚熱氣而令潤澤。服之病去，必小水通長為外征也。」藥理實驗表明，地膚子水浸劑(1:3)在試管內對許蘭氏黃癬菌、奧杜盎氏小芽胞癬菌等皮膚真菌有抑制作用。用以治肢體疣目、風疹、瘡毒、濕癢等。故本方用以同徐長卿共為君藥。鬼箭羽苦、寒，破血通經，殺蟲；地榆、槐花涼血、泄熱，瀉火解毒，收斂止血為本方臣藥組。黃芪補氣升陽，益衛固表，托毒生肌，利水退腫；生地、熟地滋陰養血，清熱涼血；生苡米利水滲濕，健脾除痺，其利水作用有利於君藥地膚子祛邪之功。以上四藥共為本方佐藥組。當歸甘、辛，溫，活血祛瘀，為本方使藥。

功效：解毒除濕，活血祛瘀，止癢防癌。

主治：老年性皮膚角化症、皮膚癬症、皮膚濕疹等。

用法：水煎劑，每日一劑，分三次內服。

歌訣：

徐長卿湯抗角化，膚子二地榆槐花，
當歸黃芪鬼箭羽，苡米滲濕皮膚華。

504號方　白癬皮湯

組成：白癬皮三十克、銀花二十克、連翹三十克、丹皮二十克、知母十克、生石膏三十克、生地三十克、赤芍二十克、萹蓄十克、燈芯草三克、生甘草十克。

方解：白癬皮為芸香料多年生草本植物白癬Dictamnus dasycerrpus Turcz.的根皮。又名北癬皮。含白癬碱（Dictamnine）、白癬內酯（Dictamnolactone, obaculactine,

Limonin)、谷甾醇 (Sitosterol)、黃柏酮酸 (obacunonic acid)、胡蘆巴鹼 (Trigonelline)、胆鹼 (Choline)、梣皮酮 (Fraxinellone)。尚含菜油甾醇 (Campesterol)、茵芋鹼 (Skimmianin)、γ-崖椒鹼（γ-Fagarin)、白癬明鹼 (Dasycarpamin)。性味苦、寒。入脾、胃經。具清熱解毒，祛風除濕，防癌止癢功效。《本草原始》：「治一切疥癩、惡風、疥癬、楊梅、諸瘡熱毒。」藥理實驗：豆芽法體外試驗表明，白癬皮有細胞毒性作用；體內試驗對小鼠S180有一定的抑制作用；1:4水浸劑對堇色白癬菌、同心性毛癬菌、許蘭氏黃癬菌等多種致病性真菌均有不同程度的抑制作用；煎劑對溫刺法發熱的家兔有解熱作用；白癬皮浸膏能縮短狗的血凝時間。用以治風熱瘡毒、疥癬、皮膚癢疹、風濕痺痛等。故本方用以同具清熱解毒，輕宣疏散的銀花、連翹共為本方君藥組。丹皮、生地、赤芍能清血中瘀熱而涼血，活血祛瘀；石膏、知母清皮膚熱，瀉肺熱，滋陰潤燥；五藥共用，去營衛之熱毒，為本方臣藥組。萹蓄、燈芯草利水通淋，殺蟲止癢，清心除煩為本方佐藥。生甘草瀉火解毒，調和諸藥為方中使藥。

功效：清熱解毒，活血除濕。

主治：老年性皮膚角化症、皮膚癬症、皮膚濕疹等。

用法：水煎劑，每日一劑，分三次內服。

歌訣：
老年角化白癬皮，銀翹石膏知生地，
牡丹芍藥燈芯草，生甘草稍配萹蓄。

505號方　烏蛇消風方

組成：烏蛇十五克、蟬衣十克、防風十克、荊芥十克、羌活十克、白芷十克、黃連十克、黃芩十克、銀花十五克、連翹二十克、紅花六克、降香三克。

方解：烏蛇為游蛇科動物烏稍蛇Zaocys dhumnades (Cantor) 除去內臟的乾燥全體。又名烏稍蛇、黑花蛇、烏峰蛇、青蛇、青大將、三棱子等。含蛋白質及脂肪。性味甘、平，無毒。入肺、脾經。具祛風濕，通經絡，定驚功效。《開寶本草》：「主諸風瘙癮疹、疥癬、皮膚不仁、頑痺諸風。」蟬衣甘、寒。入肺、肝經。清熱解毒，疏風散熱，透疹及防癌功效。臨床用以治慢性蕁痳疹獲效。故本方用之與烏蛇及能發散表邪，祛風勝濕，潤澤不燥的防風共為君藥。荊芥、羌活、白芷均為辛溫解表之品，能祛風寒勝濕止癢，宣散透疹以祛邪，為本方臣藥組。黃芩、黃連苦、寒，清熱燥濕，瀉火解毒，且善清氣分實熱，以除熱邪。而銀花、連翹以善解表邪為特長，四藥合用，營衛氣血熱邪毒氣得清，故為本方佐藥。紅花、降香活血祛瘀，通經止血，且二藥為辛溫之品，可調和上述苦寒之藥，致此功而不過，為本方使藥。

功效：祛風燥濕，解毒活血，防癌除濕。

主治：老年性皮膚角化症、皮膚濕疹、皮膚癬症等。

用法：水煎劑，每日一劑，分三次內服。

歌訣：

烏蛇蟬衣消風方，羌芷芩連配荊防，
皮膚失養生毒熱，銀翹紅花好降香。

506號方　補骨潤燥湯

組成：補骨脂二十克、元參二十克、胡桃二十克、生地四十克、白癬皮三十克、蛇床子三十克、當歸二十克、丹參二十克、女貞子三十克。

方解：方中補骨脂為豆科一年生草本植物補骨脂Psoralea Corplifolia L.的種子。又名破故紙、胡韭子、婆固脂、胡故子、去故子等。含香豆精類補骨脂素(Psoralen)、異補骨脂素(Isopsoralen Angelicin)、黃酮類補骨脂黃酮(Bavachin)、甲基補骨脂黃酮(Bavachinin)、異補骨脂黃酮(Isobavchin)和查耳酮類補骨脂查耳酮(Bavachalcone)、異補骨脂查耳酮(Isobavachalcone)、單萜烯酸衍生物補骨脂酚(Bakuchckio)。尚含揮發油、樹脂、脂肪油。性味苦、辛、溫。入腎、脾經。具溫補脾腎，壯陽固經，縮尿止瀉之功效。《本草經疏》：「補骨脂，能暖水臟，陰中生陽，壯火益土之要藥也。主五勞七傷，以其能暖水臟，補火以生土，則腎中真陽之氣得補而上升，則能腐熟水谷，蒸粕而化精微，脾氣散精上歸於肺（肺主皮毛）以榮乎五臟（肌膚）。」藥理實驗：補骨脂素的衍生物能增加犬冠狀動脈及末梢血管的血流量，補骨脂乙素能加強豚鼠及大白鼠心收縮力，興奮蛙心，並能對抗乳酸所致的蛙心心力衰竭，能提高呼吸值；補骨脂提取液在試管內對葡萄球菌有抑制作用，在沙得羅氏培養基對霉菌有一定抑制作用，其酊劑較煎劑作用強；補骨脂的粗提取物（有效成分為補骨脂素）對牛皮癬、白癜風有治療作用。臨床用100%補骨脂溶液肌肉注射，每日一次，2.5-3ml治療銀屑病一百二十例，平均用十次左右見效，臨床治愈二十九例，顯效四十八例，有效三十三例，無效十例。以50%注射加紫外綫照射效果更佳。以50%注射液治療白癜、禿髮、指趾甲癬均獲良效。

胡桃為胡桃科落葉喬木植物胡桃Juglans regia L.果實的核仁。又名蝦蟆、胡桃肉、核桃仁。含脂肪油40-50%，主要成分為亞油酸甘油酯。混有少量亞麻酸及油酸甘油酯。又含蛋白質、碳水化合物、磷、鐵、胡蘿蔔素、核黃素。未成熟果實尚含胡桃葉醌(Juglone)等。性味甘、溫。入腎、肺、大腸經。具補腎固精，溫肺潤腸，防癌功效。《綱目》：「胡桃通命門，利三焦，益氣養血。與破故紙同為補下焦腎命之藥。夫命門氣與腎通，藏精血而惡燥，苦腎命不燥，精氣內充，則飲食自健，肌膚光澤，腸腑潤而血脈通，故胡桃佐補藥，有令人肥健，能食、潤肌、黑髮、固精、治燥、調血之功也。」孟綫說：「通經脈，潤血脈，黑鬚髮，常服骨肉細膩光潤。」又《綱目》：「胡桃潤燥養血，血屬陰惡燥，故油以潤之，佐破故紙有木火相生之妙。故語云，破故紙無胡桃，猶水母之無蝦也。」藥理實驗：未成熟的果實的酒浸液對艾氏腹水癌實體和小鼠S_{180}、S_{37}有抑制作用；黑胡桃對小鼠自發乳腺癌和艾氏腹水癌有抑制作用；核桃萘醌及多糖有抑制S_{180}和艾氏腹水癌有抑制作用；且對艾氏腹水實體癌細胞核的分裂作用：以含胡桃油的混合脂肪飲食餵犬，可使其體重增加很快，並能使血清白蛋白增加。臨床用胡桃外用治療皮炎、濕疹。經初步觀察本品具有收斂、消炎、抑制滲出物和安撫止癢等作用。故本方以上述二藥同大補元氣、補脾益肺、生津止渴、安神益智和防癌功效的元參為君藥組。又以生地清熱涼血，養陰生津；白癬皮清熱解毒，除濕止癢；蛇床子散寒祛風，燥濕殺蟲為臣藥組。當歸補血養血；丹參活血祛瘀為佐藥。女貞子滋陰清熱，滋補肝腎為使藥。諸藥合用攻補兼施，扶正驅邪。

功效：滋陰潤膚，滋陰養血。

主治：腎虛型老年性皮膚角化症、銀屑病、皮癬、皮膚濕疹。

用法：水煎劑，每日一劑，分三次服用。

歌訣：

補骨脂配潤燥湯，元參胡桃歸蛇床，
生地丹參女貞子，癬皮解毒效力強。

507號方　金櫻潤膚湯

組成：雞血藤三十克、金櫻皮三十克、枸杞子三十克、柴胡三克、獨活三克、防風三克、荊芥十克、茯苓十克、桔梗六克、凌霄花十克。

方解：雞血藤為豆科攀援灌木蜜花豆（三葉雞血藤）Spatholobus Suberectus Dunn.和香花崖豆藤（山雞血藤）Milletia dielsian a Harms.等的藤莖。又名血風藤。含雞血藤醇(Milletol)、無羈萜、蒲公英賽酮、菜油甾醇、豆甾醇及谷甾醇等。性味苦、微甘，溫。入心、脾、肝經。具行氣補血，舒筋活絡，防癌功效。《飲片新參》：「去瘀血，生新血，統利經脈。治暑痧，風血痺症。」藥理實驗：體外試驗，熱水提取物，劑量為500ug\ml，對JTC-26抑制率為94.4%；用噬菌體法篩選抗腫瘤藥物，雞血藤有抗噬菌體的作用；雞血藤酊劑給大鼠灌胃，對甲醛性「關節炎」有顯著療效；其煎劑可促進小鼠腎臟及子宮的能量代謝及合成代謝的反映，還能促進小鼠對水及氯化物的排泄。臨床用以治療放射性所致白血病、癌變前期巨大皮角症、營養不良性貧血等均有良好效果。故本方用以同酸澀固精的金櫻皮和補益精血的枸杞子共為君藥組。又以柴胡宣通氣血，推陳致新；獨活發散寒邪濕邪；防風、荊芥開肌膚腠理，以發邪從毛竅出而為臣藥組，使君藥補而不滯，固精而不斂邪。桔梗開宣肺氣，廣布氣血津液於毛皮；茯苓利水滲濕以致毒邪從小便出而為本方佐藥。凌霄花辛散行血，且性寒泄熱，有涼血祛風，消疹止癢之功，又微緩諸藥溫熱之性，而為使藥。

功效：補血固精，滋潤肌膚。

主治：老年性皮膚角化症、皮膚癬症、皮膚濕疹等。

用法：水煎劑，每日一劑，分三次服用。

歌訣：

老年角化櫻潤膚，荊防獨活配柴胡，
雞血枸杞凌霄花，茯苓桔梗解濕毒。

508號方　薄荷潤膚湯

組成：露蜂房十克、蟬蛻十克、薄荷三十克、丹皮十二克、白癬皮十五克、苦參十五克、紫草二十克、升麻十克、生地三十克、玄參十五克、赤芍十二克、生甘草六克。

方解：露蜂房為胡蜂科昆蟲大黃蜂Polistes manclarinus Saussure.的巢或連蜂蛹在內的巢。又名蜂腸、紫金沙、馬蜂包、野蜂房等。含蜂蜡、樹脂及一種有毒的露蜂房油。性味甘、平，有毒。入胃經。具祛風攻毒，殺蟲防癌功效。《本草綱目》：「露蜂房陽明藥也。外科齒科及他病用之者，亦皆取其以毒攻毒，兼殺蟲之功耳。」藥理實驗：美藍法證明，對胃癌細胞有效；體外試驗，能抑制人肝癌細胞；露蜂房各種浸出物能增強心臟運動並有利尿作用和擴張兔耳血管，其揮發油能驅絛蟲。臨床用於多種癌症及瘰癧、癰疽、癬瘡。《姚僧坦集驗方》：「以之配蟬衣內服，治癮疹瘙癢。」蟬蛻疏風透疹，止癢抗癌。薄荷輕揚宣散，內透筋骨，外達肌表，宣通臟腑，貫通經絡，使氣血津液暢達病所，毒濕邪氣自毛竅臟腑透出。本方以上述三藥為君藥組。白癬皮清熱解毒，除濕止癢，有「諸黃風痺要藥」之稱。苦參祛風燥濕，殺蟲止癢，既可煎服，又可煎湯浴洗。紫草甘、寒。清潤，涼血活血，能清血分熱毒。與蟬蛻、赤芍等配伍以治溫病斑疹。如紫草快斑湯。升麻具升浮之性，能升舉陽氣，以助毒邪散發。四藥共為本方臣藥組。生地、玄參、赤芍清熱涼血，活血祛瘀，滋陰清熱為佐藥組。生甘草瀉火解毒，調和諸藥為本方使藥。

功效：清熱解毒，宣散潤膚，防癌滋陰。

主治：老年性皮膚角化症、皮癬、皮膚濕疹等。

用法：水煎劑，每日一劑，分三次服用。

歌訣：

蟬蛻薄荷潤膚湯，丹皮癬皮露蜂房，

苦參元參芍升紫，生甘草配生地黃。

509號方　蟾皮醋

組成：乾蟾皮三十克、冰片二十克、食醋二百五十毫升。

方解：乾蟾皮為蟾蜍科動物中華大蟾蜍Bufo bufo gargarizans (antor) 和黑眶蟾蜍B. melanosti ctus Schneider. 的皮。又名蛤蟆皮等。含蟾蜍精 (Bufagin)、甾族化合物 (Steroids)、華蟾蜍毒素 (Cinobufotoxin)、5-羥色胺、蟾蜍色胺、精氨酸、γ-氨基丁酸等。性味辛、涼，微毒。具清熱解毒，利水消腫，防癌功效。《醫學入門》：「主癰疽疔腫瘰癧，一切惡瘡頑癬。」藥理實驗：蟾皮提取物對小鼠S_{180}、兔B.P瘤有效，並能延長患精原細胞瘤、腹水癌和肝癌小鼠的生存期，試管內對白血病細胞有抑制作用；蟾皮對小鼠U_{14}和腹水型肝癌的生長有抑制活性的作用；蟾皮中的強心甙和甙元對Hela-S_3腫瘤細胞有抑制作用；蟾皮的胰蛋白酶水解液對小鼠實體瘤有抑制作用；烏本甙對艾氏腹水癌細胞有抑制作用。蟾皮藥用在民間流傳甚廣，特別在治療惡瘡、頑癬、腫瘤有很突出的作用。本方用此為君藥以散邪氣，去死血，生新肌。輔以冰片散風濕，辟邪惡，防腐止癢，為臣藥。醋軟堅散結為佐使藥。

功效：解毒消腫，生肌防癌。

主治：皮膚角化症、皮膚頑癬、皮膚濕疹等。

用法：將蟾皮、冰片密封於瓶中浸泡七天，外用。每日二至三次。

歌訣：

蟾皮醋漿浸冰片，局部外用防惡變，
以皮滲皮治毒聚，醋能散結又軟堅。

三十六、皮膚黏膜白色病變驗方選

㈠發病概況：

白皮病變是指皮膚黏膜發生斑塊或增厚，為皮膚黏膜退行性變的疾病。多見於口腔、咽部、食道、陰道以及子宮頸部位。在顯微鏡下表現為上皮過度角化，包括角化上皮增厚、角化不全和顆粒層細胞增殖。其發病原因尚不十分清楚，可能由於皮膚黏膜慢性炎症和長期物理刺激而造成局部神經血管營養障礙，代謝失調，產生本病。本病其病理變化比較複雜，大體可分為萎縮型、增生型和混合型三種。因三型病變不同，惡變機會也不一樣。相對比較增生型惡變機會較多，有人統計約有10-20%癌變率。外陰癌的病人約70-80%曾有外陰白斑病史。20-30%的口腔黏膜白斑有惡變的可能。越來越多的資料已證實皮膚黏膜白斑為癌前病變。因此防止白斑病的發生發展，對預防皮膚黏膜癌具有積極意義。

㈡檢查與診斷

臨床表現以麻木、乾燥、皺裂、瘙癢為主要症狀。可見皮膚黏膜白色斑塊，由於奇癢或表面乾燥，患者常失眠、煩燥、憂鬱，有時磨擦破裂、感染、灼痛、極少潰瘍。根據其臨床表現一般可做出診斷，若懷疑為惡變者，應取活檢作病理切片以確診。

㈢治療：

西醫外科手術切除白斑是重要的治療手段。其次可以局部光照和三磷酸腺苷及激素治療。中醫認為「諸痛癢瘡皆屬於心」，瘙癢疾病屬於心經有熱，心血虧虛，不能榮潤皮膚，產生血燥而致瘙癢。口腔屬脾胃，脾惡濕，胃惡燥，脾胃失調，水濕不化，虛火上炎的舌乾燥，口唇焦裂，形萎津枯，皮膚變薄，可以脫色。陰癢屬肝經風熱或脾蘊濕熱，腎虛陰虧，不能榮潤陰器，風邪入於腠理，精血耗傷，任脈不充，陰部萎縮，血枯血燥引起陰癢陰瘡。因此，口腔白斑與心脾虛熱有關。女陰白斑與心、肝、腎、任脈失調有關。治以養心健脾，清熱除濕，潤燥止癢，調理肝腎。方選：

510號方　河車化斑方

組成：草河車五十克、紫草二十五克、威靈仙二十五克、劉寄奴二十五克、琥珀末十克、丹參五十克、土鱉蟲十克、地龍三十克、浮萍四十克、丹皮二十五克。

方解：草河車為百合科多年生草本植物蚤休（七葉一枝花）Paris Polyphylla Smith及同屬多種植物的根莖。又名蚤休、七葉一枝花、重樓、白河車等。含蚤休甙(Pariphyllin)、薯蕷皂甙(Diosein)、薯蕷皂甙元(Diosgenin)的3—葡萄糖甙、3—鼠李糖葡萄糖甙、3—鼠李糖阿拉伯糖葡萄糖甙和3—四糖甙、娠二烯醇酮—3—查考薯三糖甙(Pregna-5, 16-dien-3ß-01-20-one 3-0-ß-Chacotrioside)等多種皂甙。性味苦、微寒，有小毒。入心、肝經。具清熱解毒，消腫止痛，熄風定驚，防癌功效。《生草藥性備要》：「補血行氣，壯精益腎，能消百毒。」藥理實驗：體外篩選，本品對腫瘤細胞有抑制作用；用豆芽法篩選，證明其有細胞毒的作用；用噬菌體法篩選，本品有抗噬菌體的作用，提示有抗癌細胞活性的作用；其熱水浸出物體外試驗對JTC-26抑制率達50-70%；體內試驗，七葉一枝花正丁醇提取液（總皂甙）對動物腫瘤有抑制效果，皂甙Ⅰ和Ⅵ對白血病-388和1210有細胞毒作用；本品對S_{180}、S_{37}及實體型肝癌均有抑制作用，其抑制率分別為S_{180}、S_{37} 40-50%、肝實體癌30-40%；100%蚤休製劑，在試管內對腸道桿菌和化膿性細菌等多種致病菌皆有抗菌作用。用鷄胚接種法證明，其水或醇提取物對甲型及亞洲甲型流感病毒有抑制作用，並且能增強白細胞的吞噬能力。臨床用於肝癌、白血病等多種癌症和若干良性腫瘤均有治療效果。用於治療神經性皮炎及過敏性皮炎亦獲良效。紫草甘、寒，清潤，能清血分鬱熱而涼血活血，且具防癌功效。（參見375號方。）威靈仙辛、溫、鹹，能除濕通絡，消痰行水。《本草正義》：「威靈仙以走竄風寒為能事，積濕停痰，血凝氣滯，諸實宜之。」劉寄奴溫散行滯，破血通經，防癌散瘀；與前述三藥共為本方君藥組。琥珀甘、平。活血散瘀，利尿通淋，安神定驚。《本經逢源》：「琥珀，消磨滲利之性。又研細敷金瘡，則無瘢疤，亦散血消瘀之驗。」丹參活血祛瘀，養血安神，清血消斑；土鱉蟲破血逐瘀；以上三藥共同具破血活血，養血散瘀，通利血脈，共為本方臣藥組。地龍通利經絡，清熱利尿為佐藥。丹皮涼血散瘀；浮萍解表涼血；以上二藥為使藥。

功效：解毒消斑，散瘀防癌。

主治：皮膚黏膜白斑等。

用法：水煎劑，每日一劑，分三次服用。孕婦忌用，一個月為一療程。

歌訣：

河車化斑紫地龍，琥珀靈仙土鱉蟲，
丹參丹皮劉寄奴，解表涼血用浮萍。

511號方　蒺藜消斑方

組成：刺蒺藜二十五克、生地三十五克、丹參十克、當歸十克、赤芍十克、鈎藤十五克、鷄血藤三十克、夜交藤三十克、丹皮十克。

方解：刺蒺藜為蒺藜科一年或多年生草本植物蒺藜Tribulus Terrestris L.的果實。又名白蒺藜、休羽、止行、即藜、旱草、八角刺等。含山奈酚、刺蒺藜甙(Tribuloside)、過氧化物酶、脂肪油、鞣質、樹脂、甾醇等，性味苦、辛，平。入肝經。具散風行血，疏肝下氣，平肝明目之功。《本草求真》：「質輕色白，辛、苦，微溫，總宣散肝經風邪，凡固風盛而之目赤腫翳，並通身白癜搔癢難當者，服此治無不效。」藥理實驗：其水提取物和煎劑對大鼠有利尿作用。臨床用以治腹水及水腫病人有效。生地能養陰生津以清熱涼血消斑。《本經》所云：「通血痺，填骨髓，長肌肉。」故本方用以同專成去滯生新的刺蒺藜共為君藥。又以丹參、當歸、赤芍活血祛瘀，清熱涼血，補血養血為臣藥組。且三藥經藥理實驗和臨床應用證實均具抗癌作用。鉤藤清肝熱，平肝風，除斑疹；鷄血藤補血行血，舒筋活絡，祛風活血；夜交藤養心安神；三藤合用祛風、活血、通絡、安神，共為本方佐藥組。丹皮涼血散瘀為使藥。

功效：祛風消斑，散瘀防癌。

主治：皮膚黏膜白斑。

用法：上藥加入白糖適量熬成糖漿或煎服，每日一劑，分三次服用。

歌訣：

蒺藜消斑止癢痛，丹參歸芍鷄血藤，

生地丹皮善涼血，熄風鈎藤夜交藤。

512號方 磁石鎮斑方

組成：磁石四十克、生蛤殼三十克、珍珠二十克、首烏三十克、生地十五克、懷牛夕五克、川芎五克、鉤藤十二克、白芍九克、桑白皮十五克、浮萍六克。

方解：磁石為天然的等軸晶系磁鐵礦Magnetitum的礦石。又名玄石、磁君、處石、鐵石等。主要成分為四氧化三鐵(Fe_3O_4)。性味辛、鹹，寒。入肝、心、腎經。具潛陽納氣，鎮驚安神功效。磁石重墜入腎，鎮養真精，使神水不外移而滋養臟腑肌膚。且其辛能散風散寒，鹹為水化，能潤下軟堅，微溫能通行除熱。蛤殼為軟體動物科海蛤的貝殼。含碳酸鈣、角殼質。性味鹹、平。入心、腎經。清熱利水，化痰軟堅。治療癭瘤、外陰炎、潰瘍、濕疹有良效。珍珠含碳酸鈣。性味甘、鹹，寒。入心、肝經。能鎮心安神，養陰熄風，清熱墜痰，解毒生肌，去翳明目。治一切諸毒瘡疽。《儒門事親》：「為發斑藥用以治斑。」《本草經集注》：「治目膚翳。」以上三藥合用，留真精，祛毒邪，為本方君藥組。首烏苦、澀，微溫。補益精血，解毒不斂。《本草綱目》：「此物氣溫味苦澀，苦補腎，溫補肝，澀能收斂精血，所以能養血益肝，固精益腎，健筋骨，烏髭髮，為滋補良藥。」本方用磁石相須為用，首烏補益精髓，磁石鎮養精氣；用生地以清血分鬱熱，養陰生津而涼血消斑；懷牛夕不但能補肝益腎，強壯筋骨，還能活血祛瘀；與前二藥合用，助首烏補益之功，湊生地活血之效。又川芎秉性升散，即能活血祛瘀，祛風燥濕，又能行氣開鬱，前人稱之血中之氣藥，同上藥共用，氣行血調，固而不守，使氣血津液通達，濡養臟腑肌膚，共為本方臣藥組。鈎藤清肝熱，平肝風，除斑消疹；白芍養血斂陰，平抑肝陽，且具抗癌作用為佐藥。桑白皮清熱利尿，消腫防癌（參見493號方）；浮萍發表透疹，祛風止癢，利水消腫；以上二藥為本方使藥。

功效：補益固精，除斑消疹，扶正祛邪。

主治：皮膚黏膜白斑。

用法：水煎劑，每日一劑，分三次服用。

歌訣：

磁石鎮斑生蛤殼，芎地首烏鈎芍藥，
引經浮萍桑白皮，珍珠生肌顯神效。

513號方　二礬止癢浴

組成：綠礬五克、白礬二十克、苦參二十克、龍骨十克、射乾二十克、生苡米三十克、透骨草二十克、食鹽十克。

方解：綠礬為硫酸鹽類礦物水綠礬Melanterite.的礦石或化學合成品。又名青礬、絳礬、皂礬。含硫酸亞鐵($FeSO_4 \cdot 7H_2O$)。性味酸、澀，涼。入肝、脾經。具解毒斂瘡，燥濕化痰，殺蟲消積，補血止血功效。《日華子本草》：「治喉痺，蟲中牙，口瘡及惡瘡，疥癬。」白礬又名枯礬。主要含硫酸鋁鉀($KAl(SO_4)_2 \cdot 12H_2O$)。性味酸、寒。入肝、脾、胃、大腸經。具解毒殺蟲，燥濕止癢，清熱消痰，止血止瀉功效。經藥理實驗及臨床應用還證明有其抗癌、抗菌消炎等作用（參見470號方）。故本方以上述二藥共為君藥。苦參含多種生物鹼。性味苦、寒。入心、肝、胃、大腸、膀胱經。具清熱燥濕，祛風止癢，殺蟲利尿及防癌功效（參見469號方）。《滇南本草》：「涼血，解熱毒，疥癩，膿窠瘡毒。療皮膚瘙癢，血風癬瘡，頑皮白屑，腸風下血。消風，消腫毒，痰毒。」龍骨平肝潛陽，斂浮陽，收斂固澀，收濕斂瘡，鎮靜安神。與苦參合為本方臣藥。射乾解毒消痰，降火散血；生苡米利水滲濕，助射乾消痰散血之功；故二藥為本方佐藥。透骨草涼血解毒，清透血中毒熱；食鹽鹹、涼。入腎經。軟堅散結。殺蟲止癢；以上二藥為本方使藥。

功效：除濕止癢，解毒防癌。

主治：皮膚黏膜白斑、皮炎、皮膚濕疹等。

用法：水煎浴，每日一劑。

注意事項：白礬、綠礬可交替使用，同煎保持藥液溫度在30—40°C。

歌訣：

白礬綠礬水浴療，苦參射乾透骨草，

龍骨伍用生苡米，鹽水解毒癢自消。

514號方　樟腦抗斑散

組成：樟腦三十克、馬齒莧四十克、生蒲黃二十克、元胡十克、枯礬十克。

方解：樟腦為樟科常綠喬木樟Cinndmonum Camphora (L.) Presl. 的枝、幹、根、葉

經用水蒸汽蒸餾法提取揮發油，再用分餾法從揮發油中提取的樟腦。又名潮腦、腦子、油腦、樹腦。性味辛、熱，有毒。入心、脾經。外用除濕殺蟲，溫散止痛；內服開竅辟穢。《綱目》：「通關竅，治邪氣，寒濕腳氣，疥癬，風瘙，殺蟲。」藥理實驗表明樟腦塗於皮膚有溫和的刺激和防腐作用。臨床用樟腦擦劑有鎮痛止癢作用，口服有驅風及輕微袪痰作用。為本方君藥。馬齒莧酸、寒。清熱解毒，涼血止血。《本草經疏》：「馬齒莧辛寒能涼血散熱，故主癥結，癰瘡疔腫、白禿及三十六種風結瘡，搗敷則腫散疔根拔，絞汁服則惡物當下，內外施之皆得也。」生蒲黃一藥多效，具行血化瘀，止血而不留瘀之功，二藥合用為本方的臣藥。元胡辛散溫通，既能活血，又能行氣，除風治氣為佐藥。枯礬燥濕止癢，解毒殺蟲，清熱消痰及抗癌為使藥。

功效：解毒除濕，行氣活血，防癌止癢。

主治：皮膚黏膜白斑、疥癬等。

用法：上藥共研細末，局部塗擦，每日一至二次。

歌訣：

樟腦化滯抗斑散，蒲黃元胡馬齒莧，
黏膜白變濕毒盛，燥濕止癢用枯礬。

515號方　首烏潤膚油

組成：白花蛇二十克、生首烏四十克、補骨脂三十克、莪朮二十克、丹參二十克、赤芍二十克、冰片十克、生苡米三十克。

方解：白花蛇為蝮蛇科動物尖腸蝮（五步蛇）Agkistrodon Acutus (Gunthtr) 除去內臟的乾燥全體。又名蘄蛇。含蛋白質、脂肪、皂甙，頭部毒腺含出血性溶血素。性味甘、鹹，溫，有毒。入肝、脾經。具祛風濕，透經絡，定驚防癌功效。《本草逢原》：「蛇，治諸風頑痺，皮膚不仁，風瘙癮，疥癬熱毒，眉鬚脱落，癘癢等瘡。但白蛇主肺臟之風，為白癜風之專藥。」藥理實驗：用螢光顯微鏡法體外測定，證實白花蛇有抗白血病細胞的作用，以白花蛇治諸風癧癬、皮膚瘙癢、遍身瘡疹以及做為抗癌藥，在民間應用甚廣，取其內走臟腑，外徹皮膚，無處不釗之功。生首烏性兼發散，補益精血，解毒消潤。與白花蛇同用，達發散毒邪，滋養肌膚之效，為本方君藥。補骨脂補腎壯陽，固精縮尿，以腐水谷化精微。莪朮辛散苦泄，溫通行滯，既能破血祛瘀，又能行氣化滯，且有增強機體免疫功能和較強的防癌作用（參見361號方）。與補骨脂同用。使氣血精液達肌膚而為本方臣藥。丹參、赤芍養陰生津，清熱涼血，活血化瘀，養血安神。

冰片具芳香之氣，能辟一切邪惡；辛熱之性，能散一切風濕；清熱止痛，防腐止癢。同丹參、赤芍共為本方佐藥組。生苡米利水滲濕，除痺舒筋為使藥。

功效：祛風潤膚，活血通絡，防癌止癢。

主治：皮膚黏膜白斑、皮膚癬症、皮膚角化症等。

用法：上藥用植物油加醋浸泡或以魚肝油調製。局部塗用，每日一至二次。

歌訣：

白蛇首烏潤膚油，破血化滞莪朮求，
丹芍冰片生苡米，補骨止癢濕毒收。

516號方　浮萍涼血丹

組成：浮萍五十克、草河車五十克、地龍二十克、紫草二十五克、丹參五十克、丹皮二十五克、川芎十五克、威靈仙二十五克、劉寄奴二十五克、土鱉蟲二十克、生苡米三十克、琥珀十克。

方解：浮萍為浮萍科多年生漂浮草本植物紫萍Spirodela Polyrrhiza (L.) Schleid. 的全株。又名水萍、水花、紫背浮萍、水蘇、田萍等。含醋酸鉀、氯化鉀、碘、溴等。性味辛、寒。入肺、膀胱經。具發表透疹，祛風止癢，利水消腫，清熱解毒之功。《滇南本草》：「發汗，解毒，治疥癩、疥癬，祛皮膚瘙癢之風。」草河車又名蚤休。含蚤休甙、薯蕷皂甙及皂甙元等。性味苦、微寒，有小毒。入心、肝經。具清熱解毒，消腫熄風及防癌功效（參見510號方），與浮萍和具清熱利尿，通經平喘，防癌的地龍共為本方君藥組。丹參、丹皮、川芎均為活血祛瘀之品，三藥共用，清熱涼血，行氣化滯；又紫草涼血止血，解毒透疹，防癌；同上述三藥共為本方臣藥組。威靈仙祛風濕，通經絡，本性走竄，能清積濕停痰，血凝氣滯；劉寄奴、土鱉蟲破血通經，散瘀化滯；生苡米利水滲濕，舒筋除痺，與前三藥共為本方佐藥組。琥珀散血消瘀為本方使藥。

功效：解毒除濕，活血化瘀。

主治：皮膚黏膜白斑、皮膚癬症。

用法：水煎劑，每日一劑，分三次服用。

歌訣：

紫草浮萍涼血丹，蚕休地龍丹皮丹，
土鱉芎苡劉寄奴，琥珀化斑威靈仙。

517號方　龍膽二草湯

組成：龍膽草二十克、白花蛇舌草二十克、草河車二十克、柴胡十克、黃芩十克、木通十克、當歸二十克、生地二十克、石膏三十克、車前子三十克、澤瀉二十克。

方解：龍膽草為龍膽科多年生草本植物龍膽Gentiana Scabra Bunge和三花龍膽G. triflora Pall.或東北龍膽G.man Shuriea Kitag.的根。又名陵游、草龍膽、山龍膽。含龍膽寧碱(Gentianine)0.05%、龍膽苦甙(Gentiopicrin)、龍膽三糖(Gentianose)。性味苦、寒。入肝、膽、胃經。具清熱燥濕，瀉肝膽實火，除下焦濕熱及防癌功效。藥理實驗：龍膽草熱水提取物，以每日100mg/kg 體重腹腔注射給腹水型小鼠S_{180}（雄性鼠），每日一次，連續五天，最後用細胞總容積法計算，其抑制率為52%；熱水浸出物體外試驗對

JTC-26抑制率為70-90%；含龍膽草的「化癌丹」試用於小鼠艾氏腹水癌，證明有抗腫瘤作用；1:4龍膽草水浸劑在試管內對石膏樣毛癬菌、星形奴卡氏菌等皮膚真菌有不同程度的抑制作用；龍膽苦甙有利膽作用。白花蛇舌草含三十一烷、豆甾醇、熊果酸等。性味微苦、甘，寒。清熱解毒，利濕消癰。藥理實驗：對小鼠U_{14}、S_{180}及白血病細胞等有抑制作用（詳見362號方）。草河車又名蚤休。含多種皂甙。性味苦、微寒，有毒。解毒消腫，防癌（參見510號方）。以上三藥共用解毒燥濕，防癌之功，故為本方君藥組。木通為兜鈴科藤木植物馬兜鈴Aristolochia Manshu Riensis Kom或毛茛科常綠攀援性灌木小木通Clematis Armandii Franch 及同屬綉球藤C.Montana Buch.—Ham.的藤莖。又名附支、丁翁、萬年藤、燕覆等。含木通甙(Akebin)、木通甙水解得常春藤皂甙元（Hederagenin）、齊墩果酸(Oleanolie Acid)、葡萄糖和鼠李糖。又含鉀0.254%。木通果實（八月扎）、種子（預知子）均為抗癌藥物。性味苦、寒。入心、小腸、膀胱經。具瀉熱，行水，通利血脈，防癌功效。李中梓：「木通，功用雖多，不出宣通氣血四字。」藥理實驗：木通熱水提取液製得的乾燥粉末，體外試驗，500ug/ml對JTC-26抑制率為90%以上，其果實八月扎同樣劑量時抑制率為50-70%；木通熱水浸出物對腹水型S_{180}，體內試驗抑制率為21.5%，其乙醇提取物為4.4%；木通煎劑和酊劑給家兔口服或靜脈注射均有顯著的利尿作用；體外木通水浸液或煎劑，對多種致病真菌有不同程度的抑制作用。柴胡性能升發，宣通氣血，調達肝氣，疏肝解鬱；黃芩苦、寒。泄熱解毒，燥濕。合柴胡以清氣分實熱。以上三藥合用，臟腑、肌膚邪濕得除，氣血津液通暢，以助君藥解毒防癌之功，故為本方臣藥組。當歸補血活血；生地涼血祛瘀，養陰生津；石膏能清肺熱，解肌發汗以清皮膚熱，使毒熱濕邪肺氣出、皮膚出，有力生地涼血之功而共為本方佐藥。車前子、澤瀉利水滲濕為使藥。

功效：泄熱疏肝，解毒活血。

主治：皮膚黏膜白斑、皮膚濕疹等。

用法：水煎劑，每日一劑，分三次服用。

歌訣：

白蛇龍膽木通湯，蚤休柴芩歸地黃，
石膏澤瀉車前子，疏肝瀉熱化斑方。

518號方　消斑散

組成：輕粉五十克、海螵蛸五十克。

方解：輕粉為水銀、明礬、食鹽等用升華法粗提而成的氯化亞汞(Mercurous Chloride，Hg_2Cl_2 或 HgCl)。性味辛、寒，有毒。入肝、腎經。外用攻毒殺蟲，內服利水通便。《本草經疏》：「水銀粉，療體與水銀相似，第其性稍輕浮爾，其主瘰癧瘡疥癬蟲及鼻上酒皶，風瘡瘙癢者，皆從外治，無非取其除熱殺蟲之功耳。」藥理實驗表明1:3輕粉水浸劑在試管內對堇色毛癬菌、許蘭氏黃癬菌、奧杜盎氏小芽胞癬菌、紅色表皮癬菌、星形奴卡氏菌等皮膚真菌均有不同程度的抑制作用。用以治療疥瘡、濕癬、楊梅瘡、癬瘡毒及白癜風等。故本方以此為君藥。海螵蛸即為烏賊骨。含碳酸鈣、殼角質、黏液質等。性味鹹、澀，微溫。入肝、腎經。鹹能入血，具收斂止血，收濕斂瘡，固經止帶功效。藥理實驗：對小鼠S_{180}、克雷布斯-2有抑制作用（詳見417號方），為本方臣藥。取烏賊骨收斂防癌之功，同輕粉相須為用。前者發散毒邪，後者固澀精氣，致攻而不傷正，固而不留邪。

功效：攻毒防癌，收斂止血。

主治：皮膚黏膜白斑、皮膚癬症等。

用法：上藥等分，先將海螵蛸置瓦上焙乾研粉，再加入輕粉拌勻，瓶裝備用。用時先用食鹽水洗局部，再撲擦澱粉適量，每日一次。

歌訣：

消斑輕粉海螵蛸，黏膜白斑外用藥，
攻毒固精防惡變，消瘀化滯除病灶。

519號方　八珍化斑湯

組成：人參十五克、當歸二十克、甘草十克、熟地二十克、川芎十克、白芍十克、茯苓二十克、陳皮十克、白朮十五克、桔梗十克、生苡米三十克、大棗十克。

方解：本方用人參、當歸補氣補血為君藥。人參含人參皂甙、人參醇、人參酸及各種氨基酸和糖類。性味甘，微溫。大補元氣，安神益智，生津止渴。經藥理實驗表明人參有明顯增強機體免疫功能和抗腫瘤作用（詳見364號方）。當歸含揮發油、硬脂酸、

β－谷甾醇等。性味辛、溫，無毒。補血活血，能破惡血，養新血，潤筋骨皮膚。藥理實驗表明當歸能增加組織耗氧量，提高機體代謝，並對S_{180}、U_{14}有明顯的抑制作用。同人參共用達氣血雙補之效。大棗甘、溫。入脾、胃經。補中益氣，養血安神。甘草瀉火解毒，補中益氣。經藥理實驗表明，大棗、甘草不僅有良好的抗腫瘤作用，而且大棗中所含大量的CAMP和甘草中所含的甘草次酸均有可使腫瘤細胞逆轉的作用（分別參見427號方、405號方）。熟地、白芍養血滋陰，補肝益腎；川芎活血行氣；以上五味藥共為本方臣藥組。以助人參補氣補血。茯苓、生苡米、陳皮、白朮除濕健脾，調中理氣為佐藥組，桔梗開宣肺氣為使藥。

功效：氣血雙補，化斑防癌。

主治：皮膚黏膜白斑、各種皮膚癬症。

用法：水煎劑，每日一劑，分三次服用。

歌訣：

八珍化斑治本方，桔梗解表燥濕強，

陳皮大棗生苡米，要內攘外固表彰。

520號方　大蒜消斑汁

組成：新鮮獨頭大蒜。

方解：大蒜為百合科多年生草本植物大蒜Allium Sativum L.的鱗莖。又名葫蒜、獨蒜葫、獨頭蒜。含揮發油、大蒜辣素(Allicin)、以及多種烯丙基、丙基和甲基組成的硫醚化合物。揮發油中尚含檸檬醛(Citral)、芳樟醇(Linalool)、γ-水芹烯(phellandrene)、β-水芹烯、戊醛等。性味辛、溫。入脾、胃、肺經。具解毒殺蟲，消癥行滯，防癌之功效。《別錄》：「除風邪，殺毒氣，散癰腫䘌瘡。」藥理實驗：大蒜具有殺菌、抗炎作用，更具備強力且廣泛的抑癌效能，包括口腔癌、胃癌、乳腺癌、直腸癌……大蒜中的硫鍵成分可與DNA結合，抑制致癌因子，而達防癌作用：動物體內試驗，腹腔注射大蒜水浸液，對小白鼠艾氏腹水癌有一定的效果：大蒜粗提取物大鼠腹水肉瘤、MTK-Sarkoma III的癌細胞有抗有絲分裂的作用：蒜素同系物乙基硫代石黃酸乙酯(Ethylthio Sulfinic Ethylester)對小鼠S_{180}（腹水型及實體型）、大鼠Murphy-sturm淋巴肉瘤、U_{14}等均有抑制作用：以新鮮大蒜飼以雌C_3HLHE小鼠，可以抑制乳腺癌的發生；體外試驗，對JTC-26抑制率為70-90%。臨床表明64.8%的病人應用大蒜製劑後，其淋巴細胞轉化率提高；大蒜汁及蒜浸液、蒜素在試管內對葡萄球菌、腦膜炎球菌、鏈球菌、痢疾桿菌、大腸桿菌、結核桿菌以及多種致病真菌、阿米巴原蟲、陰道滴蟲均有抑制作用（或殺滅作用）。用大蒜治療各種皮膚病已被臨床廣泛應用，大蒜的防癌作用也逐漸受到人們的重視。一九五八年四號的英文《腫瘤學問題》報告了兩位蘇聯醫生用大蒜治療嘴唇上的癌前期白斑，共收治一百九十四人，結果一百八十四人獲得痊癒，有效率達95%。

功效：解毒防癌，消瘀行滯。

主治：皮膚黏膜白斑、皮膚癬症等。

用法：大蒜榨汁，以塗患處，每日二至三次。

歌訣：

大蒜辣素消斑汁，解毒殺蟲消瘀滯，

皮膚黏膜白色變，內服外用兩般施。

三十七、皮膚瘢痕病變驗方選

㈠發病概況：

皮膚瘢痕病變是皮膚結締組織對創傷反應超過正常範圍的表現。其發病原因目前尚未明瞭，有瘢疤體質的人可因外傷、手術或預防接種後發生。本病好發於前胸、肩、背及四肢。其範圍、大小、數目可因其創傷的程度而異，由燒傷、燙傷引起的範圍往往較大。組織病理可見在真皮內膠原纖維束濃密增生，排列成渦紋狀，其間雜有血管及炎症細胞，幾乎無彈力纖維，無包膜。瘢痕病變部位經長期摩擦和慢性刺激可發生癌變。據臨床觀察，皮膚鱗狀細胞癌中有一部份是燙傷、燒傷或手術後瘢疤病變的基礎上發生的。因此，治療瘢疤病變，防止其發生發展，即可防止部分皮膚癌的發生。

㈡檢查與診斷：

本病臨床表現為在形成的瘢疤上逐漸發生堅硬而有彈性的斑塊，並逐漸擴大呈蟹足樣延伸，表面光滑，早期皮疹呈粉紅色或黃紅色，常有毛細血管擴張，周圍有紅暈，日久皮疹變為棕色、淡褐色或黃白色。自覺疼痛、瘙癢或感覺減退，天氣變化時更明顯，皮損發展到一定程度可自行停止。若發生有硬變、潰瘍等情況應急時作病理檢查，確定是否有惡變。

㈢治療：

西醫治療為對有瘢疤體質的人，應避免各種刺激與外傷，本症不能單純外科手術切除，必須手術者需在術後加χ光照射，也可用去炎松在損害內注射，較小的損害，可用液氮冷凍治療，再局部注射去炎松或外用皮質類固醇封閉治療。中醫認為本病由於氣血虛弱，運行不暢，肌膚失養；氣血不和，氣血凝滯；脾腎陽虛，濕熱蘊結或痰核所致形成瘢痕疙瘩，速成蟹足腫。治以補中益氣，活血祛瘀，軟堅散結；補肝益腎，清熱除濕，養血潤膚等法則，方選：

521號方　抗增化痕湯

組成：麻黃十五克、細辛十克、水蛭十克、防已三十克、白朮三十克、薏苡仁三十克、炒杏仁十五克、川芎二十克、甘草十克。

方解：麻黃為麻黃科多年生草本狀小灌木草麻黃Ephedra Sinica Stapt.或木草麻黃E. cquisetina Bunge.和中麻黃E.intermedia Schrenk et Mey.的草質莖。又名龍沙、卑鹽、狗骨。含麻黃碱 (Ephedrine)、偽麻黃碱 (d-pseuodo-ephedrine)、麻黃次碱 (Ephedine)、兒茶鞣質、揮發油等。性味辛、微苦，溫。入肺、膀胱經。具發汗、平喘、利尿及通陽宣痺作用。麻黃輕揚辛溫，善達肌表，走經絡，散風邪，除寒毒。藥理實驗表明，麻黃碱對平滑肌有解痙作用，對骨骼肌有抗疲勞作用。細辛含細辛酮、龍腦、芳樟醇、黃酮甙等。性味辛、溫。入肺、腎經。具祛風，散寒止痛，溫肺化痰，宣通鼻竅功效。細辛芳香氣濃，性善走竄。《本草正義》：「細辛，芳香最烈，故善開結氣，宣泄鬱滯，而能達巔頂，通利耳目，旁達百骸，無微不至，內之宣絡脈而疏百節，外之行孔竅而直透肌膚。」故本方用之同麻黃共為君藥。主要取其麻黃之溫陽通痺及細辛走竄之性。水蛭又名螞蟥。含蛋白質、水蛭素。性味鹹、苦，平。入肝經。具破血逐瘀之功效。經藥理實驗表明，水蛭注射液對腫瘤細胞有抑制作用（參見389號方），本方用此為臣藥。防已辛、苦，寒，能祛風濕，利水宣通；川芎活血行氣；白朮補氣健脾，燥濕利水，祛風濕寒痺死肌；薏苡仁利水滲濕，除痺；炒杏仁瀉肺而利氣；以上諸藥共為本方佐藥組。甘草瀉火解毒，調和諸藥為使藥。

功效：宣通除痺，抗增化痕。

主治：增生性瘢痕。

用法：水煎劑，每日一劑，分三次服用。

歌訣：

麻黃水蛭抗瘢痕，細辛防已薏苡仁；

白朮川芎生甘草，瀉肺行氣炒杏仁。

522號方　烏蛇化痕方

組成：烏稍蛇三十克、炙附子十克、桂枝十克、當歸二十克、熟地三十克、赤芍十克、川芎十克、甘草十克。

方解：烏稍蛇又名青蛇、黑花蛇。含蛋白質、脂肪。性味甘、平，無毒。入肺、脾經。具祛風濕，通經絡，定驚功效。《開寶本草》：「主皮膚不仁，頑痺諸風。」本方取其蛇之「透骨搜風」專性以通經活絡為本方君藥。炙附子、桂枝溫通經脈，宣陽通痺，以行水行瘀為臣藥。當歸、熟地、赤芍、川芎為補血調血的四物湯組方。其中赤芍含芍藥甙。性味苦，微寒。入肝經。具清熱涼血，祛瘀止痛及防癌功效。《本經》：「主邪氣，除血痺，破堅積，寒熱疝瘕。」藥理實驗表明，赤芍能提高小鼠網狀內皮系統功能，升高吞噬指數，並對S_{180}等有抑制作用，並具解痙和輕度擴張血管及抗菌、抗炎、抗潰瘍等作用（參見366號方）。並重用熟地滋陰補血；當歸補血養血；川芎活血行氣；以上四藥合用，補中有通，補而不滯，為本方佐藥組。甘草瀉火解毒，調和諸藥用使藥。

功效：溫經散寒，補血通經。

主治：增殖性瘢痕、痺痛症等。

用法：水煎劑，每日一劑，分三次服用。

歌訣：

烏蛇化痕炙附子，芎地歸芍配桂枝，
解毒化斑生甘草，養血驅風化痰滯。

523號方　牽牛軟堅湯

組成：白丑六克、穿山甲二十克、陳皮十克、元胡十五克、甘草三十克、木香十克、小茴香十克。

方解：白丑為旋花科一年生攀援草本植物裂葉牽牛Pharbitis (L.) Cnoisy或圓葉牽牛P.purpurea (L.) Voigt.的成熟種子。表面淡黃色者為白丑。又名白牽牛。含牽牛子甙(Pharbitin)、牽牛子酸甲 (Nilic Caid) 及沒食子酸 (Gallic acid)、生物碱麥角醇(Lysergol)、裸麥角碱 (Chanoclenina)、野麥碱 (Elymoclavine) 等。性味苦、寒，有毒。入肺、腎、大腸經。具瀉下逐水、去積殺蟲功效。李杲：「除氣分濕熱，三焦壅結。」牽牛潤滑，通瀉為其專長，世人皆知，本方以此為君藥。既取其破壅滯，消腫滿，除風利便之功而達驅邪逐瘀之效。穿山甲含穿山甲鹼。性味鹹，微寒。能活血通經，搜風通絡，消腫排膿。藥理實驗表明能升高白細胞；含穿山甲的復方有抑癌作用。（參見451號方）。故本方用以同理氣調中、燥濕化痰的陳皮共為臣藥。元胡、木香行氣活血，調中止痛；重用甘草以解毒防癌；二藥為本方佐藥。小茴香疏肝理氣，溫腎祛寒，為本方使藥。

功效：行滯化瘀，通經活絡。

主治：氣血凝滯型增殖性瘢痕。

用法：水煎劑，每日一劑，分三次服用。

歌訣：

牽牛穿山軟堅湯，陳皮元胡小茴香，

解毒瀉火生甘草，理氣化瘀廣木香。

524號方　伸筋通經酒

組成：伸筋草三十克、草川烏各九克、牛夕九克、乳香九克、銀花九克、蒼朮九克、烏梅九克、薑活九克、甘草九克。

方解：伸筋草為防已科落葉本質藤本植物中華青牛胆Tinospora Sinens (Lour.) Merr.的莖。又名寬筋藤、無地生須、舒筋藤、砍不死等。含氨基酸和糖類。性味苦、寒，有小毒。舒筋活絡，清熱利濕，殺蟲。本方重用以取其舒筋活絡，通利經脈之功。草川烏為毛莨科烏頭的塊根。含烏頭鹹、烏頭次鹹等。性味辛、熱，有毒。入心、肝、脾經。具祛風除濕，散寒止痛功效。並對S180、人胃癌細胞及肝實體瘤等有抑制作用（參見358號方）。同伸筋草合為本方君藥。牛夕活血祛瘀，補肝腎，強筋骨，利尿通淋，引血下行；乳香活血行氣，消腫生肌，伸筋止痛；以上二藥為本方臣藥對。銀花清熱解毒，消腫涼血；蒼朮辛、散，溫燥，祛風除濕；烏梅收斂生津；薑活解表散寒，祛風勝濕為佐藥組。甘草解草川烏之毒性，調和諸藥為使藥。（古書本草《十九畏》有「川烏草烏不順膝」一說。但筆者臨床配用未見不良反應。）

功效：溫通經脈，除濕通痺。

主治：濕阻經絡型增生性瘢痕、增殖性關節炎。

用法：上藥裝入瓷瓶中，加入白酒五百克，密封後埋入黃土地下三尺，七日後取飲。每次小半盅，早晚各一次。（注意：本藥酒偏辛熱，夏季不宜服用過量。）

歌訣：

伸筋通絡用乳香，川烏草烏牛夕薑，
烏梅蒼朮金銀花，生浸甘草製酒漿。

525號方　九炙丹

組成：炙烏稍蛇九十克、炙僵蠶九十克、炙全蝎二十五克、炙蜈蚣二十五克、炙蜂房九十克、炙地鱉蟲九十克、炙蝍蟲九十克、炙地黃一百二十克、酒炒當歸一百二十克、仙靈脾一百二十克、鹿銜草一百二十克、甘草三十克。

方解：中醫有介類潛陽，蟲類搜風之說。本方用烏稍蛇、僵蠶、全蝎、蜈蚣、蜂房、地鱉蟲、蝍蟲七種有毒之物的炙品以減緩其毒性。其中烏稍蛇的專性「透骨搜風」

而通經活絡，祛風除濕。僵蠶、蜈蚣、全蝎不僅能平肝熄風，還能解表散結，通絡止痙。蜂房攻毒殺蟲；蟅蟲溫中壯陽，理氣止痛；地鱉蟲破血祛瘀，續筋接骨。藥理實驗表明，上述七藥均有抗癌作用，請參見前方。七藥合用，取長補短，共呈通經活絡，祛風除濕，活血祛瘀之效，為本方君藥組。仙靈脾又名淫羊藿。性味辛、甘，溫。補腎壯陽，祛風除濕。《本草備要》：「補命門，益精氣，堅筋骨，利小便。」鹿銜草又名破血丹。性味甘、溫。入肝、腎經。補虛益損，強筋健骨，祛風除濕，活血通絡。與仙靈脾合為本方臣藥。當歸補血活血；熟地滋陰養血，二藥均用炒品，以加強其補益功效，為本方佐藥。甘草瀉火解毒為使藥。

功效：補益精血，蠲痺通絡，祛風除濕，解毒防癌。

主治：增生性瘢痕、風濕痺症等。

製法：上藥共研極細末，另用生地、雞血藤、老鸛草、尋骨風、虎杖各一百二十克煎汁，泛丸，如綠豆大。

用法：每次六克，每日二次，飯後服。

注意事項：婦女月經期及孕婦忌服。

歌訣：

抗增化瘢九炙丹，蝎蜈蜂蛇鱉僵蠶，

螂蟲歸地仙靈脾，生用甘草配鹿銜。

三十八、皮膚黏膜慢性潰瘍、瘻管、竇道驗方選

㈠發病概況：

皮膚黏膜慢性潰瘍、瘻管、竇道均為外科常見疾病。潰瘍多發生於體表皮膚和空腔器官的黏膜表面，如潰瘍性結腸炎、慢性口腔潰瘍、食道黏膜潰瘍等。瘻管以肛瘻最常見，外口位於肛門周圍皮膚上，長年不癒。竇道以會陰部潛毛囊腫及皮脂腺囊腫感染潰破所產生或直腸手術後併發會陰部竇道為多見。由於潰瘍表面、瘻管及竇道外口上皮組織長期受炎症刺激，經久不癒，上皮細胞增生，細胞核分裂象增多，繼而出現上皮細胞不典型增生，最後導致癌變。臨床上對潰瘍性結腸炎、日本血吸蟲病致直腸癌；口腔癌中63.6%原有慢性口腔黏膜潰瘍；食管黏膜性潰瘍致食道癌；慢性皮膚潰瘍、慢性竇道、瘻管開口處發生鱗狀細胞癌等時有報導。因此，慢性潰瘍、瘻管、竇道可繼發癌症已逐漸得到人們的認可，慢性癌前病變學說，也已被大多數人所接受。所以積極治療上述疾患，即可減少其相應癌症的發生。

㈡檢查與診斷

皮膚潰瘍、口腔潰瘍肉眼可見，潰瘍性結腸炎和食道黏膜潰瘍可分別用結腸鏡和食道鏡檢查。肛瘻行直腸指檢確定其內口位置。竇道可用探針了解其深度。另外，可取活檢判斷有無惡變傾內。

㈢治療：

西醫治療主要抗菌、消炎以及對症支持療法和手術切除病變部分。中醫認為上述疾病屬於「翻花瘡」範疇，由於脾腎兩虛，濕毒泛濫；陰陽失調，毒熱積聚；肝腎陰虛，血瘀內阻；氣血兩虛，肌膚失養等所致。治以補腎健脾，解毒除濕；調和陰陽，化痰散結；滋補肝腎，活血祛瘀；氣血雙補，調營養衛等法則，方選：

526號方　芩柏燥濕外用方

組成：黃柏二十克、黃芩十二克、紫草三十克、蒼朮六克、禹餘粮二十克、赤石脂三十克、龍骨二十克、密佗僧三十克、五味子三十克、冰片零點五克。

方解：黃柏為芸香科植物關黃柏和川黃柏的樹皮。含小檗碱、黃柏碱、β-谷甾醇等。性味苦、寒。入腎、膀胱、大腸經。不僅能清熱解毒，瀉火燥濕；還有良好的抗菌消炎和抗癌作用（詳見434號方）。臨床常用以同黃芩、紫草等治皮膚病及多種癌症、菌痢、肝炎肝硬化等。黃芩為唇形科植物黃芩的根。含黃芩甙及甙元以及黃芩素等黃酮類化合物。性味苦、寒。入肺、膽、胃、大腸經。不僅有清熱燥濕，瀉火解毒，止血功效，還有抑制JTC-26、S_{180}、白血病等作用和廣泛抗菌譜。紫草甘、寒，能清血分毒熱而涼血活血，並能抗菌消炎，防癌（參見410號方）。以上三藥合為本方君藥組。蒼朮燥濕健脾；赤石脂、禹餘粮收斂生肌，止血斂瘡；龍骨收斂固澀為本方臣藥組。密佗僧、五味子消腫殺蟲，收斂防腐為本方佐藥。冰片防腐止癢為使藥。

功效：解毒燥濕，收斂生肌，防癌斂瘡。

主治：皮膚慢性潰瘍等。

用法：上藥共研細末，臨用時取蜂蜜適量，調敷患處，每日一次。

歌訣：

芩柏燥濕外用方，紫草龍骨冰片蒼，
五味子合赤石脂，密佗僧配禹餘粮。

527號方　血竭珍珠外用方

組成：血竭三十克、珍珠五克、輕粉十克、枯礬三克、冰片一點五克、丹參三十克、當歸三十克、制沒藥十克、紫草十五克、白芷十五克、煅龍骨十五克。

方解：血竭為棕櫚科植物麒麟竭及同屬植物的樹脂。性味甘、平，鹹。入心、肝經。外用止血生肌，斂瘡；內服活血散瘀止痛。《日華子本草》：「敷一切惡瘡疥癬久不合者。」本方用以同珍珠共為君藥。珍珠性味甘、鹹，寒。其收斂生肌功效卓著，凡創面久不癒合及潰瘍、爛蝕諸證，皆可以用之。輕粉、枯礬解毒燥濕，殺蟲止癢；冰片防腐止癢；以上三藥合為本方臣藥組。丹參、當歸、沒藥活血祛瘀，涼血消癰；紫草解毒透疹，涼血止血；白芷祛風燥濕，消腫排膿，止痛為佐藥組。煅龍骨吸濕斂瘡為使藥。

功效：活血祛瘀，收濕斂瘡。

主治：皮膚黏膜潰瘍。

製法：先將當歸、丹參、紫草、白芷浸入香油內二十四至三十六小時後傾入銅鍋內，以文火煎熬至藥枯焦，過濾去渣。置入沒藥、血竭，取文火加溫溶化，再次過濾，最後將餘藥研末過一百二十目篩，徐徐加入並攪拌，隔水冷卻成膏備用。

用法：將潰瘍面用雙氧水或生理鹽水洗淨，視其面積大小，將藥膏攤於消毒紗布上敷貼，三至七小時換藥一次。三個月為一療程。

歌訣：

血竭珍珠外用方，輕粉枯礬冰片霜，
紫芷丹參制乳沒，龍骨煅用歸身當。

528號方　石膏升丹散

組成：熟石膏二克、升丹九克、白藥十克、熊膽六克。

方解：石膏為硫酸鹽類礦物石膏Cypsum的加工品。主要成分為無水硫酸鈣($CaSO_4$)。性味辛、甘，寒。歸肺、胃經。煅敷生肌斂瘡。外治癰毒瘡瘍、潰不收口、湯火燙傷等。為本方君藥。升丹為粗製氧化汞。又名靈藥、三白丹、三仙散、小升丹等。主要含氧化汞(Hgo)。有毒。具搜膿拔毒，去腐生肌功效。《沈氏經驗方》：「治癰疽爛肉未清，膿水未淨。」藥理實驗：升丹溶液在試管內對綠膿桿菌、乙型溶血性鏈球菌、大腸桿菌及金黃色葡萄球菌均有不同程度的抑制作用；對綠膿桿菌在平板上的抑制圈幾乎與多黏菌素E相似，與熟石膏合用以拔毒去腐，如九一丹、九轉丹等，以助石膏收斂生肌之功，為本方臣藥。白藥活血止血為佐藥。熊膽清熱解毒，消癰散腫，防癌，為本方使藥。

功效：拔毒去腐，活血生肌。

主治：瘻管、竇道。

用法：上藥共研細末，製成藥綫，插入竇道、瘻管中，每日換藥一次。

歌訣：

石膏升丹白藥散，化腐生肌老熊膽，
消癧散腫通竇道，活血拔毒修瘻管。

529號方　三黃連翹潰瘍湯

組成：黃芩十克、黃連十克、黃柏十克、連翹十克、木通六克、赤小豆十克、土茯苓十二克、當歸九克、生地十八克、升麻四克、豆豉十二克、白花蛇舌草三十克、黃芪三十克、瓜蔞皮二十四克。

方解：黃芩、黃連、黃柏均屬苦寒之品，能清熱燥濕，瀉火解毒。且黃芩主要入肺經，善清上焦濕熱；黃連入胃、肝經，長於清中焦之熱；而黃柏入腎、膀胱、大腸經。擅於瀉下焦濕熱。經藥理實驗和臨床應用，已證實三味藥物均具良好的抗腫瘤和抗菌消炎作用（參見前方）。三黃合用，三焦邪熱得清，故本方用以同擅長清熱解毒、消癧散結而被前人稱之為瘡家聖藥的連翹共為君藥組。以木通、赤小豆、土茯苓利水滲濕，清熱解毒，排膿消癰；當歸活血祛瘀；以上四藥合為本方臣藥組。生地清熱涼血，養陰生津；升麻發表解毒，升舉陽氣；豆豉、白花蛇舌草清熱利濕，解毒消癰；黃芪補氣升陽，益衛固表，托毒生肌，利水退腫，與前四藥共為本方佐藥組。瓜蔞皮利氣寬胸，清熱化痰為使藥。

功效：解毒燥濕，托毒排膿，防癌生肌。

主治：慢性潰瘍、瘻管、竇道。

用法：水煎劑，每日一劑，分三次服用。

歌訣：

三黃連翹潰瘍湯，木通小豆土茯當；

升豉黃芪瓜蔞皮，白花蛇草配地黃。

530號方　加味錫類散

組成：錫類散一百克、三七粉十克、兒茶三十克、訶子六十克。

方解：錫類散為清熱利濕，消腫止痛的複方。主要成分為牛黃、珍珠、冰片、青黛、硼砂、火硝。其中牛黃含膽酸、脫氧膽酸、麥角甾醇等。性味苦、涼。清熱解毒。適用於熱毒鬱結所致的潰瘍瘡瘍、癰疽腫毒等症。且經藥理實驗和臨床應用證明牛黃對小鼠S_{180}、S_{37}、WK_{256}等均有抑制作用（詳見354號方）。青黛含靛甙、靛玉紅、β-谷甾醇等。靛玉紅為抗癌有效成份。性味鹹、寒。入肝、肺、胃經。清熱涼血，解毒散腫。專解心、胃實火熱毒，肝熱目痛、疫毒、丹毒、斑疹、癰腫瘡瘍熱痛之症。其藥理實驗在410號方中已詳述。珍珠鹹、寒，鎮心平肝，清熱解毒，收斂生肌；火硝、冰片、硼砂防腐消炎，散瘀止痛。諸藥合用，對濕毒內蘊所致之症療效甚佳，故為本方君藥組。三七粉化瘀止血，活血定痛為臣藥。兒茶又名孩兒茶。收斂生肌，祛濕止血為佐藥。訶子苦澀降斂為使藥。

功效：清熱解毒，收斂止血。

主治：黏膜潰瘍症。

用法：上藥共研細末，每次十克，溫開水沖服，每日二至三次。也可局部外用。

歌訣：

錫類散加兒茶訶，混入三七細研磨，
瘻管潰瘍皆可用，癰疽疔瘡啓沉疴。

531號方　加味九一丹

組成：九一丹三十克、東丹四點五克、熊膽三克、凡士林一千克。

方解：九一丹為煅石膏與升丹以9:1的比例配製而成。主要成分為無水的硫酸鈣($CaSO_4$)和氧化汞(HgO)。有毒。具拔毒祛腐之功能，為本方君藥。東丹為鉛的氧化物。又名鉛丹、黃丹、廣丹。主要成分為四氧化三鉛(Pb_3O_4)。性味辛、微寒，有毒。入心、肝經。外用解毒止癢，收斂生肌；內服截瘧。《藥性論》：「煎膏用止痛生肌。」《綱目》：「能解熱拔毒，長肉去瘀。治惡瘡腫毒及入膏藥，為外科必用之物。」故為本方臣藥。熊膽清熱解毒，消癰散腫，並具良好的抗癌功效為佐藥。凡士林為輔型劑，為本方使藥。

功效：拔毒去腐，祛瘀生肌。

主治：慢性潰瘍、瘻管、竇道。

用法：先將凡士林烊化，然後徐徐將二丹調入，和勻成膏，塗於消毒紗布上，外敷患處，每日換藥一次。

歌訣：

九一石膏和升丹，再加東丹老熊膽，
凡士林油調成藥，解毒止癢又收斂。

532號方　爐甘石散

組成：爐甘石二十五克、滴乳石九克、血竭九克、滑石三十克、朱砂三克、冰片零點三克。

方解：爐甘石為天然的菱鋅礦石Smithsonite。又名甘石。主要成分為碳酸鋅($ZnCO_3$)。性味甘、平。入肝、腎經。具明目去翳，收濕生肌功效。《綱目》：「止血，消腫毒，生肌，收濕除爛。」因碳酸鋅不溶於水，臨床廣泛用於皮膚科，作為本方的防腐、收斂、保護劑治療皮膚炎症或表面創傷。本方取其收濕生肌之功為君藥。滴乳石為碳酸鹽類礦物鍾乳石Stalactite的礦石。主要成分為碳酸鈣。性味甘、溫。入肺、腎經。具溫肺氣，壯元陽功效。《醫林纂要》：「補命門，破痼冷，溫脾胃，生氣血。」

本方取其壯元陽之功而托毒排膿為臣藥。血竭外用生肌斂瘡，內服活血散瘀，止痛；滑石清熱收澀：以上二藥合為本方佐藥。朱砂內服、外用均有清熱解毒功效，並用防腐作用；冰片止癢防腐：二藥共為本方使藥。

功效：收濕生肌，托毒排膿。

主治：慢性潰瘍、竇道、瘻管。

用法：上藥共研細末，外塗患處，每日換藥一次。

歌訣：

燥濕生肌爐甘散，配入滴乳滑石研，
血竭朱砂共細末，消炎止痛加冰片。

533號方　養血舒肝湯

組成：當歸十克、熟地十克、白芍十克、川芎六克、柴胡十克、知母十克、玄參十克、黃柏十克、麥冬十克、五味子十克、丹皮十克。

方解：當歸、熟地、白芍、川芎為補血調肝的四物湯組方。其中當歸補血活血；熟地滋陰補血；白芍柔肝養血；川芎行氣活血；四藥合用，補中有通，補而不滯，使營血恢復，氣血津液調和。而且當歸和白芍經現代藥理實驗證明有抗癌作用，故本方以四物湯為君藥組。柴胡宣通氣血，升舉陽氣，舒肝解鬱；知母清熱瀉火，滋陰潤燥；玄參清熱解毒，滋陰降火，散結消癧；黃柏清熱燥濕，瀉火解毒，防癌；以上四藥合為本方臣藥組。麥冬清熱生津；五味子收斂生津；二藥合為本方佐藥。丹皮活血散瘀為使藥。

功效：養血舒肝，清熱解毒。

主治：慢性黏膜潰瘍、瘻管、竇道。

用法：水煎劑，每日一劑，分三次服用。

歌訣：

養血舒肝四物湯，柴胡知母玄參丹，

黃柏麥冬五味子，慢性潰瘍補當先。

534號方　木耳三七外用方

組成：黑木耳一個、三七粉六克。

方解：黑木耳為木耳科木耳Auricularia Aaricula (L. Cxhook) underw.的子實體。又名木耳、耳子、樹鷄等。含蛋白質、脂肪、糖、粗纖維以及鈣、磷、鐵、胡蘿蔔素、卵磷脂(Lecithin)、腦磷脂(Cephalin)、麥角醇(Ergosterol)等。性味甘、平。入胃、大腸經。具涼血止血功效。臨床用於治療創面肉芽過剩。木耳疏鬆易收縮，吸水性強，能將肉芽中的水份大量吸收，使肉芽開始乾萎，加之木耳乾燥後，收縮皺凸，給予肉芽均匀壓力，使肉芽過剩部分退平，上細胞隨着向中心生長，傷口易於癒合。加三七粉甘、溫，微苦，能活血祛瘀，止血消腫功效，且藥理實驗表明三七對小鼠S_{180}、JTC-26和皮膚真菌的新城病毒等有抑制作用（參見415號方）。同黑木耳合用，除濕止血，收斂生肌。

功效：清熱涼血，除濕生肌。

主治：潰瘍、瘻管、肉芽腫等。

用法：取平柔、肥厚而無缺損的木耳，用溫開水浸透，漲大後酒精消毒。傷口周圍及肉芽用鹽水清洗消毒後，塗上三七粉，將黑木耳平貼於肉芽上，紗布包紮，三至四天換藥一次。

歌訣：

木耳涼血增免疫，止血化瘀配三七，
慢性瘻管潰瘍病，養血活血又生肌。

535號方　補氣抗瘻方

組成：生黃芪四十克、黨參二十克、炒白朮十克、懷山藥二十克、金銀花二十克、野菊花二十克、生甘草十克、白花蛇舌草三十克、陳皮十克、北沙參二十克。

方解：黃芪含黏液質、苦味素、膽碱、β谷甾醇及糖類等。性味甘、微溫。入脾、肺經。生用具益衛固表，托毒生肌，利水退腫功效。炙用補中益氣，升陽。《本草備要》：「生用固表，無汗能發，有汗能止，溫分肉，實腠理，瀉陰火，解肌熱。炙用補中，益元氣，溫三焦，壯脾胃。生血、生肌、排膿內托、瘡癰聖藥。」藥理實驗證明黃芪具有增強機體免疫力和抗癌作用（參見364號方）。黨參甘、平。入肺、脾經。補中益氣，生津養血。白朮補氣健脾，燥濕利水，固表止汗。方用炒品以加強其補益功能。懷山藥益氣養陰，補益脾腎。以上四藥合用扶正驅邪，共為本方君藥組。金銀花、野菊花、生甘草、白花蛇舌草不僅能清熱解毒，還能防癌，故為方中臣藥組。北沙參滋陰生津為佐藥。陳皮理氣調中為使藥。

功效：補中益氣，解毒排膿。

主治：慢性潰瘍、瘻管、竇道。

用法：水煎劑，每日一劑，分三次服用。

歌訣：

參芪朮草保元湯，陳皮山藥免疫強，
銀花菊花蛇舌草，妙用沙參扶正方。

三十九、殘肺病變驗方選

㈠發病概況：

殘肺病變是指由於各種原因致肺臟手術後所發生的有關疾患，常見為肺瘢痕的形成、反覆肺部炎症、肺膿腫等，在此基礎上可發生癌變。殘肺癌變目前報導雖不多見，但臨床上確有這種病例的存在。例如肺結核術後發生肺癌、肺癌手術後多年又重新出現新的癌灶等。殘肺癌變一般要經歷相當長的誘導期，其癌變發生的原因可能為術後機體免疫功能降低、殘肺血液循環不良、手術瘢痕、長期炎症等持續受空氣中致癌物質的刺激，致使組織細胞發生變性、壞死、增生，最後導致癌變。因此，肺臟手術後應積極治療其後遺症、併發症，可減少肺癌的發病率。

㈡檢查與診斷

患者有肺臟手術史，可出現胸部不適、胸痛、咳嗽、發熱等，X光下可見瘢痕陰影或炎性浸潤。有膿腫形成時可見其液平面。必要時可做支氣管鏡檢查，或經皮穿刺取活檢以判斷其病理狀態。

㈢治療：

西醫對本病變的治療以抗菌消炎、對症支持療法為主。中醫認為本病變屬元氣虧損，氣血不暢；痰濕內停，氣滯血瘀；肺陰不足，毒熱蘊結等。治以補益氣血，開宣肺氣；健脾除濕，燥濕化痰；滋陰潤肺，解毒散瘀等法則，方選：

536號方　生脈抗癥湯

組成： 黨參二十克、麥冬十克、五味子十克、龍葵三十克、魚腥草三十克、犀角十克、生地三十克、丹皮三十克、杏仁二十克。

方解： 黨參、麥冬、五味子為《千金要方》生脈散組方。功能補氣生津。方中黨參補益肺氣，生津養血；麥冬甘寒柔潤，滋陰潤肺；五味子酸溫，斂肺生津，收斂耗散之氣，此二藥輔助黨參兩救氣陰、氣液得補，共呈益氣生津之效而為本方君藥組。龍葵為茄科植物，全草入藥。又名苦菜、黑天天。含甾體生物鹼、皂甙元等。性味苦，寒。入胃、膀胱經。具清熱解毒，利尿消腫功效。藥理實驗表明，龍葵對艾氏腹水癌、淋巴細胞性白血病L_{615}、S_{180}、S_{37}及胃癌細胞等有抑制作用（參見445號方）。魚腥草又名蕺菜。藥用全草。含揮發油、蕺菜鹼、槲皮甙等，性味辛、微寒。入肺經。具清熱解毒，利尿消腫，排膿功效。藥理實驗表明，魚腥草有抗噬菌體作用，表明有抗腫瘤作用；另具抗菌消炎作用。有報告指出：以魚腥草為主的複方煎劑治療肺癌方面有使病情好轉，延長生命的效果。魚腥草對於肺癌併發感染，效果尤為明顯。故本方以之同龍葵共為臣藥。犀角、生地、丹皮清熱涼血，瀉火解毒，養陰生津，活血化瘀為佐藥組。杏仁苦泄降氣，止咳平喘為使藥。

功效：補氣滋陰，涼血散血，防癌解毒。

主治：肺臟術後氣陰兩虛者。

用法：水煎劑，每日一劑，分三次服用。

歌訣：

生脈散為補氣方，加入龍葵犀地黃，
丹皮杏仁魚腥草，解毒潤肺化瘕湯。

537號方　潤肺防變湯

組成：生地三十克、熟地十克、當歸九克、天冬二十克、百合三十克、貝母六克、瓜蔞三十克、桔梗六克。

方解：生地苦，寒。以清熱涼血和養陰生津之功專長；熟地甘、溫，養血滋陰，補精益髓，為補血滋陰之要藥。二地合用，一撤其熱，一保其津，扶正祛邪，相輔相成，共為本方君藥。天冬為百合科植物，藥用根塊。含天冬素、內酯、黃酮、β-谷甾醇等。性味甘、苦，寒。入肺、腎經。清肺降火，滋陰潤燥。藥理實驗表明，天冬提取物對S_{180}和白血病細胞有抑制作用，和延長抗體存活時間，增強機體的體液免疫能力作用（參見412號方）。百合為百合科植物。藥用鱗莖。含秋水仙鹼、澱粉、蛋白質等。性味甘、微寒。入肺、心經。具潤肺止咳，清心安神功效。《本草綱目拾遺》：「清痰火，補虛損。」藥理實驗表明，百合所含秋水仙碱能抑制細胞有絲分裂；百合對S_{180}、U_{14}等有抑制作用（參見406號方）。故本方以此二藥同補血活血養血之當歸共為臣藥組。貝母化痰止咳，清熱散結；瓜蔞清肺化痰，利氣寬胸；以上二藥合為方中佐藥。桔梗開宣肺氣，祛痰排膿為使藥。

功效：滋陰養血，潤肺化痰，防癌止咳。

主治：肺術後致肺陰虛者。

用法：水煎劑，每日一劑，分三次服用。

歌訣：

百合潤肺防變湯，天冬貝母二地黃，

桔梗當歸全瓜蔞，肺病術後急煎嚐。

538號方　加味葦莖湯

組成：瓜蔞三十克、葦莖三十克、了哥王三十克、桃仁十克、薏苡仁三十克、冬瓜皮籽各二十克。

方解：本方由治肺癰的《葦莖湯》加瓜蔞、了哥王組成。其中瓜蔞為葫蘆科植物栝樓和雙邊栝樓的成熟果實。主要含三萜皂甙、有機酸。性味甘，寒。瓜蔞皮清肺化痰，利氣寬胸；瓜蔞仁潤肺化痰，潤腸通便。全瓜蔞具以上功效。《本草綱目》：「潤肺燥，降火，治咳嗽，滌痰結，利咽喉，止消渴，利大腸，消癰腫瘡毒。」藥理實驗：瓜蔞在動物實驗中，對肉瘤及腹水癌均有抑制率高於90%；另外，尚有較好的抗菌消炎作用（參見377號方）。葦莖甘，寒。入肺經。清熱利濕，止渴生津，為治肺癰要藥，同瓜蔞共為君藥，標本兼固。了哥王為瑞香科灌木植物了哥王Wikstroemia Indica(L.) C.A. Mey. 的根及內皮。又名毒除根、地錦根等。含黃酮甙、南蕘甙(Wikstroemin, $C_{16}H_{12}O_5$)、西瑞香素、羥基蕘花素、多糖、樹脂、揮發油、酚性成分及微量的不飽和甾醇。現已認實南蕘素和瑞香素為抗癌、抗菌活性成分。性味苦、寒，有毒。入肺經。具清熱利尿，化痰散結，活血化瘀功能。藥理實驗：水煎液對小鼠淋巴肉瘤—一號腹水型抑制率達45.5%，對小鼠子宮頸癌—14(U_{14})及小鼠S_{180}有抑制作用；甲醇提取物對小鼠艾氏腹水癌生長的抑制率達97%，對淋巴細胞白血病—388的T/C值為180%；水煎液在試管內對金黃色葡萄球菌有明顯抑制作用。對大腸、綠膿桿菌、傷寒桿菌有明顯的抑制作用。南蕘甙對狗有利尿作用。臨床用以治療肺癌、皮膚癌、癌性胸腹水及肺部炎症、慢性氣管炎均有良好效果。本方用以同活血化瘀的桃仁共為臣藥。薏苡仁利水滲濕，清肺排膿為佐藥。冬瓜皮籽清肺化痰，排膿為使藥。

功效：清肺化痰，祛瘀消癰，防癌。

主治：肺術後、肺膿腫者。

用法：水煎劑，每日一劑，分三次服用。

歌訣：

桃仁薏仁葦莖湯，蔞仁加入了哥王，
冬瓜仁皮瀉肺熱，肺癰肺痿肺疤瘡。

539號方　三草化痕湯

組成：貓爪草三十克、魚腥草三十克、仙鶴草三十克、七葉一枝花三十克、山海螺三十克、葶藶子十二克、天冬二十克、生半夏十五克、浙貝母十五克、杏仁十克。

方解：貓爪草為毛茛科多年生草本植物小毛茛Ranunculus Ternatus Thunb.的塊根。又名小毛茛。全草含氨基酸、有機酸、黃酮甙及糖類。性味甘、辛，溫。入肝、肺經。具解毒散結，防癌功效。《河南中草藥手冊》：「消腫，截瘧。治瘰癧，肺結核。」藥理實驗：動物實驗表明，貓爪草對S_{180}、S_{37}、Ec癌株和艾氏腹水癌有抑制作用；其水煎液對金黃色葡萄球菌、白色葡萄球菌、四聯菌等有抑制作用；貓爪草所含黃酮甙對動物有鎮咳、祛痰、消炎作用。臨床用於淋巴癌、甲狀腺癌及肺結核、淋巴性結核、淋巴結炎、癌性胸腹水的治療有效。魚腥草辛，微寒。入肺經。清熱解毒，利水消腫，防癌排膿。仙鶴草為薔薇科植物，藥用全草。含仙鶴草素、仙鶴草內酯、甾醇等。性味苦、辛，平。入肺、肝、脾經。收斂止血，防癌殺蟲。藥理實驗表明，仙鶴草能促進正常細胞的生長發育，對S_{180}、JTC-26及Hela細胞均有抑制作用（參見顱腦356號方），臨床用於多種癌的治療，本方以上述三草共為君藥。七葉一枝花又名蚤休。苦，微寒。入肝經。具清熱解毒，消腫散結，止痛止血，熄風定驚之功。山海螺為桔梗科多年生蔓生草本植物羊乳Codonopsis Lanzeolata Benthet Hook.的根，又名白河車、牛奶子、土黨參等。含皂甙、糖類、蛋白質及β族維生素。性味甘、辛，平，無毒。入胃、肺經。具解毒消腫，祛痰排膿之功。廣州部隊《常用中草藥手冊》：「滋補強壯，祛痰潤肺，排膿解毒。治肺膿腫，癰瘡腫毒。」藥理實驗：對小鼠移植肉瘤—180有抑制活性的作用；煎劑在試管內對肺炎球菌、甲型鏈球菌及流感桿菌有一定的抑制作用和止咳作用；煎劑給家兔皮下注射或灌服，對紅細胞及血紅蛋白有明顯的增高作用，對白細胞亦有降低作用；小鼠灌服煎劑可延長游泳時間，增強抗疲勞作用。七葉一枝花苦、寒。清熱解毒，消腫散結，止血止痛和熄風定驚；天冬清肺降火，滋陰潤燥；葶藶子瀉肺平喘，利水消腫。四藥合用解毒、祛痰、消腫散結，共為本方臣藥組。生半夏燥濕化痰，消痞散結；貝母化痰止咳，清熱散結以浙貝為優，二藥共為本方佐藥。杏仁止咳平喘為使藥。

功效：清熱散結，潤肺化痰，解毒防癌。

主治：肺臟術後、肺癰等。

用法：水煎劑，每日一劑，分三次服用。

歌訣：

貓爪魚腥仙鶴草，葶藶天冬不可少，
一枝花杏山海螺，浙貝半夏癥化了。

540號方 五蟲攻毒散

組成：千足二十條、全蝎三十條、水蛭三十克、乾蟾皮三十克、壁虎三十克。

方解：千足為圓馬陸科動物約安巨馬陸Prospirobolus Joannsi (Broleinann)或其他馬陸類動物的全蟲。又名百足、馬蚰、刀環蟲、千腳蟲、馬陸、大草鞋蟲等。馬陸分泌物含氰液、醌類等物質。性味辛、溫，有毒。具解毒破積，消痞防癌功效。《本經》：「主大堅癥，破積聚，瘜肉惡瘡，白禿。」藥理實驗：千足蟲乙醇提取物對小鼠實驗性鱗癌治療後，陰轉率高達33.3%，與爭光霉素療效(36.4%)相近；千足蟲二甲基亞碸提取液對小鼠精原細胞有作用，與環胞苷相似，表明有抗腫瘤活性的作用；複方千足蟲膏的藥理試驗證明對小鼠S_{180}有一定抑制效果，為本方君藥。全蝎為鉗蝎科昆蟲東亞鉗蝎

Buthus Martensi Karsch. 的乾燥全體。又名全蟲、杜伯、茯背蟲等。含全蝎毒(Katsutoxin)、三甲胺、甜菜碱、牛碘酸、軟脂酸、硬脂酸、膽甾醇、卵磷脂等。性味辛、平，有毒。入肝經。具解毒散結，通絡止痛，防癌功效。《玉楸藥解》：「穿筋透骨，逐濕除風。」藥理實驗：體外試驗，全蝎的醇製劑能抑制人肝癌細胞呼吸；醇提取物用美藍法分別對結腸癌和肝癌細胞有抑制作用。水蛭又名螞蟥，藥用全體。含蛋白質和水蛭素。性味鹹、苦，平；有小毒。入肝經。具破血祛瘀，通經活絡功效。藥理實驗表明，水蛭具抗腫瘤作用（參見389號方），與全蝎合為本方臣藥。乾蟾皮辛、涼，微毒。清熱解毒，利水消腫，為本方佐藥。壁虎鹹寒，有小毒。具散結止痛，祛風定驚之功，為本方使藥。

功效：解毒散結，破血祛瘀，防癌止痛。

主治：肺臟術後疤痕結節。

用法：上藥烘乾研末，分七天服，每日二次。

歌訣：

全蟲全蝎千隻足，水蛭乾蟾配壁虎，
以毒攻毒五蟲散，破血祛瘀瘢痕服。

四十、放射性損傷病驗方選

(一)發病概況：

放射性損傷是指由於電離輻射、日光和紫外綫等物理因素引起機體的各種病變。主要為造血系統和皮膚黏膜損害及相應部位器官照射的病變。電離輻射包括天然放射和核武器試驗散落物的放射、原子能和平利用和醫療照射。大量的事實說明，長期接觸X光、鐳、氫、鈷、鍶、鈾等放射性同位素可以引起癌症，其中白血病是電離輻射誘發惡性疾病中最重要者。人類白血病的發生率約十分之一是由於電離輻射所致。資料報導，長期隨訪日本長崎廣島原子彈爆炸後的倖存者，非致死性輻射引起白血病已得到證實。在廣島的輻射受害者中，急性白血病和慢性粒細胞性白血病的發病率增加了三十倍，原子彈爆炸時小於十歲或大於五十歲者，白血病的發病率更高。孕婦做X光檢查，胎兒出生後，白血病發生率顯著高於一般兒童。胎兒受拉德照射，可使出生後十年內的癌瘤死亡率增加五百七十二±一百三十三例／十萬人。美國一九四七至一九五四年間出生的兒童中，子宮內照射是造成癌瘤死亡率增加40%的原因。統計資料表明，接受放射的鼻咽癌患者，放射性腦病的發生率六十年代為12%。現在為4%。胸部照射致放射性肺炎可導致肺癌。另外，長期陽光曝曬及紫外綫照射對人及動物的皮膚都有致癌作用。皮膚癌是白種人中最常見的一種惡性腫瘤，白人的非黑色素瘤皮膚癌的主要原因是日光紫外綫照射。白人皮膚癌的發生部位主要是暴露於日光的部位。據估計50%以上皮膚黑色素瘤及80%的其它皮膚癌是日光、紫外綫引起的。射綫所致疾病潛伏期較長，一般白血病在五至十八年後發病，其他惡性腫瘤多在十五年以上才發病。因此，射綫可以引起機體不同程度的損害，這是毫無疑問的事實。積極治療放射性損傷所致的病變，對防止白血病及其它惡性腫瘤、皮膚癌的發生具重要意義。

㈡檢查與診斷

病人常有接觸射綫史，可出現頭昏、乏力、噁心、食慾不振、消瘦、貧血、出血及感染等。實驗室檢查，可見血紅蛋白低，紅白細胞數量少，骨髓像呈增生減低以及免疫指標低下等現象。若皮膚黏膜損害者，多為經久不癒的潰瘍。

㈢治療：

西醫對本病多以對症支持療法為主，可抗感染、輸血、激素等治療，嚴重者可移植骨髓。中醫認為本病屬「陰虛熱勞」範疇。為熱盛傷陰，氣血不和；陰虛內熱，血離經絡；陰陽不和，臟腑虛弱；心肺實熱，久而不癒，變成骨蒸等。治以滋陰清熱，解毒涼血，活血化瘀；調和脾胃，補氣養血；補肝益腎，填精益髓等法則，方選：

541號方　人參龜鹿二仙湯

組成：鹿角膠十二克（另化）、龜板膠十二克（另化）、肉蓯蓉十五克、人參十二克、菟絲子十五克、女貞子二十克、旱蓮草二十克、熟地二十克、半夏十克，甘草十克，砂仁六克（後下）、枸杞子三十克。

方解：鹿角膠為鹿科動物梅花鹿Cerrus Nippon Temminck.或馬鹿C.Elaphus L.的角煎熬而成的膠塊。又名白膠、鹿膠。主要成份為膠質、磷酸鈣、碳酸鈣和氮化物。性味甘、鹹，溫。入肝、腎經。功能補肝腎，益精血，並有良好的止血作用。《本草滙言》：「鹿角膠，壯元陽，補氣血，生精髓，暖筋骨之藥也。前古主傷中勞絕，腰痛羸瘦，補血氣精髓筋骨腸胃。虛者補之，損者培之，絕者續之，怯者強之，寒者暖之，此係血屬之精，較草木無情，更增一籌之力矣。」龜板膠為龜科動物烏龜Chinemys Reevesii (Gray) 的甲殼熬煮成的固體膠塊。又名龜板膏、龜膠。主要成份為膠質、脂肪及鈣鹽。性味甘、鹹，平。入腎經。滋陰潛陽，補血止血功效。方中鹿膠通督脈而補陽；龜膠通任脈而補陰。陽生於陰，陰生於陽，陰陽並補，此精之所由生也。龜鹿並用，二者為異類血肉有情之品，能峻補陰陽以生氣血精髓。人參大補元氣，並具防癌之功；枸杞子滋補腎陰；以上四藥合用，陰陽氣血共補，共具補精填髓，益氣壯陽之功。

此為《醫方考》中補陰之劑龜鹿二仙膠組方，為本方君藥組。肉蓯蓉甘、鹹，溫，為一平一補之劑，溫而不熱，補而不峻，暖而不燥，滑而不泄，能補腎陽，益精血，養命門。菟絲子辛、甘，平，既補腎陽，又補腎陰，能固精縮尿，明目止瀉；女貞子甘、苦，涼；滋補肝腎；旱蓮草甘、酸，寒，養陰益精，涼血止血；二藥同用，以補腎養肝。熟地為補血滋陰之要藥，能養血滋陰，補精益髓，與前四藥共為本方臣藥組。半夏燥濕化痰；甘草瀉火解毒；二藥合為本方佐藥。砂仁化濕行氣，調中和胃為使藥。

功效：補肝腎，益精髓，解毒化痰。

主治：放射性造血功能低下、再生障礙性貧血等。

用法：水煎劑，每日一劑，分三次服用。

歌訣：

人參龜鹿二仙湯，枸杞菟絲女地黃，

甘砂半夏旱蓮草，蓯蓉補腎輻射方。

542號方　參軍膠囊

組成：人參一百克、生軍粉一百克、田七粉一百克。

方解：人參為五加科植物，藥用其根。含人參皂甙類、多糖及甾體化合物。性味甘，微苦、微溫。入肺、脾經。功能大補元氣，補脾益肺，生津止渴，安神增智。《本草滙言》：「人參，補氣生血，助精養神之藥也。」藥理實驗表明，人參中含一種蛋白質合成促進因子，能促進核糖核酸、蛋白質、脂質生物的合成，提高機體的免疫力。人參具有「適應原」樣作用，能增強機體對各種有害刺激的防禦能力。人參總甙及多糖部分對放射病有預防和治療作用。人參對S_{180}、腺癌-755、JTC-26、白血病細胞及艾氏腹水癌等均有抑制作用（參見364號方）。故本方用以為君藥。生軍即大黃。為蓼科植物，藥用根莖。含大黃酚、大黃素、大黃酸、大黃甙、大黃鞣酸等，性味苦、寒。入脾、胃、大腸經。具清熱瀉火，解毒，瀉下攻積，活血祛瘀功效。《日華子本草》：「通宣一切氣，調血脈，利關節，泄壅滯，水氣，溫瘴熱痰，利大小便。」藥理實驗證明：大黃素、大黃酸對S_{37}、S_{180}、黑色素瘤、乳腺瘤及艾氏腹水癌有抑制作用；對多數革蘭氏陽性細菌和某些革蘭氏陰性細菌有抑菌作用。臨床用大黃製劑治療白血病、血小板減少症等均有一定療效，為本方臣藥。田七又名三七。含多種皂甙，不僅具有良好的止血作用，且能活血化瘀，有止血而不留瘀的特長。藥理實驗表明，三七提取物對S_{180}、JTC-26等有抑制作用，故為本方佐使藥。

功效：補氣止血、解毒防癌。

主治：放射性白細胞減少症、白血病等。

用法：上藥等量，共研細末，裝入中號膠囊，每個零點三克，每次二粒，每日三次。

歌訣：

輻射耗陰骨髓傷，人參三七補血方，

大補元氣補肝腎，化滯生新用大黃。

543號方　羊蹄生血湯

組成：羊蹄根三十克、狗舌草三十克、白花蛇舌草三十克、白茅根三十克、地黃三十克、黃精三十克、黃芪二十克。

方解：羊蹄根為蓼科植物多年生草本植物羊蹄Rumex Japonicus Houh.及皺葉酸膜R. Crispus 或巴天酸模R. Patienti L.的根。又名牛西西、土大黃、羊舌頭、牛舌草等。含大黃酚(Chrysophanol, $C_{15}H_{10}O_4$)、大黃素(Emodin, $C_{15}H_{10}O_5$)、大黃素甲醚(Emodinmono-methylether, $C_{16}H_{12}O_5$)及糖類、有機酸、樹脂、鞣質、草酸鈣等。性味苦、酸，寒。具清熱解毒，活血止血，通便殺蟲功效。《草木便方》：「味苦，活血，補精，壯力。」

藥理實驗：羊蹄根對急性單核細胞性白血病及急性淋巴細胞性白血病有抑制作用；在大鼠大腿肌肉接種S_{37}後六天，一次皮下注射羊蹄根的醇提取物，六至四十八小時後取出腫瘤檢查，可見到藥物對腫瘤有傷害作用，其酸性提取物效力更強；大黃酚可縮短家兔的凝血時間，增強毛細血管抵抗力，有促進骨髓生成血小板的功能，羊蹄根對金黃色葡萄球菌、痢疾桿菌、流感病毒等有抑制作用；蒽醌類在腸道分解後能刺激腸黏膜，引起緩瀉作用。臨床用於各類白血病、淋巴癌、血小板減少症及各種出血性疾病的治療，故為本方君藥。狗舌草為菊科多年生草本植物狗舌草Senecio Integrifolius (L.) Clairvill Var Fauriei (Levl. Et Vant.) Kitam.的全草。又名白火丹草、銅交杯、糯精、銅盤一枝香等。根中含有生物碱類。從歐狗舌草中提出狗舌草碱(Platy Philline)。性味苦、寒。具清熱解毒，利尿殺蟲功效。《浙江民間常用草藥》：「解毒，利尿，活血消腫。」藥理實驗：美藍試管法體外試驗，狗舌草三克（生藥）／毫升，對白血病細胞有較強的抑制作用；狗舌草碱有抗乙酰膽碱及阿托品樣作用，但無口乾及心悸等副作用。另外尚有解痙和抗潰瘍作用。臨床用於白血病、網狀細胞肉瘤、皮膚癌、肺膿瘍等治療有了一定療效。白花蛇舌草清熱解毒，利濕消癰。藥理實驗表明具良好的抗腫瘤作用（參見362號方），尚能增強機體免疫機制及增強白細胞的呑噬功能。同狗舌草共為本方臣藥。熟地養血滋陰，填髓益精；黃精補脾益氣，滋陰養血；黃芪補中益氣，益衛固表，托毒生肌，利水消腫；以上三藥合為本方佐藥組。白茅根能清血分之熱，而不傷於燥，具涼血止血，清熱利尿功效，為本方使藥。

功效：清熱解毒，補血滋陰，防癌養血。

主治：放射性損傷。

用法：水煎劑，每日一次，分三次服用。

歌訣：

狗舌羊蹄生血湯，白花蛇草乾地黃，

黃芪黃精白茅根，傷精貧血輻射方。

544號方　滋陰清熱補血湯

組成：太子參十克、鱉甲膠十克、龜板膠十克、青黛三十克、生地二十克、當歸二十克、白芍三十克、天冬二十克、三七十克。

方解：太子參又名孩兒參。性味甘、微苦，平。入脾、肺經。有近似人參益氣生津，補益脾肺的作用，但藥力較弱，補而不燥，是補氣藥中的一味清補之品。鱉甲膠為鱉科動物中華鱉的背甲煎熬而成的膠塊。能滋陰補血，退熱消瘀。龜板膠為烏龜甲殼熬成的膠塊。功能滋陰潛陽，補血止血，與太子參、鱉甲膠同用，氣血雙補，且補而不燥，共為本方君藥組。青黛為爵床科植物馬藍Baphicanthus Cusia (Nees) Brem.豆科植物木藍（Indigofera Tinctoria L.）、十字花科植物菘藍（Isatistinctoria L.）、草大青（I. Indigotica Fort.）、或蓼科植物蓼藍Polygonum Tinctorium Ait.葉中的色素經加工製取乾燥而成。又名靛花、藍露、靛沫花、青缸花等。含靛甙、靛玉紅、β-谷甾醇等。其中靛玉紅為抗癌有效成份。性味鹹、寒。入肺、肝、胃經。具清熱解毒，涼血散腫，防癌功效。藥理實驗：靛玉紅對實驗性動物淋巴細胞性白血病—7212小鼠有延長存活期的作用：靛玉紅皮下、腹腔注射200ug／kg體重，對大鼠WK_{256}抑制率為47-58%；靛玉紅能提高正常和帶病動物單核巨噬系統的吞噬功能，提示可能是通過提高機體免疫功能而發揮其抗癌作用；青黛能縮短粒細胞的成熟時間，從而使骨髓緩解，達到治療慢性粒細胞型白血病的目的；青黛0.5g／ml醇浸液在體外，對炭疽桿菌、肺炎桿菌、志賀氏痢疾桿菌、霍亂弧菌、金黃色和白色葡萄球菌有抑制作用。生地苦、寒，具清熱涼血，養陰生津功效，同青黛共為本方臣藥。當歸補血養血，活血祛瘀；白芍養血斂陰；天冬養血生津；以上三藥合為本方佐藥組。三七活血止血，化瘀止痛為使藥。本方諸藥共用，溫而不燥，補而不滯，扶正而不斂邪，共呈氣血雙補，滋陰養血，扶正祛邪之功。

功效：氣血雙補，解毒防癌。

主治：放射性骨髓造血功能減低。

用法：水煎劑，每日一次，分三次服用。

歌訣：

滋陰清熱補血方，鱉甲龜板黛地黃，

歸芍天冬太子參，三七化瘀養血方。

545號方　阿膠抗輻湯

組成：阿膠十五克（烊化）、黃芪三十克、玄參二十克、野百合三十克、枸杞子二十克、旱蓮草二十克、山藥十五克、仙茅十克、山萸肉十五克、甘草十克。

方解：阿膠為馬科動物驢Equus Dsinus L.的皮經漂泡去毛後熬製而成的膠塊。又名驢皮膠、付致膠、盆覆膠。主要含蛋白質、水解產物賴氨酸、精氨酸、組氨酸等多種氨基酸。性味甘、平。入肺、肝、腎經、具補血滋陰，益氣止血功效。本藥為補血滋陰要藥，可用於各種血虛諸證。可單用亦可配伍應用。藥理實驗：對大量抽血造成的大失血性貧血，用阿膠溶液灌胃（30g／天）共十天，其紅細胞及血紅蛋白增加的速度比對照組快；阿膠能改善動物體內鈣平衡及阿治豚鼠進行性肌營養障礙症的作用。黃芪為豆科植物，藥用其根。含蔗糖、葡萄糖醛酸、黏液質、苦味素、膽碱及β-谷甾醇等。性味甘、溫。能補諸虛，益元氣，長肉補血，為補氣要藥。藥理實驗表明，黃芪能增加強壯機體的免疫功能，對S_{180}等有抑制作用（詳見364號方）。故本方用以同阿膠共為君藥，達氣血雙補之功。野百合為豆科植物一年直立草本植物野百合Crotalaria Sessiliflora L.的全草。又名農吉利、佛指甲、狗鈴草。含多種生物碱，其中含量較多的為農吉利甲素，亦稱野百合鹼(Monocrotaline, $C_{16}H_{23}NO_6 \cdot C_2H_{50}H$)、農吉利乙素和農吉利丙素。性味苦、淡，平。具清熱利濕，解毒防癌功效。藥理實驗：野百合鹼對白血病L_{615}、小鼠S_{180}、S_{37}、腺癌755及大鼠WK_{256}有抑制作用，其中以WK_{256}的抑制最為顯著，對S_{37}的抑制率為54-75%；野百合鹼能降低瘤組織對磷的攝取，從而抑制了磷的代謝，它不僅抑制癌細胞DNA和RNA含量，同時也抑制其生物合成過程。臨床用於治療白血病的總有效率為56%，和用於皮膚癌及基底細胞癌、宮頸癌等治療。玄參瀉火解毒，養陰涼血，與野百合共為本方臣藥。枸杞子、旱蓮草補肝益腎，清熱滋陰，涼血止血；山藥益氣養陰，補脾肺腎；仙茅溫腎壯陽，祛寒除濕；山萸肉補肝益腎，收斂固澀；以上五藥共用，肝腎共補，養精益液，為本方佐藥組。甘草調和諸藥為使藥。

功效：補肝益腎，養陰生津，防癌解毒。

主治：放射性造血功能低下。

用法：水煎劑，每日一劑，分三次服用。

歌訣：

山東阿膠抗輻射，玄參黃芪野百合，

枸杞旱蓮懷山藥，仙茅萸肉甘草蹉。

546號方　紫杉酒

組成：紫杉皮一千克、鷄血藤一千克、黃酒二千五百克。

方解：紫杉為紅豆杉科常綠喬木東北紅豆杉Taxus Cuspidata Sieb. Et Zucc.的枝葉和莖皮。又名赤柏松、紫柏松。葉含雙萜類化合物。主要為紫杉寧(Taxinine)、紫杉寧A、紫杉寧H、紫杉寧K、紫杉寧L等。另含坡那甾酮A (Ponusterone A)、蜕皮甾酮(Ecdysterone)、金松雙黃酮(Sciadopitysin)。枝含紫杉碱(Taxine)。莖皮含有抗白血病和抗腫瘤作用的紫杉酚(Taxol)、心材含紫杉素(Taxusin)。具通經利尿，防癌消腫功效。藥理實驗：紫杉素對白血病L_{388}、白血病L_{534}有顯著的抑制作用；對WK_{256}有較高的抑制作用；對小鼠S_{180}、L_{1210}、Lemis肺癌以及人鼻咽上皮癌細胞有一定的抑制作用；其皮中的紫杉酚有抗白血病和其它腫瘤活性的作用。中國用紅豆杉實驗結果表明，其對動物體內腫瘤生長有抑制作用；國外用其同屬植物短葉紫杉進行腫瘤的治療，有一定的效果。為本方君藥。鷄血藤為豆科植物密花豆和山鷄血藤的莖藤。含無羈萜、蒲公英賽酮、甾醇等。性味苦、甘，溫。活血補血，舒筋活絡。《飲片新參》：「去瘀血，生新血，滋利經脈。」藥理實驗：用噬菌體法篩選抗腫瘤藥物，鷄血藤有抗噬菌體的作用。體外實驗，雞血藤熱水提取物在500ug/ml時，對JTC-26抑制率為94.4%；用100%煎劑治療實驗性貧血患者效果最好。臨床用雞血藤長期煎服治療放射綫致白血病有較好療效。故為本方臣藥。黃酒苦、辛，溫。能通血脈，行藥勢，禦寒氣，除濕氣，為本方佐使藥。

功效：破瘀行血，解毒防癌。

主治：放射性再障及白血病。

用法：將紫杉皮、雞血藤放入黃酒中浸泡一周後飲用，每次五至十毫升，每日二次，口服。

歌訣：

紫杉皮酒輻射靈，活血生血雞血藤，

放射損傷害骨髓，陰虛血虛服之盈。

547號方　鳳尾防輻湯

組成：鳳尾草三十克、虎杖三十克、沙氏鹿茸草三十克。

方解：鳳尾草為鳳尾藤科多年生草本植物鳳尾草Pteris Multifida Poir.的全草或根。又名井口邊草、山鷄尾、石長生、旋鷄頭、青蕨、金鷄爪等。全草含黃銅類、氨基酸、內酯類、酚性成分、鞣質等。性味淡、微苦，寒。具清熱利濕，解毒防癌，涼血止血功效。《分類草藥性》：「清涼無毒。治一切熱毒，消腫，清火。」藥理實驗：鳳尾草對小鼠S_{180}、S_{37}、WK_{256}有抑制作用；鳳尾草根對小鼠吉田肉瘤的抑制率為30-50%；鳳尾草煎劑對金黃色葡萄球菌、痢疾桿菌、大腸桿菌、結核桿菌有抑制作用，為本方君藥。虎杖為蓼科植物，藥用根莖。又名活血龍、大活血等。含大黃素、大黃酚、多糖、鞣質等。性味苦、平。具清熱利濕，解毒防癌，破瘀活血功效。《醫林纂要》：「堅腎，強陽益精，壯筋骨，增氣力。」藥理實驗表明，虎杖對S_{180}、JTC-26等有抑制作用，並對金黃色葡萄球菌和流感病毒等有抑制作用（詳見449號方）。臨床同虎杖煎劑治療放射性白細胞下降有良好效果，為本方臣藥。鹿茸草苦、平。解毒利濕，涼血止血，故為本方佐使藥。

功效：清利濕熱，涼血活血，防癌解毒。

主治：放射性白細胞減少症、再障及白血病。

用法：水煎劑，每日一劑，分三次服用。

歌訣：

鳳尾草本屬蕨科，伍用虎杖防輻射，
配以沙氏鹿茸草，慢性貧血啓沉疴。

548號方　加減生肌玉紅膏

組成：血竭十二克、輕粉十二克、紫草六十克、甘草三十克、白蠟六十克、當歸六十克、白芷十五克、麻油五百克。

方解：血竭為植物麒麟竭及同屬植物的果實和樹幹滲出的樹脂。性味甘、鹹，平。外用生肌、止血、斂瘡；內服活血、散瘀、止痛。輕粉為含汞化合物，又名汞粉。主要成份為氯化亞汞(Hg_2Cl_2)。性味辛、寒，有毒。外用攻毒殺蟲，常與血竭、紫草、當歸、白蠟製成藥膏外用，故本方用以同血竭共為君藥。紫草清熱解毒，涼血活血；甘草瀉火解毒，且二藥均具較好的防癌抗癌作用，故為本方臣藥。白蠟又名蜜蠟。益氣定痛，解毒生肌；當歸活血祛瘀；白芷消腫排膿，燥濕止痛，祛風解表，與上述二藥共為本方佐藥。麻油解毒潤燥，生肌長肉，為本方使藥。本方由生肌玉紅膏加減而成，諸藥合用，共呈解毒散瘀，生肌斂瘡之效。

功效：解毒散瘀，生肌斂瘡，防癌止痛。

主治：放射性皮膚潰瘍。

用法：上藥製成藥膏，貼敷患處，每日換藥一次。

歌訣：

加減玉紅生肌膏，血竭輕粉白蠟熬，
紫歸甘芷麻油配，放射皮膚潰瘍消。

國家圖書館出版品預行編目(CIP)資料

新編中華中草藥治癌全集 / 李岩作 .-- 第一版 .
-- 臺北市：樂果文化, 2012.10
冊； 公分 .--（治癌中醫；1-3）
ISBN 978-986-5983-19-2(第 1 冊：平裝). --
ISBN 978-986-5983-20-8(第 2 冊：平裝). --
ISBN 978-986-5983-21-5(第 3 冊：平裝). --
ISBN 978-986-5983-22-2(全套：平裝)

1. 癌症 2. 驗方 3. 中藥方劑學

414.65 101019271

治癌中醫 03

新編中華中草藥治癌全集（三）

作　　者 / 李岩
編　　者 / 潘萍、王艷玲
責任編輯 / 廖為民
行銷企畫 / 張雅婷
封面設計 / 上承文化有限公司
內頁設計 / 上承文化有限公司

出　　版 / 樂果文化事業有限公司
讀者服務專線 /（02）2795-3656
劃撥帳號 / 50118837 號 樂果文化事業有限公司
印 刷 廠 / 卡樂彩色製版印刷有限公司
總 經 銷 / 紅螞蟻圖書有限公司
地　　址 / 台北市內湖區舊宗路二段 121 巷 28．32 號 4 樓
電話：（02）2795-3656
傳真：（02）2795-4100

2012 年 11 月第一版　定價 / 450 元　ISBN：978-986-5983-21-5

樂果文化

樂果文化

樂果文化

樂果文化